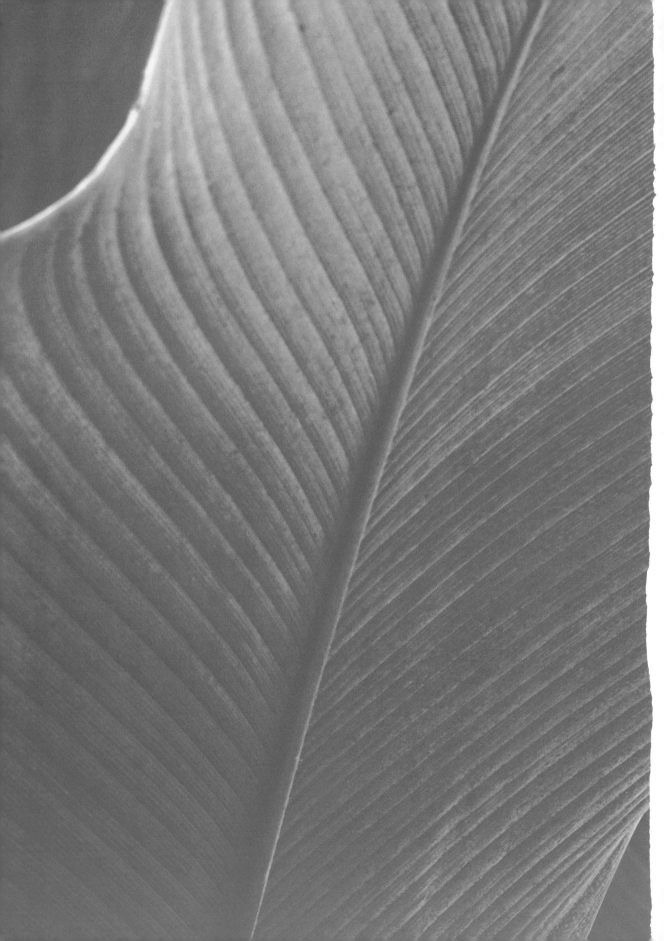

Nutrir

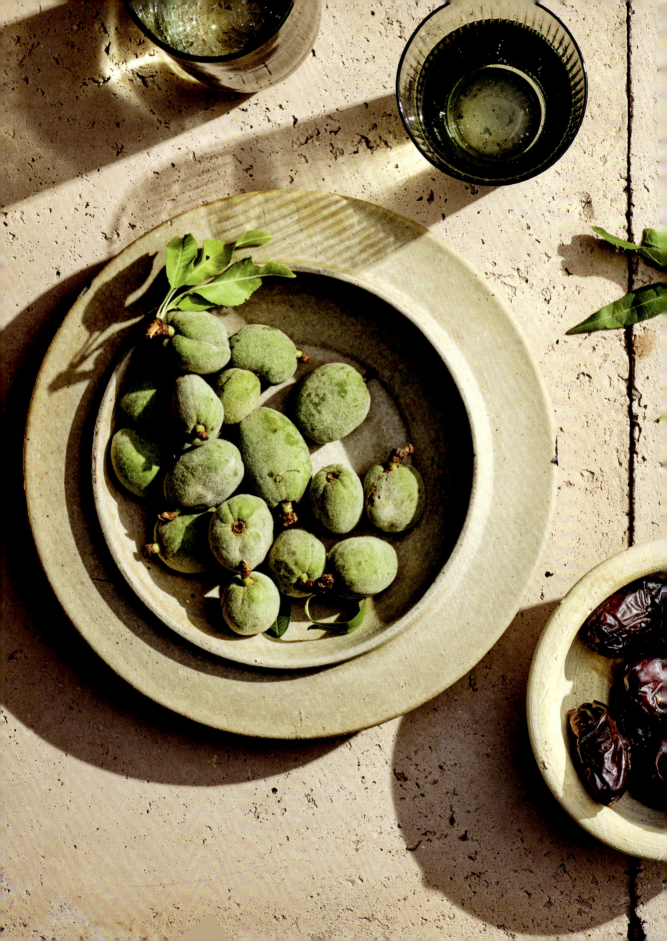

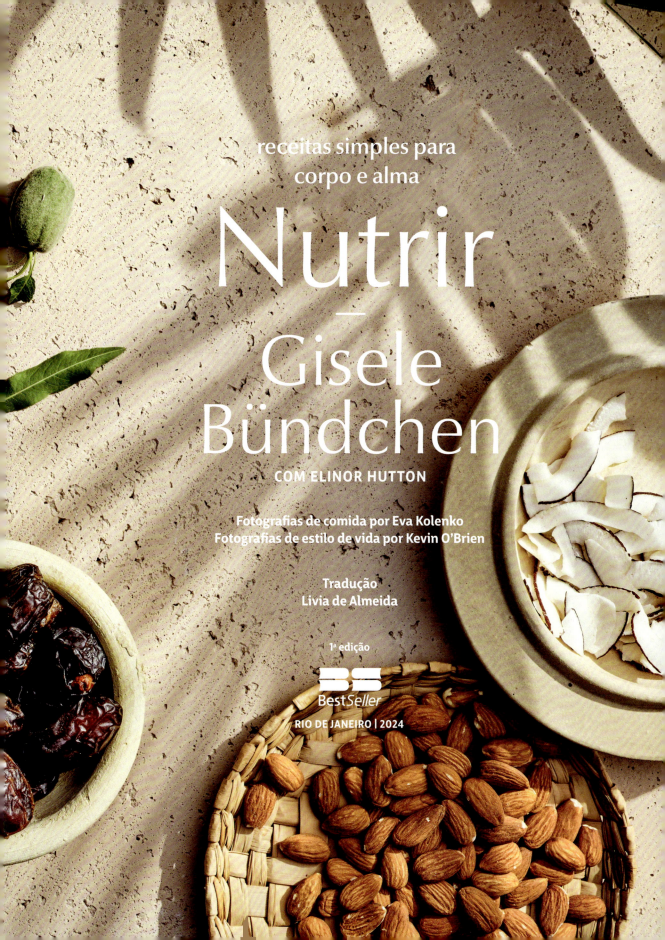

receitas simples para
corpo e alma

Nutrir

Gisele Bündchen

COM ELINOR HUTTON

Fotografias de comida por Eva Kolenko
Fotografias de estilo de vida por Kevin O'Brien

Tradução
Livia de Almeida

1ª edição

BestSeller

RIO DE JANEIRO | 2024

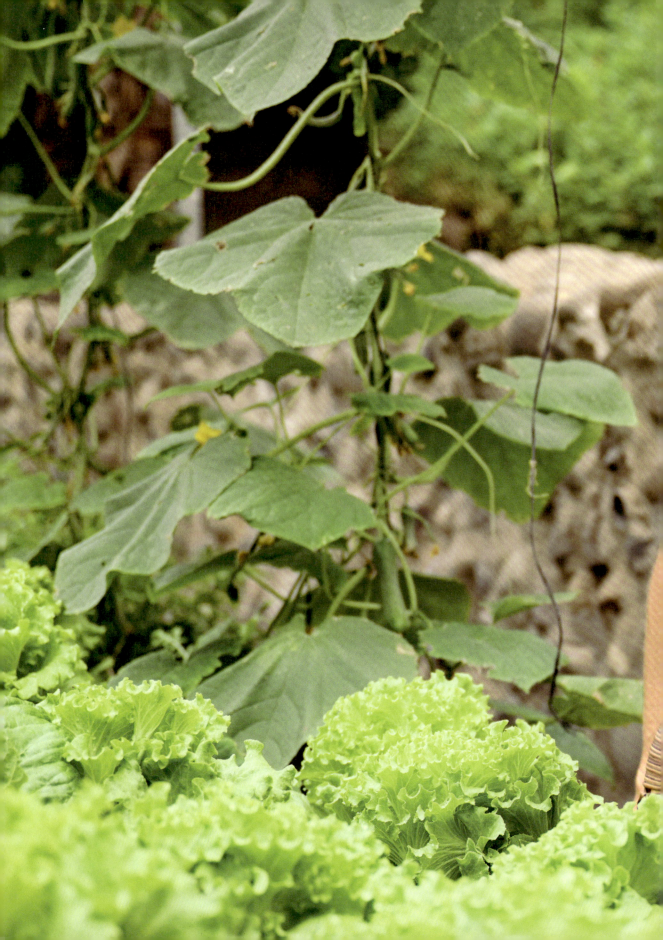

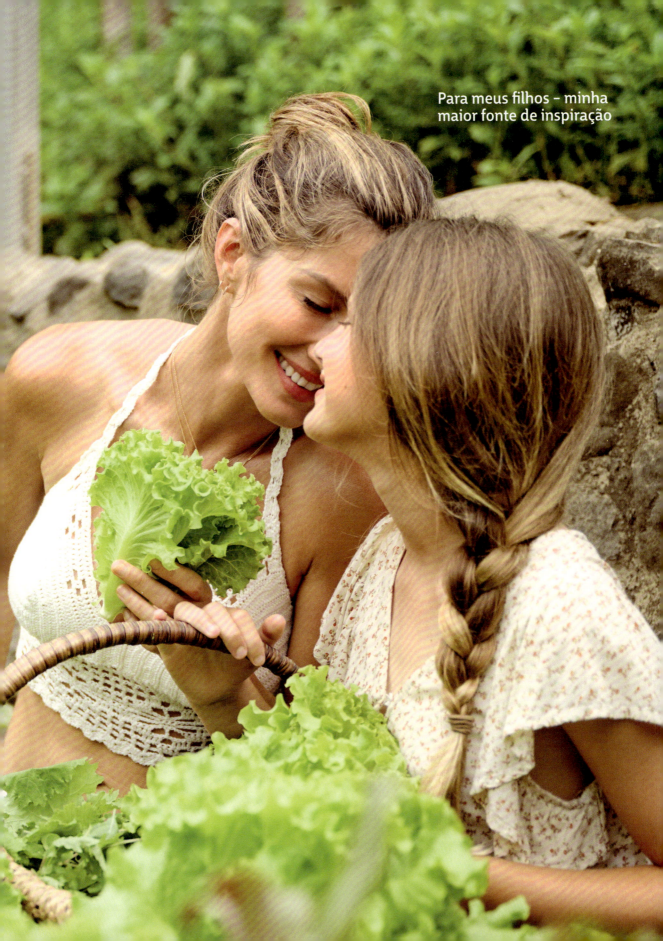

Para meus filhos – minha maior fonte de inspiração

Sumário

INTRODUÇÃO • 9

Cura • 10

Como me alimento atualmente • 24

Como usar este livro • 37

Frutas para o dia a dia

Smoothie de banana • 55

Smoothie de pera • 55

Smoothie de mamão • 57

Tigelas de açaí • 59

Picolés de abacaxi com espirulina • 62

"Sorvete" de banana congelada • 65

Café da manhã e pães

Leite de aveia • 68

Leite de amêndoas • 69

Leite de castanha-de-caju • 71

Duas maneiras de preparar leite de coco • 72

Chá curativo de gengibre com limão-siciliano • 75

Granola sem grãos • 76

Granola de aveia com nozes • 79

Pudim de chia com coco • 80

Waffles de banana • 83

Quesadillas de ovo e queijo • 84

Fritada vegetariana • 87

Pão de queijo • 89

Pão de nozes e sementes • 92

Saladas

Salada de palmito, avocado e pepino • 98

Salada simples de repolho • 101

Salada do Benny • 102

Salada de beterraba e rúcula com queijo de cabra com ervas • 105

Salada de espinafre com queijo de cabra em crosta de amêndoas • 106

Salada com iscas de carne • 108

Salada de atum com azeitonas • 112

Salada de rúcula com frango • 115

Salada quente de arroz selvagem • 116

Salada de vagem • 119

Sopas

Caldo de legumes • 122

Caldo de galinha da minha mãe • 124

Sopa espanta-gripe • 127

Sopa de ervilha com cubos de batata-doce assados • 128

Sopa cremosa de couve-flor • 131

Sopa de abóbora-manteiga com alecrim • 132

Sopa de feijão com verduras • 135

Sopa estilo ramen com legumes cozidos no vapor • 136

Sopa de lentilha marrom • 139

Sopa de legumes com curry de coco • 140

Hortaliças do dia a dia

Legumes assados • 144

Batata-doce assada de vários jeitos • 146

Abóbora e grão-de-bico assados • 151

Minhas verduras favoritas refogadas • 152

Hortaliças branqueadas • 155

Rolinhos de verão crocantes • 156

Bolinhos de quinoa com vegetais • 159

Purê de couve-flor • 161

Legumes salteados • 162

Refogado fácil de verduras com alho • 165

Espaguete de abobrinha com molho pesto cremoso • 166

Risoto de forno com aspargos • 169

Couve-flor assada com mostarda e missô • 170

Noite da pizza • 173

Proteínas favoritas

Faláfel de frigideira • 177

Homus • 180

Ragu de lentilha francesa com cogumelos e batata-doce assada • 183

Salmão crocante • 184

Amêijoas ao alho com macarrão de arroz • 187

Peixe em papilote • 188

Wraps de alface com frango ao pesto • 193

Almôndegas de frango • 194

Paillards de frango ao alecrim e limão • 197

Ancho grelhado com chimichurri • 199

Noite do taco • 202

Crocantes e condimentos

Castanhas-de-caju com xarope de bordo e harissa • 208

Amêndoas aromatizadas com alecrim • 210

Grão-de-bico crocante • 213

Cogumelos shiitake assados crocantes • 214

Pipoca com manteiga • 217

Biscoito de sementes • 218

Molho de mostarda e mel do meu pai • 220

Molho de tahine • 220

Molho de coentro com hortelã • 221

Creme de castanha-de-caju • 221

Molho de gengibre com castanha-de-caju • 223

Molho de amêndoas com gergelim • 223

Molho pesto • 224

Chimichurri • 224

Molho ranch de castanha-de-caju • 227

Molho tamari • 228

Doces

Barrinhas de castanha-de-baru • 233

Barrinhas de noz-pecã • 234

Muffins de cenoura • 236

Muffins de coco com doce de leite de coco • 239

Pão de banana de liquidificador • 240

Cookies de amêndoas com gotas de chocolate • 241

Mousse de abacate com limão • 242

Torta de banana dos sonhos • 245

Delícia de coco • 246

Cookies de aveia com Golden Milk • 249

AGRADECIMENTOS • 251
ÍNDICE • 252

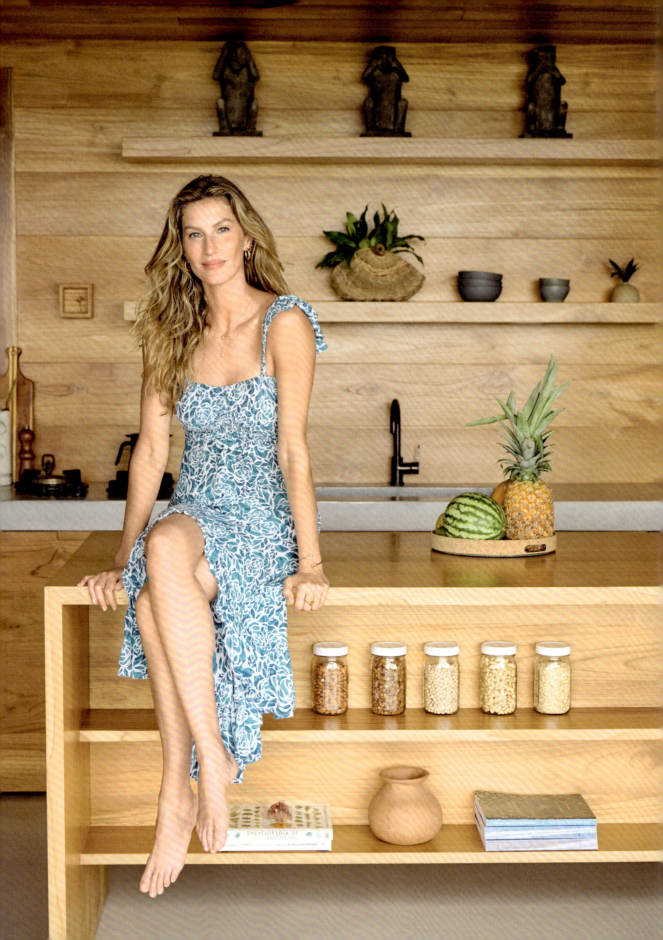

Introdução

A saúde é nossa maior riqueza.
Aprendi isso do jeito mais difícil.

Por experiência própria, aprendi que nosso maior trunfo na vida é o bem-estar do corpo e da mente. Quando as coisas ficam difíceis, minha saúde é o que me mantém de pé. Eu me orgulho de ser forte e me esforço para isso, e o que consumo e como consumo têm mais impacto na minha qualidade de vida e na minha saúde do que qualquer outra coisa. A comida me traz felicidade, contentamento, bem-estar, e sinto uma satisfação e uma alegria imensas quando sou gentil com o meu corpo. Comer bem mantém meu corpo de pé e nutre minha alma.

Meus pratos preferidos são simples. Ao me alimentar busco todos os benefícios de uma comida nutritiva, sem aditivos ou conservantes. Não gosto de seguir dietas complicadas ou restritivas. E acho ótimo que alimentos simples – como frutas, legumes, verduras, *smoothies* e, ocasionalmente, carne e peixe – sejam os mais saborosos e fáceis de preparar. E é o tipo de comida que me deixa alegre. Não como só por fome ou por satisfação instantânea, apesar de serem consequências bem-vindas, claro. Descobri, sobretudo, que comidas naturais me trazem felicidade, saúde, energia e bem-estar. Uma boa alimentação aliada a uma rotina de sono saudável e de exercícios físicos melhoram o funcionamento do corpo, proporcionando desde uma boa digestão até maior força física e raciocínio rápido. A comida é o combustível que nos move. Consumir alimentos saborosos, orgânicos e naturais em refeições em família é muito importante para mim: nos faz sentir nutridos e bem-cuidados; faz eu me sentir completa.

Na vida, a gente colhe o que planta. Se você der amor, vai receber amor. Comer bem e assumir o controle sobre o que oferece ao seu corpo aumenta sua resiliência mental e torna você confortável em sua própria pele. Mas isso é uma escolha. Você decide. As consequências, boas ou más, serão apenas suas. Assumir a responsabilidade por minha saúde mudou minha vida; sou grata pela coragem e disciplina que tive para chegar aonde estou. Hoje me sinto mais forte que nunca. Percorri um longo caminho até aqui e estou muito feliz com essa conquista. Tento me cercar de energia positiva. Trato a mim mesma com afeto. E acredito que somos reflexo de tudo que pensamos e comemos.

Esta é minha história.

Cura

Romper um ciclo

Para você entender por que sou do jeito que sou e me alimento com tanto cuidado, preciso contar minha história. Nunca pensei que seria famosa, nem sonhava com isso. Cresci numa cidadezinha no sul do Brasil, filha do meio de uma família com seis meninas. Minhas irmãs e eu éramos inseparáveis. Nossa vida era simples e cheia de amor. As refeições diárias também eram simples — arroz com feijão, legumes e verduras frescos —, já nos fins de semana o prato principal sempre era carne (como é o costume no sul do país e na Alemanha, de onde os dois lados da minha família emigraram). Ajudávamos minha mãe na cozinha e nas tarefas domésticas todos os dias. Só depois de terminar tudo podíamos sair para brincar com os amigos até o início da noite. Eu era tão livre! Tenho lembranças maravilhosas da infância.

Aos 13 anos, eu era muito alta — a mais alta da minha turma na escola —, o que me deixava extremamente desconfortável. Minha postura era péssima porque eu vivia me curvando para parecer mais baixa, tentando me encaixar. Para resolver esse problema postural, minha mãe matriculou a mim e a duas de minhas irmãs em um curso de modelo e manequim. Durante uma excursão da turma do curso a um shopping, um olheiro reparou em mim e me incentivou a participar de um concurso de modelos. Isso mudaria todo o rumo da minha vida.

Fiquei em segundo lugar no concurso e viajei para Ibiza, na Espanha, onde aconteceria a etapa mundial. Lá, fui contratada pela Elite Modeling Agency e aconselhada a, assim que terminasse o ano letivo, ir para São Paulo — onde eu viria a dividir um apartamento com outras modelos e a participar de *castings*. Como virar modelo nunca tinha passado pela minha cabeça, só segui o que foi sugerido: uma oportunidade surgiu e eu a agarrei.

Meus pais me ajudaram a fazer as malas — todas as peças de roupa que levei eram herdadas das minhas irmãs mais velhas — e me deixaram na rodoviária da cidade. Por nunca ter ido sozinha a São Paulo, meu pai me deu dinheiro para pegar um táxi do terminal rodoviário até o apartamento em que eu ia morar. Mas, ao longo das 24 horas da viagem de ônibus até São Paulo, pensei em um plano diferente: usar o dinheiro do táxi para comprar roupas novas e ir mais bem-vestida para os *castings* (todas as calças que eu tinha estavam curtas em mim). O problema era que eu teria que ir sozinha até o apartamento das modelos. Com o endereço escrito em um pedaço de papel guardado no bolso, arrastei minha mala pelo metrô. Só quando chegasse à estação mais próxima ao bairro onde ficava minha nova casa é que eu pegaria um táxi. Assim, a corrida seria bem mais barata e eu terminaria o dia ainda com quase todo o dinheiro que ganhei dos meus pais.

Seria um ótimo plano se eu não fosse uma menina viajando sozinha pela primeira vez e sem nenhuma experiência na cidade grande. Eu era ingênua e não imaginava que poderiam roubar a carteira da minha mochila. Sem dinheiro, sem documento nem ideia do que fazer (isso foi antes dos celulares!), me sentei na mala e chorei. Uma mulher que estava passando na hora me deu alguns trocados, que usei para ligar para a supervisora do apartamento das modelos. Ela me explicou o caminho até a minha nova casa e, um quilômetro depois, suada, exausta e arrasada, cheguei.

Na manhã seguinte já participei de *castings* o dia inteiro, por toda a cidade, às vezes dez seguidos. Eram seleções de modelos para comerciais de TV, revistas de noivas, catálogos, desfiles de moda — tinha de tudo. Aprendi bem rápido a lidar com a rejeição. Afinal, era comum passar o dia inteiro em filas, de um lado para o outro com um *book* com minhas fotos profissionais embaixo do braço, e no fim não conseguir um único trabalho. Quando conseguia, quase sempre o cachê era algo em torno de R$250. Eu precisaria fechar muitos trabalhos só para pagar minha parte do aluguel do apartamento.

Alguns meses depois, a agência me enviou ao Japão — onde era mais fácil encontrar trabalho — para posar para catálogos, um trabalho mais bem remunerado. A maioria das modelos que eu conhecia passava uma temporada lá justamente para arcar com as

10   Nutrir

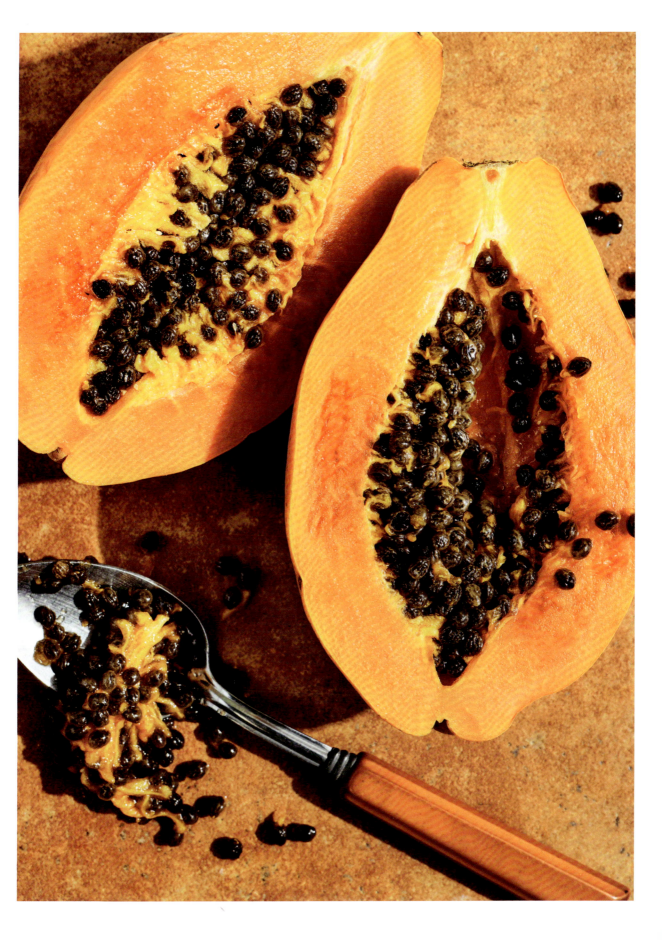

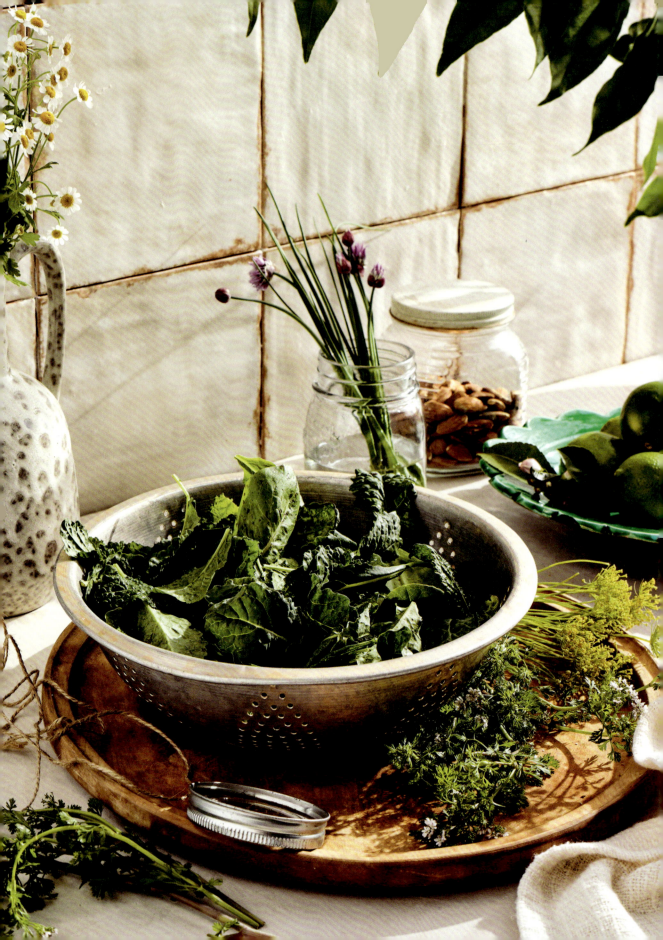

despesas. Um motorista da agência levava as modelos para os *castings*, que sempre aconteciam numa região da cidade. Eu tinha duas sessões de fotos agendadas por dia, uma das 6h às 13h e outra das 14h às 19h. Embora depois do meu tempo em São Paulo eu nunca mais tenha morado num lugar com uma supervisora, dei a sorte de dividir quarto no Japão com uma colega brasileira de 16 anos (na época eu só falava português). Depois de três meses, eu tinha ganhado o suficiente para quitar minhas despesas com a agência e mandar algum dinheiro para casa e ajudar meus pais. Foi então que percebi que talvez a carreira de modelo valesse a pena, que poderia me levar a algum lugar. Era um trabalho puxado e desconfortável na maior parte do tempo, mas, mesmo muito jovem, eu sabia que era uma oportunidade única. O dinheiro ajudava minha família e eu não tinha nada a perder. Nunca mais voltei a morar com meus pais e minhas irmãs.

Depois da viagem ao Japão, voltei brevemente a São Paulo e segui para Nova York. Lá era muito mais competitivo. O visual da moda dos anos 1990 era o "heroin chic" e eu não me encaixava no perfil. A vida era bem difícil e mal dava para arcar com as despesas de aluguel e alimentação. Eu era totalmente responsável por mim mesma: cozinhava e lavava roupa (todas aquelas tarefas que minha mãe nos mandava fazer acabaram sendo muito úteis), andava de metrô sozinha e encarava o desafio de me comunicar em idiomas que eu não dominava. Mas, de alguma forma, consegui. Trabalhei em muitos *showrooms*, provando roupas para os estilistas antes que as modelos do desfile chegassem. Aos 16 anos, comecei a participar de *castings* para desfiles de moda. Em 1998, participei do desfile de Alexander McQueen, uma grande virada na minha carreira. Depois dele, passei a conseguir trabalho em inúmeras passarelas, em inúmeros países, a cada temporada. Desfilei para os grandes nomes da alta-costura: Chanel, Dior, Versace. Peguei centenas de voos, indo de Paris a Londres, Milão, Nova York e assim por diante. Na época, recusar trabalho era algo impensável porque o dinheiro em casa ainda era curto.

Em 1999, quando eu tinha 19 anos, a *Vogue* decretou o "retorno da modelo sexy" e estampou uma foto minha na capa. E a VH1 me concedeu o prêmio de Modelo do Ano.

Mas, apesar de toda a experiência profissional e da vivência adquirida com o trabalho, eu ainda era uma menina: ingênua para algumas coisas e muito inocente. Eu estava longe de ter a vida de uma adolescente normal. Por exemplo, nunca cursei o ensino médio. Minha instrução veio da escola da vida. Aprendi inglês ouvindo música sem parar em fitas cassete.

Aos 19 anos eu ainda tinha dificuldade para entender o idioma, mas não admitia isso. (Foi nessa época que comecei a aprender sobre a linguagem da energia; é incrível o quanto pode ser dito dessa forma.) Embora eu estivesse me saindo bem como modelo, minha autoestima era muito baixa. Eu precisava de validação e aprovação constantes. Talvez uma demanda criada pela falta dos meus pais no dia a dia. De onde quer que eu estivesse, era muito caro e demorado voar para casa, então eu só via minha família uma vez por ano. Tive a sorte de fazer alguns amigos pelo caminho, mas minha vida girava em torno do trabalho. Quem eu estava me tornando e o que queria para o futuro eram coisas que não passavam pela minha cabeça. Meu único medo, sabendo como a indústria da moda podia ser volátil, era que minha carreira acabasse do nada. Então eu trabalhava o tempo todo. Mesmo muito feliz por ter tido uma chance, no fundo eu estava exausta.

Por causa da constante necessidade de agradar, eu estava condicionada a nunca dizer não. Como poderia depois de ter trabalhado tanto para chegar até ali e recebido uma oportunidade de ouro? Eu achava que só mereceria amor se todos ao meu redor estivessem felizes e confortáveis, por isso colocava as vontades dos outros acima das minhas. Era assustador ver alguns colegas usando drogas, mas eu queria me encaixar, então comecei a fumar cigarro. Durante as sessões de fotos, eu fazia qualquer coisa – me contorcia, pulava e corria com saltos de 15 cm o dia inteiro, esperando que isso satisfizesse os fotógrafos com fotos melhores. Ser modelo tem muito a ver com estar em um filme mudo, interpretar um papel, cativar as pessoas. Fiquei tão imersa neste mundo que quase me perdi de mim mesma.

É lógico que eu não me alimentava bem. Durante a temporada de desfiles, mal dava para dormir porque tínhamos que chegar ao *backstage* bem cedo (entre 4h

Introdução 13

5h da manhã) e as viagens bagunçavam a rotina. Um dia típico para mim naquela época era assim: o café da manhã em geral era meu amado *mocha frappuccino* e um cigarro. Para aguentar a jornada (que podia durar mais de 14 horas), eu bebia café e comia o que tivesse no set – balas, doces, qualquer coisa. Sempre que precisava de uma pausa de toda aquela gente em cima de mim (ajeitando minhas roupas, meu cabelo ou retocando a maquiagem), eu saía para fumar um cigarro. (Por ironia, essas pausas me davam um espaço para respirar, eram momentos de paz.) Tarde da noite, quando dava para fazer uma refeição de verdade, eu recorria ao que era mais fácil: *junk food*, como pizza ou batata frita, que eu amo. Para relaxar, vinho tinto. Então, no dia seguinte, começava tudo de novo.

Eu dizia a mim mesma que aqueles vícios eram ossos do ofício. Fumar fazia eu me sentir enturmada e mais calma durante a intensa jornada de trabalho e em eventos sociais. A cafeína me dava energia, já o álcool

desmaiar. Ou seja, eu parecia saudável, mas por dentro era como se estivesse morrendo. As crises aconteciam em situações que eu não podia evitar, como numa sala onde as janelas não abriam, ou dentro de um túnel ou avião. Depois de alguns meses tentando esconder isso de todos, principalmente de mim mesma, certa noite me vi na varanda do meu apartamento em Nova York. Eu não conseguia respirar e fiquei tão desesperada que cogitei me jogar.

O tempo parou.

Aquilo era novo e surpreendente. Apesar de me sentir impotente durante os ataques de pânico, eu jamais pensara que minhas emoções pudessem me colocar em risco. Mas lá estava eu, pensando em acabar com tudo. A ansiedade e a depressão tinham penetrado em mim a ponto de me impedir de ver a gravidade do problema. A deterioração da minha saúde mental, um fardo que eu vinha carregando tão "bem", de repente ficou pesado demais.

Não tenha medo de ser você mesmo

me ajudava a relaxar no fim do dia. A comida era um conforto. Eu justificava esse estilo de vida com os exemplos ao meu redor de que poderia ser muito pior. Dizia a mim mesma que aquilo "funcionava". Eu era bem-sucedida, estava no auge. Como as manchetes gostavam de dizer na época, eu tinha tudo. Não é? *Eu tenho tudo*, dizia a mim mesma.

Até que um dia, aos 22 anos, tive um ataque de pânico no elevador do meu prédio. As paredes pareciam se fechar a meu redor e meu coração disparou. Comecei a ter cada vez mais episódios como esse, chegando ao ponto de eu ter ataques de pânico quase todos os dias. Eu não podia simplesmente desacelerar meu ritmo de vida, então tentava contornar o problema. Para evitar elevadores, eu subia e descia qualquer escada que fosse. Até que tive uma crise dentro de um avião. A ansiedade começou a dominar minha vida e, em pouco tempo, eu já não conseguia mais ficar em espaços fechados. Minhas mãos suavam e eu sentia que ia

Então, um pensamento que eu vinha ignorando emergiu de uma parte do meu subconsciente: *Quero viver*. Foi um momento súbito de lucidez. Eu não estava feliz, não estava bem, mas não queria morrer. Essas constatações me atingiram, uma após a outra. Fui inundada por emoções e pela consciência. Eu vinha reprimindo tanta coisa em nome da carreira e daquela vida, na tentativa de agradar a todos e de sempre ter "tudo", que nem me dei conta dos meus próprios sentimentos. Mas o pensamento retornou ainda mais forte: *Quero viver*.

Eu tentara ignorar todas as coisas com as quais não sabia lidar. Vivia ocupada e acreditava que devia estar feliz pelo meu sucesso. Eu jantava pizza e batatas fritas, fumava sem parar e quase não dormia, mas minha carreira decolava, então por que mudar? Por que parar? Minhas escolhas criaram o estado em que eu me encontrava.

Uso uma metáfora que retrata perfeitamente minha ansiedade: um cachorro bravo preso no porão. Todo mundo tem um cachorro bravo dentro de

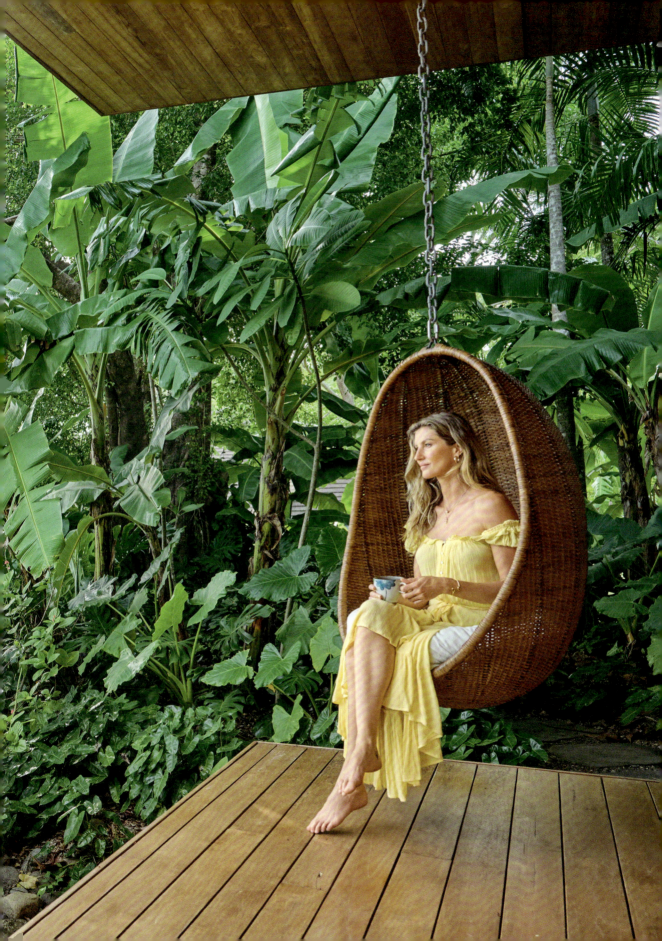

AJUDA NO CAMINHO

Sou muito grata por todas as oportunidades que foram surgindo. Tenho uma ótima carreira e fui bem remunerada pelo meu trabalho em quase três décadas dos meus 43 anos! Viajo um bocado a trabalho e, mesmo quando estou em casa, minha agenda é uma loucura. Por isso, minha família teve o privilégio de contar com o auxílio de vários chefs no decorrer dos anos, que ofereceram estrutura na cozinha quando eu não estava disponível. Sei que para a maioria essa opção não é acessível — sou muito grata por ter tido essa ajuda. Juntos, experimentamos muitas maneiras diferentes de comer e nutrir nossos corpos. Compartilhei minha cultura e minhas ideias com esses chefs e fui presenteada com receitas deliciosas, ingredientes surpreendentes e novas técnicas. Eles têm sido professores incríveis e agradeço por terem alimentado a mim e à minha família. Nossa saúde também se deve ao trabalho desses chefs!

si – uma mágoa, uma vulnerabilidade, um trauma. São sentimentos que muitas vezes deixamos trancados. Minha ansiedade e meus medos me impediam de lidar com o cachorro bravo e talvez eu nem tivesse notado que ele existia. O problema de prendê-lo é que uma hora ele foge e morde todo mundo. Foi assim que me senti naquela noite na varanda. Foi quando abri a porta do porão, encarei meu cachorro e fui obrigada a lidar com ele. Foi assustador, intimidante e avassalador.

A sensação era a de que, de repente, eu não me conhecesse mais. Durante todos aqueles anos tentando agradar a todos, eu havia ignorado a mim mesma. Eu permiti que a ansiedade e a depressão me consumissem sem nem perceber.

Consultei muitos médicos, que me pediram vários exames. No fim, todos prescreveram medicações para depressão e ansiedade, mas, para mim, esse tipo de tratamento não parecia certo. Quando eu era criança, minha avó tinha uma horta e preparava todo tipo de chá e de remédios naturais. Pessoas de todo o bairro vinham em busca de ajuda e ela sempre tinha alguma coisa que as fazia se sentirem melhor. Por

isso, sempre que possível, prefiro soluções naturais. Então busquei um tratamento alternativo, que me livrasse das medicações.

Acabei encontrando o Dr. Dominique, um médico osteopata que foi direto ao ponto. Minha ansiedade e depressão me paralisavam. Eu estava esgotada. Minhas glândulas suprarrenais — que controlam a produção e a distribuição de vários hormônios — estavam tão exauridas que ele me apelidou de "Adrenalina". Ele disse que nunca tinha visto uma pessoa tão jovem com glândulas suprarrenais tão prejudicadas. O ponto mais importante era: o Dr. Dominique me ofereceu alternativas que dispensavam o uso de remédios, mas, ainda assim, poderiam fazer grande diferença. Ele propôs uma mudança radical em minha dieta, acrescentando suplementos e vitaminas, e em meu estilo de vida como um todo. Sua primeira proposta foi eliminar a cafeína, a nicotina, todos os açúcares, o álcool e o glúten. Basicamente, meu corpo precisava de um reset.

Hesitei. Parecia uma tarefa impossível — para não dizer desagradável! Embora não me considerasse viciada, o cigarro, o café, a pizza e o vinho noturno me traziam conforto e outras vantagens. Eu não sabia se conseguiria abrir mão daquilo. O Dr. Dominique me disse que a mudança na alimentação e no estilo de vida eliminariam todas essas muletas e dariam ao meu corpo uma chance de se recompor e se curar. Segundo ele, três meses é o tempo de que o corpo precisa para criar um novo hábito e, fazendo isso, eu estaria prezando pelo meu bem-estar e depois reavaliaríamos minha saúde. Indecisa, questionei se haveria outra maneira de resolver o problema, algo menos radical.

Então, o médico perguntou, sem rodeios: "Você quer viver?"

E eu respondi: "Sim, quero."

Dando um reset

Não vou mentir, mudar foi difícil. Eu não estava deixando de consumir açúcar refinado, mas também qualquer alimento que se transformasse em açúcar ou criasse inflamação no corpo, como carboidratos, doces e álcool.

16 Nutrir

Cortar a cafeína e a nicotina de uma hora para a outra também foi desafiador. No início, tive enxaquecas terríveis. Na verdade, esse reset foi a coisa mais difícil que já fiz. Me fez questionar todas as minhas escolhas e concessões. *Por que eu não cuidei da minha saúde antes? Por que deixei de me sentir feliz? O que deu errado?* Parecia ser crucial demolir toda a minha vida e me reinventar, mas, ao mesmo tempo, as recompensas e o caminho para chegar nelas eram incertos. Mergulhei de cabeça mesmo assim. Eu queria minha vida de volta! Queria ser feliz de novo.

Mas, para minha surpresa, não recuperei minha vida de antes. Em vez disso ganhei uma totalmente nova. Melhor. Mais saudável.

Três meses depois, recebi alta. Eu tinha recriado novos hábitos e um novo estilo de vida. A ansiedade diminuiu, os sintomas depressivos desapareceram. Eu me sentia mais no controle, mais presente. Era como se, de algum jeito, eu tivesse passado por uma reprogramação celular. Passei a ter mais energia e meu corpo se movimentava e funcionava com mais facilidade. A mente pode nos pregar peças – às vezes ela decide ignorar algumas coisas e dar muita importância a outras –, mas o corpo revela tudo. E o meu estava muito mais feliz. Assim, minha mente seguiu a deixa.

Depois daquele período de turbulência, exames de consciência e restrições, eu estava transformada. Me sentia de fato uma nova pessoa. Antes do reset, não me sentia conectada aos meus pensamentos e sentimentos. Eu manipulava meu corpo e minha mente para atender a expectativas alheias, sempre condicionada a colocar as necessidades dos outros acima das minhas. Quando percebi que poderia romper o padrão, passei a valorizar a autorreflexão e o amor-próprio. Passei a identificar os momentos em que eu não queria fazer alguma coisa e pouco a pouco ficou mais fácil dizer não. Me esforcei para aprender a colocar minhas vontades e meus sentimentos em primeiro lugar. Priorizei minha saúde, decidida a encontrar, sobretudo, calma e clareza.

Lidar com minha ansiedade me mostrou como escolhas alimentares impactam nossa saúde física e mental. Isso me deu uma perspectiva sobre o verdadeiro valor dos alimentos. Passei a entender o significado da frase "Que seu alimento seja seu remédio".

ESTRATÉGIA DE RESET

Quando a ansiedade e a depressão ficaram insustentáveis, meu osteopata prescreveu uma dieta de três meses, que, embora pautada em alimentos anti-inflamatórios e de fácil digestão, era muito restritiva e difícil de seguir. Mas sei que foi a responsável por toda a transformação na minha vida. Mesmo hoje, cerca de vinte anos depois, ainda sinto os resultados. Sou muito grata pela saúde e clareza que esse reset me proporcionou e pelo caminho que trilhei depois. Se você está passando por problemas parecidos, procure um médico ou nutricionista antes de começar uma dieta.

Alimentos permitidos

Gorduras de alta qualidade, como azeite extravirgem e manteiga *ghee*

Oleaginosas (todas, exceto amendoim, que é inflamatório). Aprendi que deixar amêndoas e nozes de molho antes de consumi-las (e remover a pele das amêndoas) facilita a digestão. Faço isso até hoje.

Hortaliças verdes. Folhosas, macias, duras, cruas e cozidas: eu comia todas. Legumes de outras cores não eram permitidos.

Uma porção diária de proteína animal magra. Frango, carne bovina, pato, peixe e ovos.

Caldos. Eu consumia caldos com frequência, tanto como uma bebida quanto como para fazer sopas simples acrescentando alguns legumes ou frango, a depender do que tivesse na geladeira.

Chás.

Pipoca. (Acho que meu médico liberou a pipoca só para ser legal comigo!)

Alimentos proibidos

Carboidratos/grãos	**Açúcares** (processados e também os de origem natural).
Feijões/leguminosas	
Laticínios	
Frutas	**Cafeína**
Hortaliças/legumes não verdes	**Álcool**

Serei eternamente grata por essa experiência, que me abriu os olhos para uma nova forma de me relacionar com a comida e, consequentemente, de viver. Em vez de correr sem parar na rodinha do hamster, percebi que fazer escolhas conscientes e intencionais têm efeito a longo prazo.

Por outro lado, eu sentia que não conseguiria – nem queria – manter uma dieta restritiva para sempre. Eu amo comer e compartilhar refeições com amigos e familiares, então precisava encontrar um meio-termo, no qual pudesse garantir minha saúde mental comendo mais do que folhas, oleaginosas e apenas alguns tipos de proteína animal. Eu sabia, por exemplo, que, além de bastante desagradável, não seria realista renunciar ao açúcar – sobretudo os naturais, resultantes da digestão de grãos integrais, frutas e legumes coloridos. Aos poucos, fomos reintroduzindo alguns alimentos na minha dieta. Depois de três meses sem comer frutas, nada era mais gostoso do que saborear uma. A primeira manga que comi... Uau! Pura alegria, tão doce e simples. As tâmaras pareciam mais carameladas e o abacate, mais cremoso do que nunca. Foi ótimo voltar a comer mais livremente. Monitorei com cuidado minhas reações e fiquei fascinada com o quanto aprendi sobre nutrição e como meu corpo reage aos alimentos.

Fiz aniversário durante esse lento processo de reintrodução alimentar. Eu ainda não tinha comido doces e meus amigos levaram um bolo para o set, e eu não queria ser chata e recusar. Em geral, eu me sentia confiante e muito bem. Mas o efeito do açúcar no meu corpo recém-reconfigurado foi intenso. O bolo acabou me dando uma enxaqueca terrível. Mas em vez de ficar decepcionada, esse momento foi revelador para mim: não fiquei triste por não poder comer algo que eu adorava, fiquei impressionada com a clareza da mensagem que meu corpo tinha enviado. O açúcar refinado (não o açúcar natural encontrado nas frutas) não me fazia bem, e aquela era a prova. Se eu quisesse zelar pelo meu bem-estar, precisava prestar atenção ao que ingeria. Meu corpo estava apenas me dando um alerta; a diferença é que agora eu escutava.

Não me limitei a monitorar só o que era acrescentado à dieta e como esses alimentos afetavam minha saúde e meu bem-estar. Também comecei a prestar atenção na minha digestão. Eu sabia que frutas e outros carboidratos são metabolizados em açúcar, então busquei aprender a melhor forma de consumi-los de modo que meu corpo pudesse aproveitá-los ao máximo. Consumir as frutas isoladamente, por exemplo, foi uma dessas soluções. Elas são digeridas de forma diferente se consumidas separadas de outros alimentos, como vegetais ou proteínas animais. Se uma manga está no seu estômago junto com um alimento de digestão mais difícil – digamos, carne ou vegetais – ela não será digerida com a mesma rapidez. Nesse caso, a manga vai fermentar, fazendo você se sentir inchado. Consumida sozinha, a fruta é digerida mais depressa, dando menos trabalho ao corpo. Era o tipo de descoberta que eu adorava fazer. Ingerir os alimentos com consciência e intenção tornou tudo bem mais nutritivo. Otimizar minha digestão também me deu mais energia e foco.

Unindo mente e corpo

Comecei a me fazer questionamentos mais profundos. Como um sapo criado no poço enxergando apenas um pedaço do mundo, eu me sentia um ser que tinha acabado de sair das profundezas e perceber que o céu que eu enxergava era só um pedacinho do todo.

Expandir minha consciência acabou virando um objetivo de vida. Passei a me esforçar para me ouvir mais. Eu queria remover as camadas, libertar meu verdadeiro eu. Então me perguntava coisas como: *Qual é minha verdade? Qual é meu propósito de vida?* Acima de tudo, eu queria ser feliz. E como poderia sem ser eu mesma? O autoconhecimento se tornou minha prioridade.

Comecei a rezar todas as noites, como minha avó me ensinara. No início da minha carreira, quando a barreira linguística me impedia de conversar com outras pessoas, criei o hábito de rezar e escrever antes de dormir. Retomar essas atividades me fortaleceu e trouxe mais clareza.

Certa noite rezei por muito tempo e recebi uma mensagem – é a única maneira que posso descrever – me dizendo para praticar yoga. Foi muito estranho! Eu mal conhecia essa técnica; não era tão popular

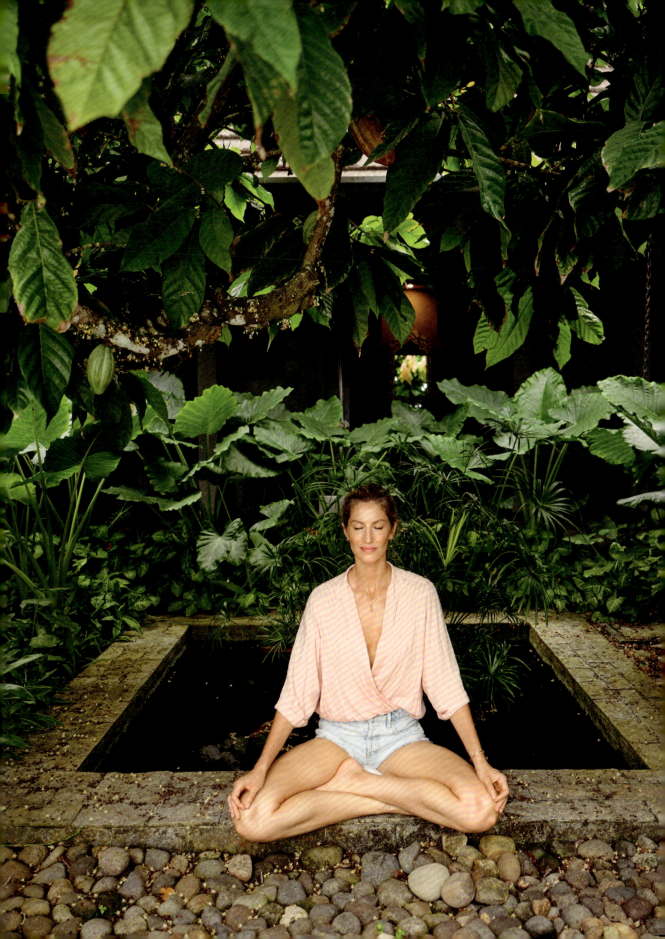

no início dos anos 2000 nos Estados Unidos. Marquei uma aula e depois de explicar à professora que eu queria me sentir menos ansiosa, ter mais clareza mental e voltar a respirar com calma, ela sugeriu para mim o estilo hatha yoga e me passou uma sessão de uma hora: 15 minutos de respiração, 15 de meditação e depois trinta de *ásanas* (yoga em movimento). A prática me ajudou tanto, que me comprometi a segui-la todos os dias. A oração e a yoga me trouxeram paz e proporcionaram um canal de conexão comigo mesma. Minha sequência mudou um pouco nos últimos vinte anos (hoje em dia faço primeiro os ásanas, porque sinto que o movimento ajuda meu corpo e minha mente a relaxarem, fazendo com que eu me acomode à meditação com mais facilidade), mas até hoje pratico quase todas as manhãs uma variação do que a professora me ensinou.

A yoga me proporcionou uma nova rotina. Em vez de cigarro e café no desjejum, passei a acordar cedo para caminhar ou correr e depois fazer minha sequência. Em vez de relaxar com uma taça (ou garrafa) de vinho no fim de um longo dia, eu caminhava ou meditava. Comecei a eliminar hábitos prejudiciais para mim e a substitui-los por outros que me proporcionavam bem-estar. A yoga, os exercícios de respiração e a meditação me ajudaram a estruturar meu dia. Depois de alguns meses, era mais fácil relaxar e eu estava mais conectada com meu corpo e meu "eu".

Também adquiri o hábito de agradecer pelas refeições. Sempre que eu me sentava, colocava as mãos acima do prato e respirava fundo três vezes, me conectando e agradecendo pelo que estava prestes a comer. A prática tem um quê de Reiki, uma forma japonesa de cura energética em que a energia flui entre as mãos do praticante e o corpo de outra pessoa. Passei a sentir esse tipo de troca energética com a comida. Dar graças a cada refeição também parecia algo cheio de propósito. Antes, eu costumava comer em movimento, sem nem pensar, distraída com outras coisas. Fazer uma pausa antes de iniciar uma refeição me deixa profundamente grata e tranquila, fico mais conectada e consciente a respeito daquilo que escolhi oferecer ao meu corpo. Me atento aos nutrientes que estou prestes a ingerir, que vão me abastecer e me manter nutrida e saudável. A comida é uma dádiva que dou a mim mesma, para me ajudar a funcionar da melhor forma possível. Agradecer antes das refeições me ajuda a valorizar essa dádiva.

Todas essas experiências, lições e mudanças positivas me fizeram sentir como se estivesse operando em outra frequência. Como vivemos superestimulados — seja por pessoas, pelo trabalho ou apenas pela pressa —, é difícil encontrar momentos de calma e silêncio. A capacidade de criar silêncio em minha mente facilitou isso e voltei a encontrar alegria. Eu me tornei uma pessoa mais calma e a vida, mais lenta, sem tanta pressão, sem tanta urgência. Fazer as coisas com atenção as torna mais especiais, faz o comum parecer extraordinário. Resumindo, dar atenção plena aos atos de comer, respirar e movimentar meu corpo encheu tudo de significado e alegria. E me fez perceber como a vida é sagrada.

A força construída dentro de você vai durar para sempre

Em busca do meu caminho alimentar

Nos anos que se seguiram, continuei ajustando meus hábitos alimentares em prol da saúde, sempre equilibrando o desejo por refeições saborosas e a vontade de aproveitar a vida. Sou uma pessoa curiosa e adoro me aprofundar naquilo que me interessa. Tive a oportunidade de trabalhar com muitos chefs que me ofereceram novas técnicas e ideias sobre alimentação. Minha forma de comer e escolher os alimentos resultam da experimentação constante e da consciência a respeito do que é melhor para mim — um caminho que escolhi seguir. Nem todo plano alimentar que experimentei funcionou, mas aprendi muito com todos.

Fui vegana e/ou vegetariana por alguns anos. Os animais sempre foram uma parte importante da minha vida. Minhas galinhas e meus cachorros, gatos e cavalos são parte da família. Antes de me tornar modelo, cogitei ser veterinária, logo, alinhar essa paixão com a escolha consciente do que consumo (ou não) faz muito sentido para mim.

Meus alimentos preferidos sempre foram hortaliças e frutas, mas, mesmo comendo um monte de lentilhas, folhas verde-escuras, oleaginosas e sementes, a anemia sempre foi uma questão. A suplementação de ferro não melhorava meu quadro, e eu vivia cansada e sem energia. O problema, no entanto, poderia ser facilmente contornado comendo um pouco de carne vermelha, mesmo que somente algumas vezes por mês. Outro ponto importante era que depender exclusivamente de leguminosas para obter proteínas significava comer uma quantidade de feijão que prejudicava muito minha digestão. Ficar com gases e inchada não é legal, claro, e também não é ideal para um trabalho que envolve usar biquínis ou lingerie! O que aprendi com isso é que, embora não pudesse me comprometer em ser vegana ou vegetariana, poderia aplicar alguns dos aprendizados dessas dietas no meu dia a dia. Por exemplo, fui apresentada aos leites vegetais, como o de coco ou de amêndoas (veja receitas desses e de outros nas páginas 68-72), que eu adoro e são muito mais fáceis de digerir do que os de origem animal. Hoje, penso nas refeições de outra forma. Em vez da combinação convencional de proteína animal, carboidrato e legumes/verduras que domina muitas refeições ocidentais, comecei a pensar em refeições baseadas no último grupo em vez do primeiro.

Apesar de meu corpo não ter reagido bem a dietas veganas e vegetarianas, me tornei mais humilde e mais flexível por causa delas, aprendi a ouvir meu corpo e fazer o que é melhor para ele — mesmo que não seja algo que eu deseje. Essa abordagem poderia soar preguiçosa para mim num momento em que eu não era tão madura, mas hoje conheço os benefícios de me atentar ao meu corpo. Comer carne, nesse caso, significa que estou sintonizada às minhas necessidades. Encontrei prazer em traçar meu próprio caminho.

CAFEÍNA

Minha relação com a cafeína teve muitas idas e vindas. Larguei completamente por três meses, depois que minha ansiedade atingiu um pico e comecei o programa de reset prescrito pelo médico. Mas aos poucos fui voltando a consumi-la. A cafeína tende a me deixar agitada, mas muitas vezes recorri a ela para me ajudar a acordar, sobretudo quando viajava a trabalho, sempre em fusos diferentes.

No meu treinamento para participar de meio percurso do Ironman, eu acordava às 4h30 para pedalar por duas horas; nesse período, voltei a beber café. Eu tomava apenas um café com leite de cânhamo fresco e espuma — muito moderado e delicioso. Mas funcionava como um paliativo: eu conseguia terminar o treino, mas não me sentia tão bem. O café me deixava um pouco trêmula (para além do esforço físico) e com a mente acelerada.

O nervosismo, para quem sofre de ansiedade, pode ser um gatilho e nos levar a um estado de desconforto que pode durar o dia todo. O amigo que treinava comigo na época teve uma ótima ideia: cortar o café e substituí-lo por uma das minhas comidas favoritas do mundo, as tâmaras. Eu recheava algumas tâmaras com amêndoas e levava no bolso para comer enquanto pedalava, mordiscando uma a cada poucos quilômetros. Claro que as tâmaras não me deixavam tão desperta quanto o café, mas ainda me davam energia. Era o suficiente e eu preferia assim. Da mesma forma, se quero me acalmar, tento direcionar minhas ações para isso. Me permito sentir as emoções e avalio o que funciona melhor no momento. O caminho ou resultado nem sempre é consistente, mas ouvir a mim mesma é sempre útil.

Hoje em dia não bebo mais café. Encontrei um chá de dente-de-leão que não tem cafeína e é um ótimo substituto (ver página 48). Além de ser delicioso, não me deixa agitada. Eu adoro!

Ao menos 80% da minha dieta ainda é baseada em vegetais. Mas, diferentemente de uma dieta estritamente vegetariana ou vegana, consumir uma pequena quantidade de proteína animal me deu a energia e os nutrientes de que meu corpo precisava (entre eles o ferro). Hoje, como carne apenas uma ou duas vezes por semana. Também me empenho em consumir carne de forma tão responsável quanto possível, logo, procuro comprar de pequenos produtores, que têm certa ética ao tratar os animais.

Houve ainda um período em que segui uma dieta crudívora. Algo me atraía na sensação de limpeza ao consumir apenas alimentos crus, semelhante a fazer uma desintoxicação com sucos. Comecei a ver meu corpo como um motor. Abastecê-lo com alimentos crus era como escolher o melhor e mais puro dos combustíveis. Nessa época, busquei entender a procedência de legumes, verduras e frutas de uma forma até então inédita para mim. Consumir produtos orgânicos e não-OGM (alimentos livres de organismos geneticamente modificados) virou uma prioridade, e senti diferença: era como se frutas e hortaliças estivessem mais vivas. Os produtores do mercado agrícola orgânico se esforçam para utilizar fertilizantes naturais no cultivo e compostar as sobras, criando um solo incrivelmente fértil. Esse supersolo oferece mais nutrientes às plantas, produzindo frutas e hortaliças mais saborosas e nutritivas.

Dar ao meu corpo esses nutrientes não só era ótimo do ponto de vista físico como também me atraía do ponto de vista ambiental. Estava apoiando agricultores locais e evitando alimentos dos quais não sabia a procedência. Foi um período tão inspirador que comecei uma pequena horta para complementar minhas compras. Tenho essa horta até hoje. Meus filhos e eu adoramos comer vegetais frescos, colhidos em casa. Cultivar a própria comida também incentiva meus filhos a experimentar mais variedade de legumes e verduras.

Graças à dieta crudívora, passei a apreciar o sabor e a textura dos vegetais sem qualquer tipo de cozimento. Hoje em dia, mantenho na geladeira cenoura, pepino, aipo, rabanete, entre outros, já cortados e prontos para servir. Meus filhos comem um prato inteiro desses antes do jantar. E, processando castanha-de-caju – um pilar da dieta crua – obtenho um dos meus molhos preferidos, de gengibre (ver receita na página 223), a minha Sopa cremosa de couve-flor (página 131) e a Torta de banana dos sonhos (página 245).

A dieta crudívora não funcionou muito bem para mim porque eu sentia muito frio o tempo todo. Não importa o quanto eu me exercitasse, quanto chá

ÁLCOOL

Embora meus padrões de consumo nunca tenham ultrapassado um limite, nem sempre estive em paz com o álcool. Antes dar início à minha jornada de cura, eu bebia vinho quase toda noite. Depois de eliminar o álcool da minha dieta por três meses, passei a beber de vez em quando, sobretudo em eventos sociais. Se fosse a uma festa, tomava um drinque para socializar e relaxar. Mesmo assim, no dia seguinte sempre acordava mal e com dor de cabeça. Ficava difícil acordar cedo e cumprir minha rotina matinal de respiração, yoga e exercícios físicos.

Ao me questionar por que estava fazendo isso comigo mesma, percebi que usava a bebida como muleta. Me ajudava a passar por situações desconfortáveis. Muitas vezes, eu estava em um lugar onde não queria estar, ou me sentia deslocada, mas o álcool entorpecia essas emoções. Quando finalmente passei a ser honesta comigo mesma, foi fácil parar. Eu precisava estabelecer limites saudáveis em relação à maneira que eu passava meu tempo e às pessoas que me acompanhavam. Eu queria cumprir a promessa que tinha feito a mim mesma de sempre começar o dia me sentindo forte.

Continuo aprendendo a dizer não e a priorizar minhas necessidades e meu conforto. Depois de analisar os motivos que me levavam a consumir álcool, o cansaço físico e a falta de motivação que decorria disso, descobri que não precisava nem queria mais beber. Parei completamente faz pouco mais de dois anos e me sinto muito bem com essa decisão.

tomasse ou que roupas usasse, era impossível me manter aquecida. Era como se processar todos aqueles vegetais crus deixasse meu corpo sem energia para me aquecer. Mas, seja como for, continuarei tendo minha hortinha e comprando legumes, frutas e verduras de qualidade. Também opto por cozinhar os vegetais por menos tempo, tentando preservar ao máximo seus nutrientes. Gosto de comê-los um pouco mais *al dente* (mas chega de brócolis cru, por favor!). Tudo é uma oportunidade de aprendizado e crescimento.

Descobri o *juicing* e o jejum à base de sucos na mesma época. Fazer um detox com suco de frutas e hortaliças algumas vezes por ano era bom para meu corpo e minha mente. Antes de engravidar, eu seguia essa rotina de desintoxicação do organismo por até cinco dias, às vezes em silêncio intermitente. Depois que tive filhos, passei a seguir a dieta à base de sucos sempre que meu corpo precisava de um reset, por exemplo, após uma viagem ou como um ritual agradável durante o equinócio ou o solstício. O *juicing* sempre me proporciona uma sensação de rejuvenescimento, principalmente quando aliado a meditação, esfoliação corporal e exercícios de respiração. Embora seja desafiador, os efeitos positivos no meu corpo e no raciocínio são palpáveis. Mas, como o detox exige atenção e comprometimento, nem sempre me sinto capaz ou disposta a me comprometer dessa forma, por isso fiz adaptações.

Nos últimos dois anos, diminuí a frequência do detox com sucos e, pelo menos por enquanto, é algo que não faz parte da minha rotina. Tenho experimentado substituir uma refeição por um smoothie (ver página 39) — aprendi com meus amigos, os irmãos Valente —, seguindo minha dieta normal nas outras refeições. Por ser mãe, acho difícil reservar dias seguidos para um jejum à base de sucos. E, por trabalhar muito, tenho certa dificuldade em encaixá-lo na agenda, por mais que eu queira priorizar minha saúde. Em vez de manter uma dieta rígida por alguns dias, prefiro apenas preparar um smoothie no café da manhã, almoço ou jantar. Além disso, hoje em dia os smoothies me parecem mais suaves, do ponto de vista mental e físico, do que um detox com sucos. Sei que a única constante na minha vida é a mudança, então não vou prometer nada. O que sei é que, agora, os smoothies me fazem bem.

Experimentar tantos tipos de rotina alimentar me ajudou a achar o *meu* caminho. Comer bem é um dos prazeres da vida, algo que eu realmente valorizo, então não me parecia certo rejeitar alimentos por não serem "permitidos". Eu precisava encontrar equilíbrio, meu

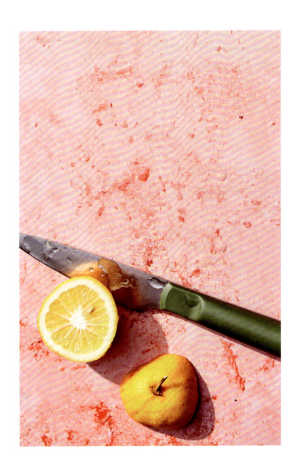

próprio fluxo. Minha jornada nem sempre foi linear, mas os desvios que fizeram parte do processo me trouxeram informações valiosas.

O mais importante que aprendi nesse período foi que ainda tenho muito a aprender! Cada pessoa é diferente, mas todos os corpos envelhecem e evoluem. O que me satisfaz hoje pode não ser o que fará eu me sentir bem amanhã. A mudança é constante: a vida muda, as circunstâncias mudam, as necessidades físicas mudam e as emocionais também. Mas a curiosidade e o desejo de me sentir bem permanecem, e é isso que me motiva. Tento manter os ouvidos atentos, sempre aprendendo e me ajustando. Toda cura é um processo.

Disciplina é liberdade

Como me alimento atualmente

Um estilo de vida equilibrado, não uma dieta

Para chegar à rotina alimentar que tenho hoje, precisei reformular minha visão sobre a gratificação instantânea. Comecei a me atentar ao que meu corpo precisava, não apenas ao que desejava só por estar acostumado, porque me vi numa montanha-russa alimentar, lidando diariamente com os efeitos de tudo que eu ingeria. Se quisesse um frappuccino, eu tomava, mas sofria as consequências depois – uma alta de açúcar e cafeína, seguida de uma queda brusca dos níveis dessas substâncias no meu sangue e dor de cabeça aliviada por um cigarro. Assim por diante. Como já mencionei, esses efeitos se intensificaram a ponto de afetar minha saúde física e mental. Eu estava num ciclo, condicionada e pressionada pela mídia e pela sociedade a pensar que aquilo era normal. Todos que eu conhecia vaziam o mesmo com o próprio corpo, se alimentavam e bebiam dessa forma, então era normal, certo? Eu não notava o padrão das escolhas que eu fazia nem as consequências. Dava ouvidos apenas aos meus desejos imediatos e buscava satisfazê-los.

Em busca de uma solução sustentável – uma dieta que se adaptasse ao meu estilo de vida, gosto e corpo, sem tanta rigidez –, percebi que a resposta não estava em uma solução simples: eu precisava mudar minha atitude. Em vez de pensar no que parar de comer, comecei a enxergar nas refeições diárias uma oportunidade de escolher alimentos saudáveis que fizessem eu me sentir tão bem quanto possível.

Pensar minha alimentação com consciência mudou a forma como eu me sentia na busca por saúde. Em vez de seguir uma dieta ou uma lista de regras, busquei ouvir meu corpo, tendo a saúde como prioridade – e encontrei prazer nesse processo de autocuidado. O jeito que me alimento se tornou um estilo de vida. Penso no motivo pelo qual estou comendo e na comida em si, me certificando de que tomei a melhor decisão. Só quando mudei meu pensamento, pude

entrar em sintonia com meu corpo e respondê-lo adequadamente. Nos últimos vinte anos, me mantive fiel a este objetivo – saúde acima de tudo –, mesmo com as mudanças e evoluções da vida. Pensar assim a longo prazo me ajudou a reformular minha relação com os alimentos. E continuo definindo e redefinindo o que me faz sentir no auge da minha saúde.

Agora, quando como um pêssego maduro ou uma porção de vagem, sinto prazer tanto pelo sabor quanto pelo impacto positivo para minha saúde. Se os alimentos que consumo afetam meu corpo, minha energia e minha saúde mental, eles também determinam como me sinto e o que sou capaz de alcançar. Em vez de ceder ao impulso, valorizo os resultados de comer bem e sempre que possível fazer escolhas pensando no meu bem-estar.

Lá se vão duas décadas me atentando aos efeitos de diferentes alimentos conciliando o prazer de comer boa comida e proporcionando a melhor condição para o meu corpo. O equilíbrio físico e mental me traz paz.

Adoro comer alimentos ricos em nutrientes – em sua maioria, vegetais e frutas da melhor qualidade. As pessoas costumam diferenciar alimentos que são "fazem bem" (ou seja, nutritivos) de alimentos que são "bons" (deliciosos). Como se não fosse possível ter as duas coisas ao mesmo tempo. Não quero ter que escolher. Uma comida gostosa mas que faz mal ao meu corpo não serve para mim. É revigorante escolher alimentos que me fazem bem. É também um ato de amor-próprio. Sempre que me alimento tenho a oportunidade de acrescentar algo construtivo à minha vida, de me sentir bem. Sou muito grata por poder oferecer isso a mim mesma todos os dias.

Mas sejamos realistas: e as batatas fritas com azeite trufado? Pão com manteiga francesa? Sorvete? Ou qualquer outra comida que me dê água na boca quando como fora, durante as férias e em ocasiões especiais? Não me entendam mal: ainda consumo essas coisas de vez em quando, especialmente quando estou em família ou com amigos. Embora esses alimentos não tenham

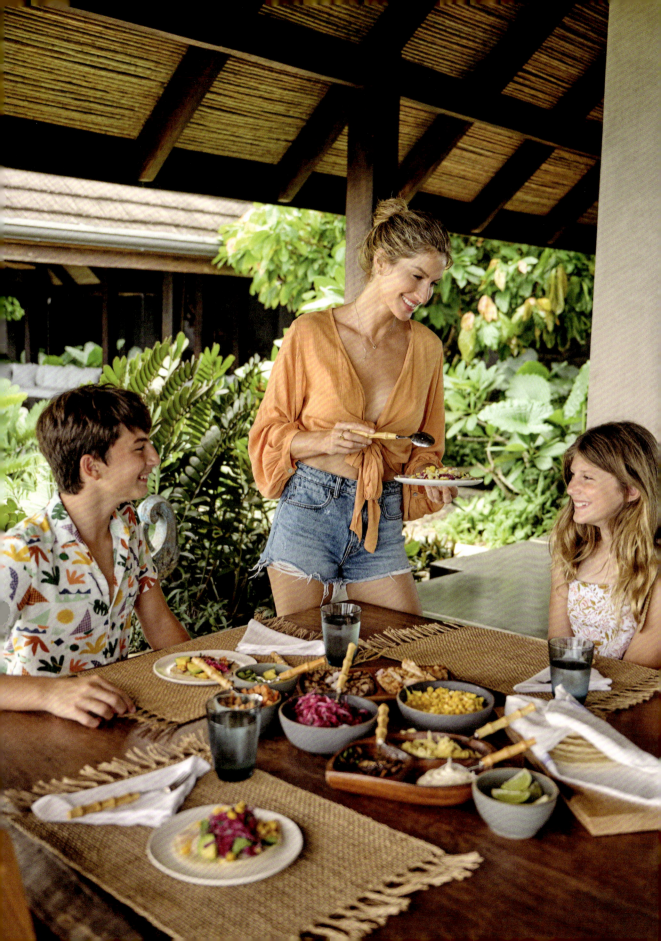

o mesmo valor nutricional de uma fruta ou uma verdura, eles proporcionam alegria ou um momento em boa companhia, e isso também é importante. Então, ainda como quando tenho vontade. Mas ouvir e conhecer o próprio corpo é fundamental! Hoje, sei de antemão o que determinado alimento pode me causar e levo isso em consideração. Por exemplo, às vezes uso açúcar refinado mesmo sabendo que vou me sentir péssima no dia seguinte — afinal, sou humana. A diferença é que agora penso em como minimizar os efeitos. Busco comer esses alimentos separadamente, o que facilita a digestão (para mim, o melhor horário é à tarde, nunca depois de uma refeição nem à noite). Além disso, nas outras refeições me certifico de consumir alimentos ricos em nutrientes que contemplem meus objetivos de saúde, e tento encontrar guloseimas feitas com ingredientes mais amigáveis ao trato intestinal. Como mencionei antes, flexibilidade é fundamental. Nunca diga nunca — a vida é muito curta para isso. Desde que passei a ouvir meu corpo e buscar equilíbrio, descobri que, ao manter uma alimentação nutritiva, comer uma sobremesa ou algo que contenha glúten de vez em quando não tem um impacto negativo na minha saúde a longo prazo.

Dito isso, me recuso a comer *junk food*. Ponto-final. Nada de McDonald's, cupcakes ou doces industrializados. Meu corpo é um templo e, portanto, é sagrado. Ao consumir esse tipo de comida processada não sinto que estou sendo amorosa comigo mesma. Existem opções melhores de sobremesas: Barrinhas de castanha-de-baru (página 233), Pipoca com manteiga (página 217) ou Barrinhas de noz-pecã (página 234). Todos preparados com ingredientes naturais e, além de melhores para a saúde, também são mais saborosos.

Para mim, isso não significa abrir mão de nada. Pelo contrário, estou fazendo uma escolha que me faz bem. Depois de tudo que passei em termos de saúde, é até fácil me abster de *junk food*. Em matéria de bem-estar, é preciso definir prioridades e colocá-las em prática inúmeras vezes ao dia. Ouvir nosso corpo é importante, mas ele envia todo tipo de mensagem, inclusive desejos,

ESCOLHAS DIÁRIAS, IMPACTO DIÁRIO

Aceite a flexibilidade · Todos os dias, tomo smoothies em alguma refeição, mas, quando estou viajando, substituo por uma fruta (é também uma oportunidade de experimentar frutas locais).

Avalie as opções · Mude sua mentalidade: em vez de se concentrar em evitar processados, explore todos os alimentos deliciosos e saudáveis que existem. Existe todo um arco-íris de legumes e verduras, por exemplo. Experimente algo novo e divirta-se!

Ouça seu corpo · Às vezes, um desejo é uma necessidade disfarçada. Quando sinto vontade de comer carne vermelha, por exemplo, em geral estou precisando de mais ferro.

Escolha alimentos ricos nutricionalmente · Alimentos simples — legumes assados, sopas, saladas — têm muitos nutrientes e são fáceis de fazer. Até os doces podem ser nutritivos (ver páginas 55-57).

Exceções ainda acontecem · Não consigo resistir a um bolo de cenoura — é mais forte do que eu. Facilite suas escolhas, pensando em cada refeição. À tarde é o melhor momento para consumir doces, porque você evita processá-los com outro alimento no organismo.

nostalgia e impulsos. Cabe a cada um se esforçar para tomar boas decisões. Lembre-se: esta forma de comer não é uma dieta, é um estilo de vida. Só depende de você.

Quando estamos em casa é mais fácil consumir alimentos orgânicos e nutritivos — frutas, saladas e sopas, vegetais de todos os tipos, carne ou peixe de vez em quando —, e é o que faço. Se quero algo doce, escolho uma versão mais rica em nutrientes, como um picolé de frutas caseiro (ver página 62) ou minhas queridas

Descubra o que é melhor para você e seja fiel a isso

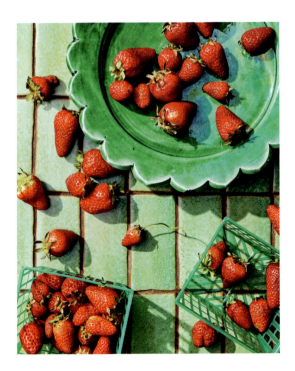

tâmaras. Além de deliciosos, esses doces são alimentos integrais e me satisfazem mais do que farinha branca e açúcar refinado – e o melhor de tudo é que não me sinto indisposta depois.

Em viagens, é comum que tenhamos menos controle sobre as opções de alimentação. Sempre me esforço para escolher os alimentos mais nutritivos disponíveis – em geral, os pratos mais simples têm os melhores ingredientes. Procuro levar minha comida sempre que possível e conveniente, sobretudo quando sei que não vou ter muitas opções disponíveis, como durante um voo. Na casa de amigos, porém, a prioridade é ser educada e respeitosa. Sempre provo de tudo e agradeço por alguém ter cozinhado para mim. Às vezes, porções menores me permitem participar da refeição sem cometer excessos. O mesmo acontece quando saio para comer com amigos, sempre priorizo relaxar e aproveitar o momento. Mesmo quando as refeições fogem do que acredito ser ideal para mim, agradeço pelo alimento e pelo cuidado que estou recebendo. Uma refeição fora da rotina não vai destruir meu progresso, e posso fazer um esforço extra para comer alimentos nutritivos nas próximas ocasiões. Ou seja, é possível priorizar o bem-estar sem transformá-lo no tema central de cada refeição ou sentir que estou perdendo alguma coisa. Gosto demais de comida para me estressar por causa disso!

O objetivo *sempre* é encontrar equilíbrio. A comida é o combustível que me dá energia e saúde, minhas escolhas são feitas tendo isso em mente. Quero metas que eu seja capaz de administrar, que me façam sentir competente e no controle, e não que sejam tão difíceis a ponto de se tornarem impossíveis de alcançar. Adoro saber o que posso fazer pelo meu bem-estar e colocar isso em prática! Nessa vida, temos apenas um corpo. Quero surfar e andar a cavalo com os meus filhos. Quero viver sem dor ou ansiedade. Quero ter o corpo e a mente fortes e fazer escolhas que me ajudem a me sentir bem enquanto estiver aqui.

Entrando em detalhes:
Orgânico, não-OGM, local, sazonal, ético

Acho que ficou nítido que me preocupo muito com a alimentação. É muito importante para mim que o que consumo tenha o maior valor nutricional possível – ou seja, com mais antioxidantes, gorduras saudáveis, vitaminas e minerais – e que possa ser metabolizado com mais facilidade.

O motivo pelo qual insisto em alimentos orgânicos é simples: eles são melhores. Por quê? Bem, em geral eles são mais frescos. Como não foram pulverizados com agrotóxicos e outros produtos químicos, não duram tanto e precisam chegar ao consumidor o quanto antes. Isso sem falar que os agrotóxicos usados para afastar pragas e prolongar a vida útil dos alimentos têm efeitos extremamente negativos na saúde, no solo e no meio-ambiente. Um solo esgotado não produz alimentos ricos em nutrientes.

Se estou comendo uma salada de rúcula com legumes assados, quero os benefícios nutricionais de uma salada de rúcula com legumes assados – é bem simples. Verduras, legumes e frutas precisam ser orgânicos para que tenham suas propriedades naturais. Obter uma certificação de produção orgânica encarece os produtos, e por isso alguns pequenos produtores preferem ignorá-la, embora ainda optem por não usar agrotóxicos. Procure os produtores da sua região, informe-se – ou, quem sabe, tente cultivar suas verduras (muitos centros urbanos têm hortas comunitárias compartilhadas).

Introdução 27

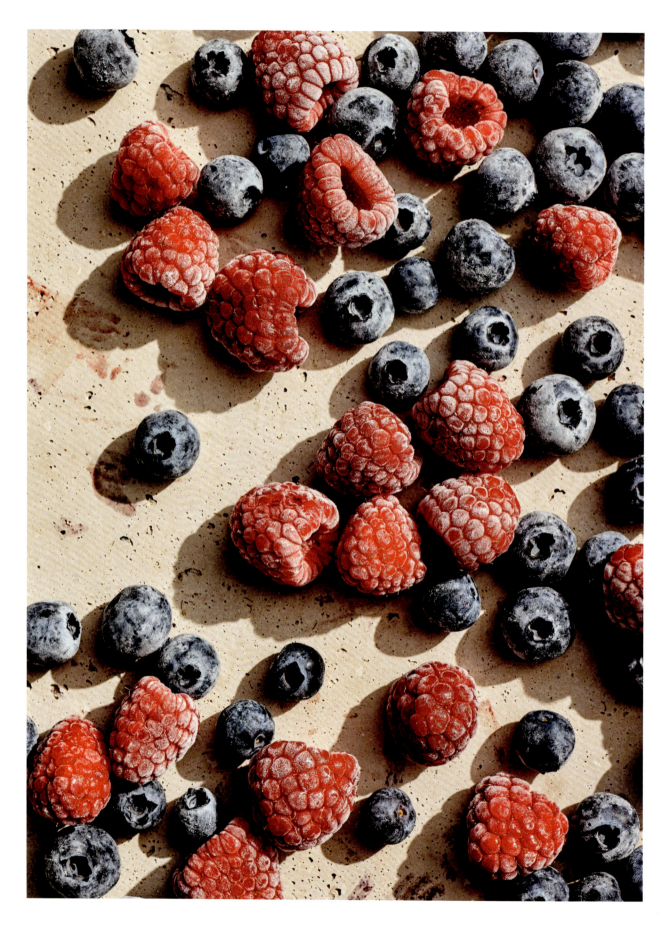

Quando morávamos em Tampa, na Flórida, as crianças e eu adorávamos ir à Meacham Urban Farm – comprávamos a maior parte dos nossos produtos orgânicos deles. É muito especial saber quem cultiva a sua comida.

Tenho motivos parecidos para escolher alimentos não-OGM (a sigla OGM significa "organismo geneticamente modificado"). Os alimentos transgênicos (geneticamente modificados) são alterados a nível celular para se tornarem mais resistentes ou atraentes – em geral para proteção contra pragas e doenças, e para crescer e amadurecer de maneira artificial. Essas alterações favorecem as empresas do setor alimentício (entre outros) e não necessariamente levam em conta o bem-estar do consumidor. Busco evitar transgênicos, como a maioria dos produtos feitos de soja, canola e milho e vários ultraprocessados. Não quero nem preciso de alimentos que foram alterados para ter determinado aspecto, formato ou tamanho. Como sempre digo aos meus filhos, na hora de escolher algo para comer, recorra à natureza.

Lógico que sei do custo envolvido nessas escolhas e da sorte que tenho por poder ser seletiva. Nem todos têm condições de arcar com o valor de alimentos orgânicos, sustentáveis, criados no pasto, ao ar livre e não-OGM. Às vezes, porém, é importante pensar a longo prazo. Muitas doenças estão diretamente ligadas ao que ingerimos. Eu apostaria que os alimentos orgânicos e não-OGM são, ao menos em partes, responsáveis pela minha boa saúde! Para mim, pagar um pouco a mais para e saber quem produz meu alimento sai mais barato do que pôr em risco minha saúde a longo prazo. Procurar uma cooperativa agrícola que venda caixas de produtos orgânicos semanalmente também é uma ótima opção – muitas vezes os produtos saem mais baratos do que no mercado. Os orgânicos congelados – colhidos no pico de maturação e congelados rapidamente para preservar todos os nutrientes e o sabor natural – também são, quase sempre, mais econômicos que os frescos.

Esse tipo de consumo consciente é tanto uma questão social quanto ambiental. Apoiar a produção local é bom para a economia, e gosto de participar da comunidade em que vivo. E é bom saber que o produto que estou comprando não foi colhido antes da hora ou viajou durante dias em um navio, avião ou caminhão refrigerado – o que significa que, além de tudo, traz benefícios à saúde. O consumo de mel *in natura*, por exemplo, ajuda a aliviar alergias.

A sazonalidade é outro fator importante. Em primeiro lugar, alimentos sazonais são mais saborosos porque em geral percorrem uma distância menor entre a fazenda do produtor local e a nossa cozinha. Optar por alimentos da estação também é vantajoso porque os compramos no período de maior abundância, quando os preços são mais acessíveis. Além disso, ajuda os agricultores locais a se manter. (Penso neles como verdadeiros mágicos; se você alguma vez tentou cultivar algo sabe que é uma arte!) Produtos orgânicos, maduros e da estação não duram tanto quanto os demais, então, se não for possível consumi-los em poucos dias, compre uma quantidade menor ou cozinhe e congele para desfrutar depois.

No entanto, me alimentar de forma ética segue sendo um desafio, assim como provavelmente é para muita gente. Eu amo os animais. Se pudesse viver da melhor maneira possível sem consumir qualquer produto de origem animal, certamente o faria (veja a página 21 para entender minha experiência como vegana). A questão é que já sei que meu corpo funciona melhor quando incluo um pouco de carne e peixe na minha dieta – e eu também gosto de comer queijo de vez em quando. Compro carne e peixe de pecuaristas, pescadores e produtores que praticam sua atividade de forma humanizada, tão longe quanto possível da produção em escala industrial. Isso que chamo de prática "humanizada" pode ser definido de várias maneiras, como fornecer ao animal água e alimento de excelente qualidade – incluindo produtos não-OGM ou antibióticos em excesso –, espaço para crescer e ter uma boa qualidade de vida, entre muitas outras coisas.

Se todos nos esforçarmos para comer com propósito, especialmente no que diz respeito a esses fatores, o impacto positivo pode ser enorme.

COMO CRIAR UM CONJUNTO DE VALORES COM SEUS FILHOS

Quem tem filhos sabe que às vezes é preciso criar uma estratégia para que a conversa à mesa ultrapasse o "nada" que fizeram na escola. Antes, costumávamos sentar à mesa e jogar "rosas e espinhos", em que cada um falava sobre uma coisa boa e uma coisa ruim que havia acontecido naquele dia. Mas desde que conhecemos os irmãos Valente (ver página 58), adotamos outro ponto de partida para a conversa: o código 753. Esse código, bem como o livro de mesmo nome (saiba mais em 753code.com, em inglês), apresentam a filosofia do jiu-jitsu por meio de um conjunto de 15 valores que compõem um código moral que passei a valorizar profundamente — para mim e para os meus filhos. Os valores são separados em três categorias: espírito, corpo e mente.

Espírito • retidão, coragem, benevolência, respeito, honestidade, honra, lealdade.

Corpo • exercício, nutrição, descanso, higiene, positividade.

Mente • consciência, equilíbrio, fluxo.

Embora eu fale muito sobre nutrição neste livro, sei que a saúde física está intimamente ligada à mente e ao espírito. Volto a lembrar que a ansiedade e a depressão que me acometeram foram causadas tanto pela dieta quanto pelo estilo de vida. Então, hoje, cuidar da mente, do corpo e do espírito é muito importante para mim. Estou sempre em busca de me tornar uma pessoa melhor para mim, para a minha família e para todos ao meu redor. Quero oferecer uma estrutura positiva e ser um exemplo para os meus filhos.

Por isso, começamos a usar os 15 valores do Código 753 para falar sobre progresso e questões a melhorar na nossa vida. Tem sido incrível. Temos conversas muito profundas durante as refeições e é nítido como as crianças desenvolveram o pensamento crítico e a noção de responsabilidade. Elas adoram. Meu filho, Benny, uma vez me disse: "Se todos seguissem o Código 753, o mundo seria um lugar melhor." E eu concordo! Graças a ele, os meus filhos entendem nossos valores e podemos discutir juntos as situações mais difíceis. Sinto que meu papel como tutora é ajudá--los a encontrar ferramentas para lidar com as questões da vida. Cabe a cada um de nós, individualmente, assumir o controle sobre a forma como desejamos crescer e viver no mundo. Minha responsabilidade como mãe é ajudá-los a criar raízes morais profundas e desenvolver a capacidade de autorreflexão. Também é muito importante compartilhar minhas experiências com eles — coisas nas quais estou trabalhando ou das quais tenho orgulho e outras que eu poderia ter feito melhor. Nem sempre abordamos todos os 15 elementos. Em geral, falamos sobre os mais desafiadores ou os que mais trouxeram alegria naquele dia. A estrutura em tópicos ajuda a todos nós; seguimos juntos nessa jornada. As refeições se tornaram sagradas para nós, não só por nutrir o corpo, mas também por alimentar a mente, o espírito e as relações.

ALGUMAS FERRAMENTAS QUE AJUDAM A REGULAR AS EMOÇÕES

Frente uma situação difícil, eu e meus filhos usamos algumas ferramentas para lidar com ela:

Três respirações profundas • Ensinei isso bem cedo às crianças. Respirar fundo três vezes ajuda a recobrar a calma e a estabilidade quando nos sentimos exasperados. É muito simples e eficiente.

Exercícios • Seja correr no quintal com os cachorros por alguns minutos, seja pular na cama elástica ou apenas fazer alguns alongamentos nos intervalos do dia, colocar o corpo em movimento é muito útil inclusive para a mente e o espírito. Ajuda a espairecer e pôr as coisas em perspectiva.

Ar puro • Um pouco de sol e uma mudança de ambiente podem transformar nosso humor com rapidez. Fazer uma caminhada, mesmo que curta, é uma ótima oportunidade para pensar e processar emoções.

Momento de silêncio • Deitar-se, fazer alguns exercícios de respiração e permitir que pensamentos e emoções fluam ajuda a recobrar o equilíbrio e refletir. Somos condicionados a produzir constantemente, nos mantendo sempre ocupados, o que pode gerar culpa quando tentamos relaxar. Mas, muitas vezes, não há nada mais valioso do que simplesmente não fazer nada.

Minha rotina diária

Hoje, tendo passado dos 40 anos, estou bem mais saudável do que estive nos meus vinte e poucos! Depois de esgotar minhas glândulas suprarrenais quando mais nova, precisei criar uma nova rotina. Meu estilo de vida naquela época – pouco sono, má alimentação, muito café com açúcar e vinho toda noite – acabava com minha digestão e provocava crises de ansiedade e episódios depressivos.

O objetivo de uma nova rotina era viver por mais tempo e com a melhor qualidade de vida possível. Essa decisão foi crucial para minha saúde e meu bem-estar. Quando estou viajando, pode ser difícil manter a consistência, mas em casa – seja na Flórida ou na Costa Rica – gosto de seguir uma rotina e passar tempo com a família. Cada dia é uma dádiva. Então, tento fazer valer a pena e permanecer no presente, buscando sempre ser flexível, pois a rigidez pode gerar estresse. Estou sempre ajustando e otimizando minhas tarefas, mas esta é a rotina que procuro seguir em um dia ideal:

- **Acordar cedo:** Geralmente antes do nascer do sol, e sempre antes dos meus filhos.

- **Raspar a língua:** Uso um raspador de língua de cobre, bom para a saúde bucal, além de trazer outros benefícios.

- **Hidratação matinal:** Assim que acordo, bebo um copo de água em temperatura ambiente com o suco de meio limão-siciliano e uma pitada de algum sal que seja rico em minerais (gosto do sal marinho celta). Colocar algo suave e de pH alcalino no estômago faz o nosso metabolismo despertar.

- **Meditação convencional ou em movimento** (ver página 20): É o que define meu humor e minhas intenções para o dia. Sempre que me comprometo com esse momento logo de manhã, tenho um dia melhor e mais produtivo.

- **Passear com os cachorros:** Faço isso por pelo menos trinta minutos. Às vezes, se preciso colocar o trabalho em dia, aproveito para fazer algumas ligações, mas no geral adoro ficar sem celular e aproveitar o momento em silêncio.

- **Bochecho com óleo:** Faço um bochecho com óleo *ayurveda* (ou óleo de coco virgem) por cerca de dez minutos. Faz bem para as gengivas! Para otimizar o tempo, costumo alimentar os cachorros enquanto faço isso.

- **Exercícios:** Tenho feito uma combinação de musculação e aeróbico.

- **Tomar café da manhã:** Meu desjejum varia de acordo com o treino. Se fiz musculação, gosto de consumir alguma proteína, como ovos cozidos ou um smoothie (ver páginas 55-57) com uma colher de proteína em pó sem sabor.

- **Trabalho da manhã:** Quando não estou em alguma sessão de fotos, faço ligações e reuniões por Zoom em casa. Costumo tomar um chá de dente-de-leão com mel em algum momento da manhã. Tenho um alarme programado para tocar a cada hora que me lembra de sair do computador nos intervalos entre as reuniões; faço algumas flexões ou alongamentos durante cinco minutos para evitar a rigidez de ter ficado sentada por tanto tempo.

- **Almoçar:** O ideal é que ocorra pelo menos de quatro a cinco horas depois do café da manhã. A menos que eu vá fazer uma grande refeição no jantar (se for sair com amigos, por exemplo, ou receber alguém em casa), esta é minha principal refeição do dia. É também nesse momento que tomo meus suplementos (ver página 45).

- **Trabalho da tarde:** Costumo tomar outro chá de ervas à tarde.

- **Jantar:** O ideal é que ocorra pelo menos quatro horas depois do almoço e algumas horas antes de dormir. Faço uma refeição leve (salvo algumas exceções) para não ir para a cama de barriga cheia e dormir mais confortável.

- **Passear mais uma vez com os cachorros:** É importante se movimentar um pouco depois de comer e antes de dormir.

- **Preparo para dormir:** Antes de deitar, tomo um pouco de chá de camomila e, às vezes, um pouco de magnésio (ver página 45). Costumo dormir cedo, entre 21h e 22h, quando estou em casa, para ter ao menos sete horas de sono e levantar cedo. O sono é essencial, não o subestime!

Detox, no passado e no presente

Ainda viajo bastante a trabalho. Frequentando tantos lugares é comum que a agitação tome conta, e ela afeta o sono, a digestão, a saúde mental e muito mais. Eu fazia um detox algumas vezes por ano para limpar o organismo, me sentir melhor, ter mais disposição durante trabalhos mais intensos e ser forte para estar sempre bem para a minha família. Há pouco tempo, no entanto, esse método começou a parecer um tanto radical considerando o momento em que me encontrava.

Em vez do detox propriamente dito, tenho experimentado beber smoothies (ver páginas 55-57) que substituem uma refeição, muitas vezes no café da manhã ou no jantar. Um smoothie de três ou quatro ingredientes é mais fácil de digerir do que um com muitos ingredientes. Smoothies combinam frutas e farelo de amêndoas (me refiro ao resíduo da produção do leite de amêndoas, não à farinha produzida a partir da moagem da amêndoa torrada), que acrescenta uma dose de proteína e reduz o efeito glicêmico da fruta. Nutrição pura! Consumi-los é muito mais fácil do que passar um dia inteiro (ou vários dias) à base de sucos, como eu costumava fazer durante o detox do equinócio ou do solstício. Os smoothies são mais suaves para o meu metabolismo e me fazem sentir leve e energizada.

Quando me sinto indisposta, ou se estou viajando muito, tomar um smoothie (ou dois, de vez em quando) me ajuda a recobrar a sensação de rotina e a me sentir melhor. Além disso, priorizar minha saúde todos os dias, em vez de apenas naquelas duas ocasiões especiais por ano, é lembrar que preciso colocar a máscara de oxigênio primeiro em mim. É uma forma de dizer "sim" a mim mesma, a minha saúde e a uma vida plena.

LIDANDO COM O ESTRESSE

É óbvio que yoga, meditação, exercícios, sono e uma dieta balanceada me ajudam a manter a saúde, o equilíbrio e o bem-estar, mas não posso controlar todos os estressores externos. Por isso tenho algumas técnicas para quando algo acontece ou me sinto ansiosa.

Respirar
A qualquer momento do dia, fecho os olhos e faço alguns exercícios de respiração. Isso ajuda a me acalmar e a me trazer de volta ao presente.

Alongamento
Alongar-se ou fazer uma ou duas posturas de yoga pode ter um efeito de ancoragem semelhante ao trabalho de respiração profunda.

Visualização
Imaginar uma conexão com algo maior que nós é muito poderoso. Quando estou muito estressada, faço uma visualização rápida para reiniciar: imagino um cordão que sai da minha barriga e desce pelo assoalho pélvico até se conectar ao centro da Terra. Visualizo qualquer coisa que não esteja me fazendo bem sendo descarregada na terra para que possa ser transformada. Sinto a preocupação deixar meu corpo, e então vejo um cordão de luz dourada brilhante, que vem do centro da terra, subir pela minha pelve até a coluna, me preenchendo de boas energias.

Essas técnicas ajudam a amenizar meus sentimentos sobre o que aconteceu ou o que prevejo que acontecerá, e me ancoram no presente, onde me concentro em apenas uma coisa. Como medito há bastante tempo, costumo ter bons resultados utilizando apenas a técnica de respiração. Se você é iniciante, saiba que a repetição constrói o hábito. Os exercícios respiratórios são muito poderosos — e estão disponíveis para nós a qualquer momento.

Conecte-se à sua respiração e ouça o que seu corpo tem a dizer

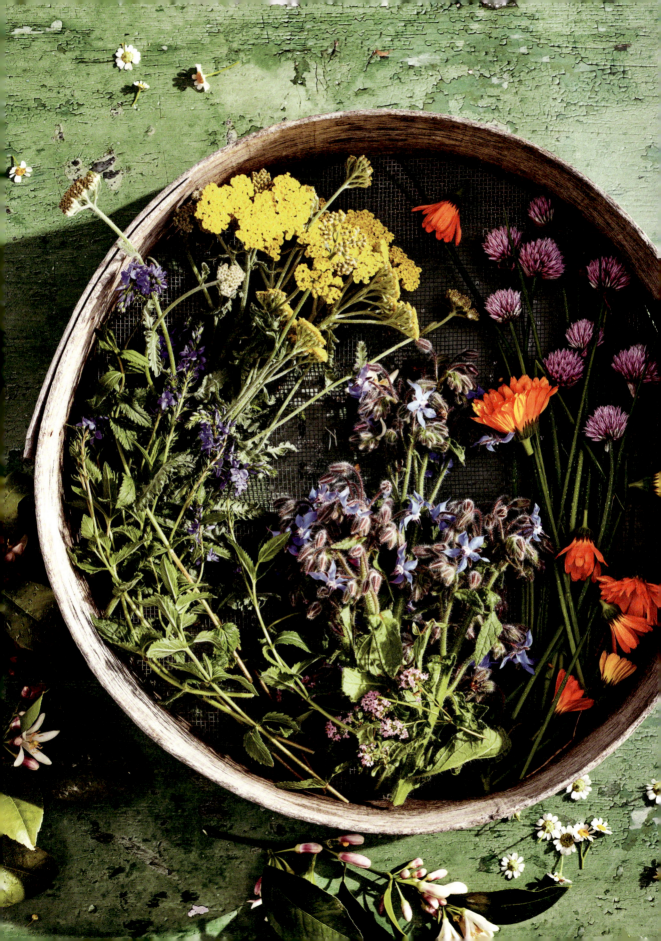

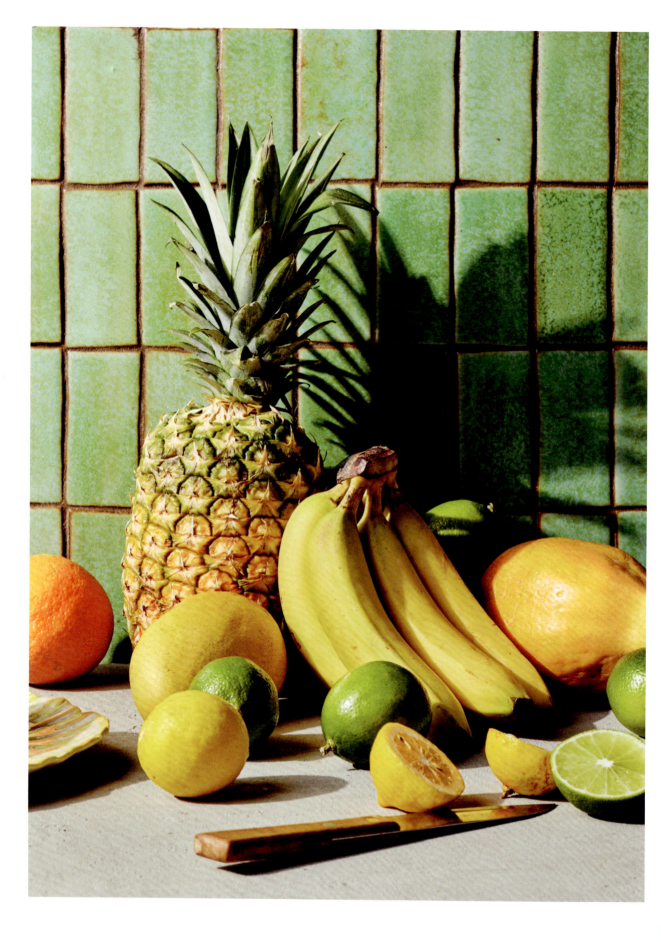

Com propósito e intenção

Este livro ilustra bem os meus hábitos alimentares. Incluí tudo que tem na minha despensa e os detalhes das receitas, além de dicas culinárias – tudo é útil para aprender a melhor *maneira* de cuidar do corpo. Mas essas coisas só farão sentido se você compreender o todo: o *porquê*.

O que desejo que os leitores aprendam com este livro é que a saúde é nossa maior riqueza e nosso corpo é um templo, daí a importância de cuidar bem dele.

Existem dois caminhos: passar a vida fazendo as coisas como sempre fez, permanecer na zona de conforto e encontrar desculpas para não mudar ou fazer escolhas que sejam mais positivas e conscientes para a sua saúde, priorizando o seu bem-estar, sabendo que o maior beneficiário desse esforço será você mesmo.

Não tenho todas as respostas. Ninguém tem. Mas a verdade é que ninguém conhece você melhor do que você mesmo, então, que tal ser o diretor do próprio filme? Que tal encontrar o que é melhor para você? Para isso, não é preciso abrir mão do que já tem, basta começar a construir sobre essa fundação! Colocar propósito e intenção em tudo o que você faz vai impactar seus relacionamentos, sua felicidade, seu sucesso e sua saúde. O poder que resulta de saber para onde vou direcionar minha atenção é uma das coisas mais importantes que aprendi na vida. A compaixão que não começa de dentro não é verdadeira.

Além disso, sou canceriana com lua em Escorpião, ou seja, sinto as coisas com muita intensidade. O superficial não faz sentido para mim. Se eu não estiver inteiramente presente no que estou fazendo, sinto como se estivesse enganando a mim mesma. Cada dia, cada oportunidade, só aparece uma vez e quero tirar o maior proveito de todas as experiências. Busco sempre dar o meu melhor e me desenvolver.

Tenho orgulho de evoluir como pessoa todos os dias, mesmo em meio às dificuldades. Acho que me orgulho principalmente nesses momentos. Hoje, tendo passado dos 40, sei que a única constante é a mudança. Em vez de lutar contra ela, aprendi a me apoiar nisso. Frente uma situação difícil, podemos escolher como encará-la. Um jeito é tentar imaginar quando aquilo vai terminar, quando vai haver uma pausa, mas assim tudo o que se pode ver é a dificuldade. Outro jeito é aceitar a situação e tentar encontrar nela uma oportunidade de aprendizado. Ficamos mais fortes e crescemos a cada desafio que enfrentamos. Pessoalmente, tento seguir o segundo caminho. Não importa quais sejam os resultados, no fim quero ter certeza de que estive presente e engajada e que aprendi algo com isso. Afinal, nada é mais significativo do que nossas experiências. Para mim, esse é o sentido da vida.

Nunca pare de evoluir e de crescer

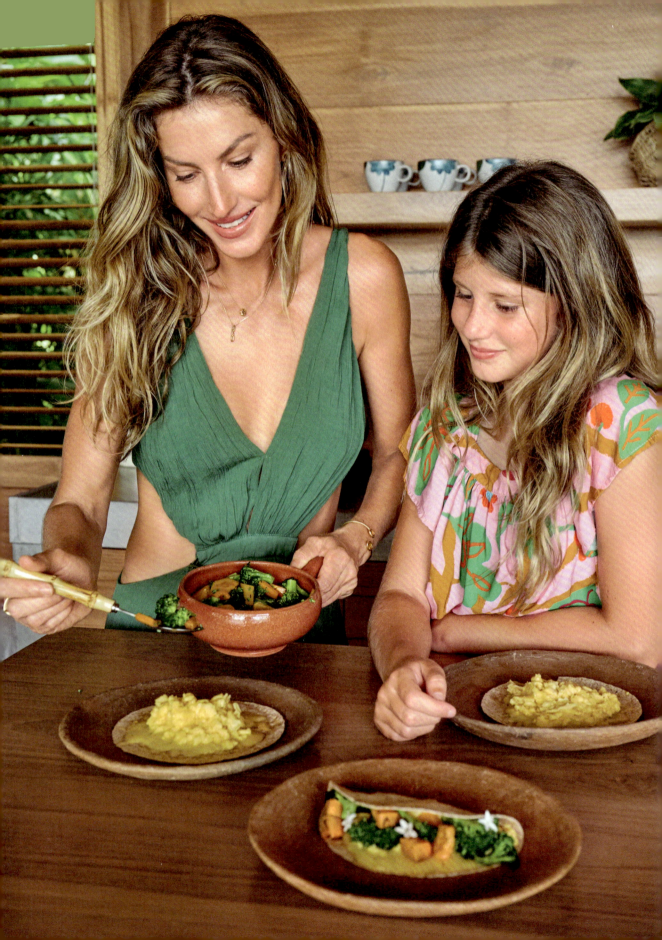

Como usar este livro

A simplicidade é fundamental

Sim, eu cozinho – hoje em dia com muito mais frequência. Tenho sorte de ter tido o auxílio de chefs incríveis, capazes de deixar qualquer coisa com um sabor incrível. Eles me inspiraram e me ensinaram muito. Lógico que estou longe de ser uma chef. Mas tenho muito amor pela comida! Minha ideia com este livro é compartilhar alguns dos meus pratos preferidos e o modo como gosto de prepará-los. Não são receitas complicadas ou idealizadas, sem base no mundo real. Dada a obsessão da nossa sociedade por aparência e outras superficialidades, é importante que eu descreva como realmente me alimento e como meus hábitos alimentares mudaram a minha forma de ver a vida e a saúde.

Acima de tudo, descrevo minha alimentação como *simples*: ela é composta principalmente de frutas, legumes e verduras, e o modo de preparo é trivial. Claro que algumas receitas são mais complexas, como uma variedade de tacos na Noite do taco (ver página 202) e alguns doces que faço em ocasiões especiais (ver páginas 233-249). Essas receitas exigem uma lista mais longa de ingredientes, mas em geral sou adepta do pensamento de que um prato não precisa ser trabalhoso para ser uma delícia. Muitos dos preparos tem apenas cinco ingredientes. Costumo brincar que poderia passar o resto da vida temperando tudo só com azeite e sal. (Tudo bem, talvez alho também!) Se você tiver produtos excelentes (e um bom azeite e sal), está mais do que bem servido. O ingrediente principal é a estrela do prato. Como disse antes, quando o produto é orgânico e cultivado a partir de sementes de alta qualidade, em um solo bem tratado e fértil, ele é delicioso por si só. Então por que complicar as coisas?

Além do mais, combinações mais simples facilitam a digestão. Quando comemos uma fruta sem acompanhamento, ela é digerida com mais rapidez e facilidade. Isso não quer dizer que eu não tome um café da manhã completo, com outros alimentos, e sim que muitas vezes prefiro a versão mais simples, apenas para ajudar meu intestino (que muitos consideram nosso segundo cérebro) a funcionar melhor. Acho isso especialmente relevante quando se combinam frutas com proteína animal, que precisa de mais tempo para ser digerida. A fruta acaba ficando por mais tempo no organismo e pode fermentar, causando certo desconforto. Consumir esses alimentos com algumas horas de intervalo pode melhorar a digestão.

Observe que *simples* não é o mesmo que *fácil*. Eu adoro pratos simples, com uma preparação que intervenha o mínimo possível – para evitar tantas misturas, sim, mas também por gosto pessoal. A maioria das receitas neste livro é feita com produtos integrais, alguns dos quais precisam de um preparo específico. Reconheço que há trabalho e tempo envolvidos em assar um pão (ver página 92), fazer o Leite de amêndoas (página 69) ou preparar Homus (página 180) – pode ser difícil encontrar tempo, principalmente tendo que equilibrar a vida profissional, social e familiar. Por isso, incluí algumas estratégias e dicas para planejar e organizar refeições, para ajudar você a ser bem-sucedido nessa tarefa (ver páginas 38-42). Além disso, não há necessidade de mergulhar de cabeça. Você pode se adaptar a essa sugestão de plano alimentar e fazer apenas uma ou duas dessas receitas por semana. Como qualquer coisa na vida, quanto mais você pratica, mais fácil fica. Seja gentil consigo mesmo e estabeleça metas possíveis, trabalhando para alcançá-las gradativamente.

Além disso, não é preciso que cada refeição tenha um monte de ingredientes. Obviamente, preparar refeições do zero é mais fácil quando há menos passos a executar. Dito isso, se quiser personalizar um pouco as receitas, tornando-as mais substanciais, para seus filhos ou por gosto pessoal, consulte a seção "Dê o seu toque" que acompanha muitas receitas. Na maioria das vezes, proponho uma combinação com mais hortaliças, o acréscimo de uma guarnição de legumes assados ou uma salada, mas é um recurso para oferecer mais ideias e variações (ver página 44 para mais detalhes).

Introdução 37

Comer com propósito

As receitas estão em porções moderadas. A cultura brasileira não incentiva o consumo excessivo, principalmente quando comparada ao superdimensionamento de quase tudo que é servido nos Estados Unidos. Não quero me sentir pesada, letárgica ou estufada após uma refeição. Precisei aprender a medir meu nível de saciedade e satisfação. Gostar de alguma comida não quer dizer que devo comê-la sem limites ou sem prestar atenção às necessidades do meu corpo. Priorizar porções menores e mais ricas em nutrientes me permite saborear tudo que adoro sem cometer exageros.

Meu prato costuma ser muito colorido – por vezes, com alguma porção de proteína animal (carne vermelha ou peixe). Essa estratégia me faz focar a parte mais importante da dieta: legumes e verduras. Mas, como sei que é difícil comer salada, legumes crus ou cozidos, sopa ou frutas frescas o tempo todo, substituir uma refeição por dia por um smoothie (ver páginas 55-57) faz eu me sentir muito bem e ainda garante que pelo menos uma refeição diária vai ser muito saudável.

Além de agradecer a cada refeição (ver página 20), tento comer com atenção, ou seja, devagar, não assisto à televisão nem mexo no celular enquanto como (a menos que seja pipoca, que adoro comer vendo filmes!). Estar distraída com qualquer outra coisa significa que posso perder os sinais que meu corpo dá quando já está satisfeito. Como gosto de dizer, a comida é meu combustível e quero que seja o melhor e mais eficiente possível. Tento comer nem mais nem menos do que quero e preciso.

Por fim, já que comer é um dos grandes prazeres da vida, por que não celebrá-lo? Torne a refeição uma ocasião especial! Por que não usar um guardanapo ou uma tigela bonita ou comer ao ar livre, se o tempo estiver bom? Quem sabe colocar algumas flores frescas sobre a mesa e acender uma vela na hora do jantar. Se você estiver em um lugar agradável com pessoas que ama, comer será uma experiência prazerosa que vai além de meramente se alimentar. Celebrar uma refeição faz o momento ser mais satisfatório.

Pensando à frente

Na melhor das hipóteses, a alimentação saudável é simples: é só se concentrar em consumir comida de verdade e alimentos da estação. Também eliminar os processados e incluir pequenas quantidades de laticínios, carne e peixe de alta qualidade, se desejar. Mas, sejamos sinceros, tudo isso pode ser caro e demorado, e a maioria das pessoas não tem ajuda na cozinha. Tentei, então, tornar as receitas tão fáceis e flexíveis quanto possível. São pratos simples, frescos e deliciosos. Espero que goste!

Planejamento e preparação de refeições

Quando eu era criança, a comida e a culinária eram fundamentais para nossa vida familiar e social. Minha mãe trabalhava em tempo integral como caixa de banco e meu pai era empresário. Ele também ministrava cursos de negociação, escreveu alguns livros e, mais tarde, tornou-se sociólogo; por isso, viajava muito. Com seis meninas famintas em casa, havia muita comida a preparar todos os dias. Minha mãe cuidava disso, e fazia um ótimo trabalho. Ela sempre foi muito organizada – tinha que ser. Afinal, não dá para fazer uma refeição para oito pessoas em meia hora sem planejamento. Nos fins de semana, ela fazia uma lista com as refeições da semana seguinte e a usava para fazer compras e para antecipar alguns preparos.

Foi minha mãe quem me ensinou a planejar as refeições e prepará-las com antecedência. Afinal, quem

5 DICAS RÁPIDAS DE ORGANIZAÇÃO

—

Tenha um cardápio para a semana.

Faça uma lista de compras.

Compre os produtos da melhor qualidade.

Saiba onde e quando gastar o seu dinheiro.

Prepare tudo com antecedência, para que sua geladeira e despensa tenham opções semiprontas.

quer ir ao mercado e cozinhar depois de um dia de trabalho? Planejar não só facilita a tarefa de comer bem, como também garante que você vai consumir tudo que comprar para a semana. Isso evita o desperdício – do seu dinheiro e de comida! O objetivo é entrar na cozinha e já ter tudo o que vai cozinhar, ou pelo menos os ingredientes principais. Fazer uma lista de compras e depois preparar alguns itens básicos que facilitarão as receitas são coisas que tomam algumas horas, mas otimizam a produção durante a semana.

A seguir estão alguns preparos que gosto de fazer com antecedência. Experimente! Seu "eu" do futuro vai agradecer.

- **Smoothies** (páginas 55-57): Como costumo tomar pelo menos um smoothie por dia, preparo o suco da fruta na noite anterior e deixo o copo do liquidificador na geladeira. (Uso suco de frutas em vez de água e gelo para aumentar a densidade nutricional.) Pela manhã, é só acrescentar as frutas congeladas e bater. Outra vantagem é que o smoothie fica bem gelado.

- **Leites alternativos** (páginas 68-72): Preparo alguns leites ao mesmo tempo, pois cada pessoa da minha família tem seu favorito. Se você estiver no processo de fazer leite de amêndoas, por exemplo, é só bater castanha-de-caju ou coco para fazer esses leites também. Depois de coar, lembre-se de guardar qualquer resíduo de farelo de amêndoa para acrescentar aos smoothies.

- **Caldos** (páginas 122-124): Embora o preparo de caldos (em panela normal ou elétrica) seja um pouco demorado, também é praticamente intuitivo. É algo que dura muito tempo no freezer e serve de base para uma deliciosa sopa, além de adicionar sabor e ser muito nutritivo – eu uso em quase tudo! (Inclusive, costumo fazer a receita dobrada.)

- **Nozes e grão-de-bico assados** (páginas 116 e 213): Gosto de sempre ter algo crocante na despensa para adicionar proteína e textura a sopas e saladas.

- **Molhos** (páginas 220-228): Molhos prontos, vendidos no mercado, são cheios de açúcar, óleos geneticamente modificados e todo tipo de conservantes e aditivos, por isso eu mesma faço os meus. Costumo deixar um ou dois molhos em potes de vidro na ge-

A IMPORTÂNCIA DA ÁGUA

Todos sabemos que é importante beber bastante água. Afinal, água é vida! A meta é tomar dez copos (ou três garrafas grandes) em temperatura ambiente todos os dias. (Minha mãe sempre me dizia para beber água próxima à temperatura do corpo, para não causar choque no metabolismo.) Começo o dia com um copo grande de água em temperatura ambiente com o suco de meio limão-siciliano e adiciono uma pitada de sal celta — isso ajuda o corpo a acordar e fornece sais minerais de consumo imediato.

Além disso, bebo muito chá quente. Algumas das minhas ervas favoritas são camomila, erva-doce e hortelã fresca e dente-de-leão, o qual uso para substituir o café e tomo com um pouco de mel (ver página 48). Também tenho uma coleção de chás especiais e minha receita de Chá curativo de gengibre com limão (ver página 75), excelente para dor de garganta. Veja a minha lista de despensa na página 48, bem como a lista detalhada de chás para experimentar na página 49.

Ah, uma coisa curiosa sobre a minha rotina alimentar é que, porque minha mãe incentivava isso desde que eu e minhas irmãs éramos novas, tento não beber nenhum líquido quando estou comendo. A teoria dela era que as enzimas da saliva e do sistema digestivo seriam diluídas na água se ela fosse consumida junto com os sólidos, dificultando a digestão. Minha mãe sempre disse que a digestão começa na boca, por isso nos orientava a mastigar a comida quarenta vezes antes de engolir. Eu não era tão boa na parte de mastigação, mas progredi muito em me abster de água durante as refeições.

ladeira. Ao longo da semana, basta agitar um pouco e usar em saladas ou até como uma pastinha. Alguns são bons não só para saladas; o Tamari (ver página 228) combina com refogados e o molho de Mostarda e mel do meu pai (ver página 220) é um bom acompanhamento para frango grelhado.

- **Pão de sementes:** Ter o meu Pão de nozes e sementes (ver página 92) favorito na geladeira significa que estou a apenas alguns minutos da minha torrada favorita, com avocado, ou de uma torrada rápida com um pouco de manteiga de amêndoas e mel. Preparar dois pães ao mesmo tempo não aumenta a quantidade de trabalho e eles ficam excelentes se conservados no congelador.

- **Granolas** (páginas 76 e 79): Granola sem grãos ou granola de aveia é minha opção favorita para polvilhar uma tigela de açaí (ver página 59).

- **Pudim de chia** : O pudim de chia com coco (ver página 80) deve ser preparado com antecedência, mas o preparo leva poucos minutos. É uma ótima opção para o desjejum e, se armazenado em potinhos com tampa, pode ser consumido em qualquer lugar.

- **Salada quente de arroz selvagem** (ver página 116): Essa receita pode ser guardada na geladeira por até dois dias. Você pode comê-la pura, com lentilhas ou servir como acompanhamento do Peixe em papilote (página 188).

- **Legumes assados** (ver página 144): Nada acaba mais rápido na minha casa do que esse prato recém-saídos do forno, pouco antes do jantar. Nós comemos direto da assadeira, então dobrar a receita só significa que teremos o suficiente para a refeição! Além disso, o que não for consumido de imediato pode ser usado em muitas sopas, saladas, Fritadas (ver página 87) e tacos (ver páginas 202-203), além de serem um bom acompanhamento para as Almôndegas de frango (página 194) ou o Faláfel de frigideira (página 177). O almoço ou o jantar podem ficar prontos no tempo que você leva para esquentar um caldo ou acrescentar algum molho.

- **Legumes crus ou branqueados:** Deixar um pouco de aipo cru, cenoura ou vagem prontos para consumo e branquear (ver página 155) brócolis ou ervilhas para que estejam prontos para comer ou cozinhar é mais do que uma grande economia de tempo – é um estilo de vida. Fico muito feliz em ver potes desses lindos vegetais preparados e arrumados na minha geladeira. Torne o preparo de sua refeição uma atividade atraente e acessível, e ela será consumida. Garanto!

- **Homus** (página 180): Prepare e sirva com legumes branqueados ou crus a qualquer hora.

CINCO DICAS PARA FAZER ESCOLHAS NUTRITIVAS

Quando se está mudando hábitos alimentares, cozinhando para os filhos ou familiares com gostos diferentes, viajando, cumprindo obrigações de trabalho ou indo a jantares com amigos, pode ser difícil manter a consistência. Separei algumas técnicas que ajudam a fazer escolhas mais saudáveis e intencionais, independentemente das circunstâncias.

Esteja sempre preparado • Assim como você se prepara para uma mudança no clima, crie a rotina de pensar na próxima refeição — planejamento é fundamental.

Faça compras depois de uma refeição saudável • Não vá ao mercado quando estiver com fome.

Abasteça sua cozinha apenas com os alimentos nutritivos que você deseja comer • Se quiser evitar certos alimentos, não os tenha por perto!

Prepare alguns elementos da receita, como legumes assados ou frango grelhado, com antecedência • Isso ajuda a preparar refeições de última hora.

Lave e seque as hortaliças cruas logo após a compra • Embrulhe-os em panos de prato ou coloque-os em recipientes de vidro e guarde-os na geladeira para preparar sopas simples e saladas. Da mesma forma, as frutas podem ser lavadas, cortadas e refrigeradas ou congeladas, se desejar.

- **Muitos legumes e verduras:** um prato como o Ragu de lentilha francesa com cogumelos (página 183) ou a Abóbora e grão-de-bico assados (página 151) são refeições super flexíveis e podem ser consumidas imediatamente com ovo ou com salada.

- **Sopa de liquidificador:** A Sopa cremosa de couve-flor (página 131) ou a Sopa de abóbora-manteiga com alecrim (página 132) pode ser preparada com antecedência, congelada e aquecida na hora de comer.

- **Sementes:** Os Biscoitos de sementes (ver página 218) são ótimos de se ter a mão para petiscar ou esfarelar em sopas e saladas, adicionando uma textura crocante.

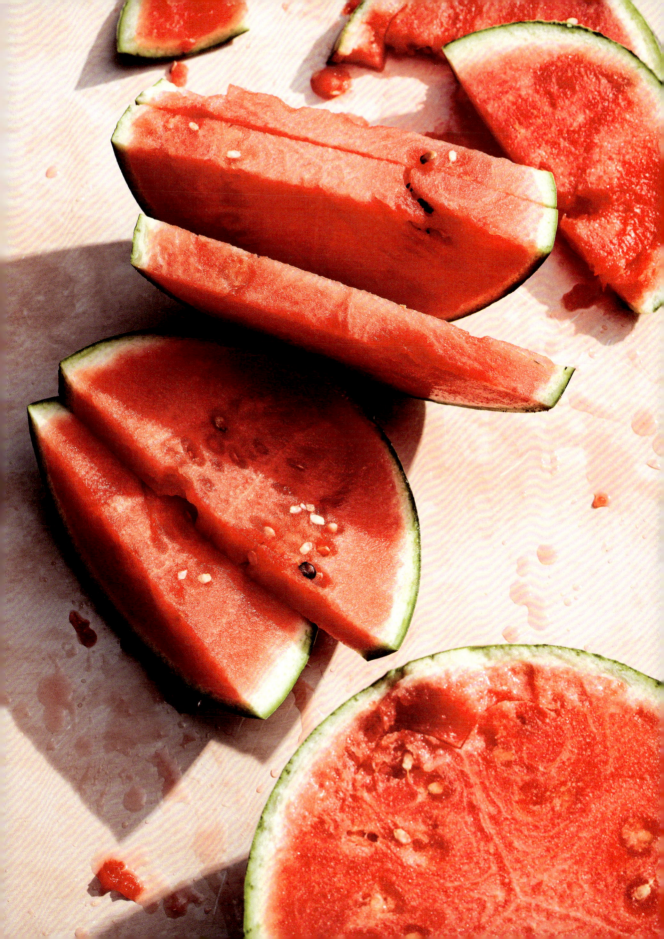

QUATRO SEMANAS DE PREPARAÇÃO DE REFEIÇÕES

É sempre bom deixar semiprontas algumas coisas no início da semana. Você pode misturar e combinar qualquer uma das receitas deste livro (especialmente os itens da lista de preparo antecipado na página 39), é claro, mas aqui ofereço um planejamento de quatro semanas com ideias de refeições que eu amo. Descubra uma combinação que se encaixe em sua rotina, ou faça quatro semanas seguidas para ter um mês de variedade. Em cada caso, algumas horas de trabalho no início da semana, muitas das quais não exigem tanto esforço manual, proporcionam pelo menos algumas refeições semiprontas para serem consumidas com pouco ou nenhum esforço extra.

Semana 1

Prepare caldo de galinha • dobre a receita, congele metade

Marine peitos de frango • você pode usar os peitos retirados do frango inteiro que usou para o caldo

Branqueie vegetais • use as sobras para preparar o caldo

Prepare massa de pizza congele uma e faça a outra para o jantar

Prepare molho pesto • use em wraps de alface, no espaguete de abobrinha ou na pizza

Prepare pudim de chia

Semana 2

Prepare caldo de legumes • dobre a receita, congele metade

Prepare vegetais crus • use as sobras para preparar o caldo

Deixe de molho e descasque o grão-de--bico • dobre a receita e use metade para homus e metade para saladas/sopas

Prepare bolinhos de quinoa com vegetais

Prepare molho tahine

Asse barrinhas de castanha-de-baru

Semana 3

Prepare granola

Prepare sopa de abóbora-manteiga ou couve-flor

Prepare salada de legumes crus ralados • corte algumas hortaliças cruas ou branqueadas

Prepare ragu de lentilha e cogumelos

Prepare o molho de gengibre e caju • para rolinhos primavera

Faça amêndoas aromatizadas com alecrim

Semana 4

Asse muffins de fritada

Prepare pão com sementes • dobre a receita, congele uma

Asse legumes • podem ser usados na massa de pizza congelada feita na semana 1

Marine um bife

Prepare molho chimichurri

Lave, corte e congele frutas para smoothies • use algumas para picolés

---

- **As Barrinhas de castanha-de-baru** (ver página 233) são uma versão caseira de uma barra de cereais que dá muita energia, sem aditivos ou açúcar refinado. É possível preparar com antecedência, embrulhar em papel-manteiga e deixar na geladeira, de modo que fiquem prontas para levar como lanche.

- **Frango ou bife marinado:** Marinar a proteína é um processo que sempre deve ser feito com antecedência. Se for frango ou carne bovina, isso dará mais sabor, mais maciez e a carne estará pronta para a refeição seguinte – é só grelhar, assar ou refogar.

- **Bolinhos de quinoa com vegetais** (página 159) **ou Faláfel de frigideira** (página 177): Podem ser feitos com antecedência e congelados, porque continuam ótimos se reaquecidos. Também podem ser consumidos sozinhos ou como acompanhamento para uma salada, bowl ou wrap.

- **Um doce:** Meus filhos e eu adoramos tomar picolé (ver página 62) à tarde ou comer um cookie (ver páginas 241 e 249) em uma ocasião especial.

Minimizando o desperdício

Sou muito grata pelo tempo e pela energia dedicados ao cultivo dos alimentos que consumo e sinto que é meu dever honrá-los.

Minha aversão ao desperdício começou cedo. Na minha família comíamos *de tudo*, nada ia para o lixo. Como bons gaúchos, aos domingos fazíamos churrasco para a família e os amigos, com verduras, legumes e salada de batata. Todas as partes dos animais eram utilizadas – por economia, sim, mas também por respeito. Nada era desperdiçado. Às segundas, minha mãe fazia arroz carreteiro com as sobras de carne. Aproveitar os alimentos ao máximo era um estilo de vida. Minhas irmãs e eu entendíamos o esforço que nossos pais faziam para nos dar uma vida boa; aprendemos a honrar e agradecer pelo alimento. Faço isso até hoje, e ensino aos meus filhos.

Aqui estão algumas maneiras de combater o desperdício na cozinha:

- **Compre com consciência.** Monte um cardápio semanal que aproveite tudo que foi comprado. Como os produtos orgânicos perecem rápido, pode ser interessante fazer compras duas vezes por semana.

- **Faça as receitas funcionarem para você, e não o contrário**. Quando se trata de quantidades de legumes, verduras, frutas e proteínas, as medidas das receitas neste livro servem apenas como orientação. Sinta-se à vontade para aumentá-las ou diminuí-las de acordo com o que tiver, para evitar desperdícios. Grande parte das receitas deste livro pede hortaliças inteiras, então, não se esqueça de considerar que os tamanhos podem variar por unidade.

- **Faça uma receita para esvaziar a geladeira** (ver página 160) uma ou duas vezes por semana, a fim de usar tudo que foi separado e já está pronto para ser consumido.

- **Pense em receitas para utilizar as sobras**. Legumes, verduras, feijão e carnes excedentes podem virar sopas ou saladas improvisadas. Também servem como complemento para as Quesadillas de ovo e queijo (página 84), a Fritada vegetariana (página 87) ou os tacos na Noite de tacos (página 202). Sei que as sobras às vezes não são a opção mais atraente, mas elas podem, sim, tornar uma refeição mais deliciosa!

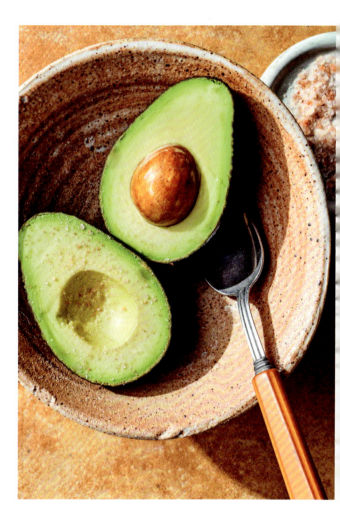

- **Congele frutas.** Quando estiverem prestes a ficar muito maduras, faça Picolés (página 62) ou congele-as e use depois nos Smoothies (páginas 55-57).

Faça as receitas funcionarem na sua casa

As receitas deste livro não são "refeições" típicas – uma grande porção de proteína animal com carboidrato e vegetais. Para começar, não como carne ou peixe em todas as refeições e, quando como, essa proteína não é o foco do prato (a menos que seja churrasco!). Em geral, uso carboidratos e amidos para dar um toque especial (como a folha de arroz em um rolinho

Introdução 43

de verão ou uma granola sem grãos), não como base — embora eu adore leguminosas ricas em amido, como abóbora, batata-doce e lentilha. A maioria das minhas refeições, portanto, tem como foco hortaliças e frutas específicas que podem ser complementadas com uma salada de folhas, uma seleção bem colorida de legumes assados ou refogados. Sim, vegetais com vegetais! Às vezes, também combino receitas para criar uma refeição mais complexa.

Para mostrar a variedade de maneiras de montar os pratos, às vezes incluo nas receitas a seção "Dê o seu toque", com algumas combinações:

- **Combinações leves:** são mais simples; é a forma como costumo comer.

- **Combinações fartas:** legumes ou acompanhamentos para incrementar a receita principal quando desejar uma refeição mais robusta.

- **Para as crianças:** com base nas preferências dos meus filhos!

- **Trocas simples:** ideias para ajustar a lista de ingredientes de acordo com a estação, sugerindo variações.

É provável que minha família seja muito parecida com a sua — todos temos preferências alimentares. Meus filhos, de modo geral, comem bem (e gostam de todas as receitas deste livro), mas acrescentar um ingrediente favorito — como queijo, macarrão ou arroz —, além de ser um ótimo jeito de introduzir novos alimentos, deixa eles ainda mais felizes com a comida. Da mesma forma, variar os cardápios — ao incrementar um molho diferente ou transformar saladas em wraps, por exemplo, e considerar as preferências e necessidades alimentares de cada um (como meus amigos vegetarianos ou a preferência da minha irmã por carne) deixará todos à mesa felizes. Optar por ingredientes simples também facilita na hora de dar o seu toque.

CRIANDO FILHOS SEM PERDER A PRÓPRIA IDENTIDADE

Sabemos que ter filhos pode dificultar a criação e a manutenção de uma rotina saudável. Eu priorizo meus filhos em tudo, então às vezes é difícil encontrar equilíbrio. No início, fiquei meio perdida. Como mãe, tive o privilégio de amamentar durante anos e me envolver na rotina deles. Foi uma escolha, mas, como resultado, minhas necessidades deixaram de ser prioridade.

Eu precisava encontrar um jeito de criá-los sem perder minha essência, então, comecei a acordar bem cedo para garantir que teria um momento só meu. Foi muito importante me observar e cuidar de mim mesma, principalmente pela manhã, porque isso definia meu humor pelo resto do dia. As práticas de meditação e yoga me reaproximaram de mim mesma; ter esse lembrete diário e espaço pessoal foram a minha salvação.

Além disso, pegar mais leve comigo mesma me fez perceber esse momento da maternidade como parte de algo maior. Como tudo na natureza, a vida é feita de ciclos. Há momentos em que precisamos ser mais incisivos ou ambiciosos, e priorizar nossos objetivos; e há momentos em que é importante colocar as necessidades dos outros à frente. Às vezes, precisamos de um período de introspecção para recarregar. Assim como as árvores perdem as folhas no inverno e florescem na primavera, pausei minhas atividades profissionais e pessoais por um tempo, sabendo que poderia retomá-las quando meus filhos se tornassem mais independentes.

Hoje, eles são muito mais capazes de cuidar de si mesmos, então posso me perguntar quem sou *agora*, o que desejo explorar, aprender e criar. Confesso que às vezes aquela velha urgência de agradar a todos e esquecer minhas necessidades se insinua, mas tenho trabalhado nisso. Precisei aprender que meu "sim" não significaria nada se eu também não soubesse dizer "não", e que dizer "não" às vezes é uma expressão de amor-próprio. Reencontrar o equilíbrio e valorizar metas pessoais é importante, mas meus filhos me verem como uma mulher realizada e feliz também é.

Virar mãe foi uma transformação e tanto; algo que mudou a minha identidade. Aprendi muito com a chegada dos meus filhos e sigo aprendendo todos os dias com eles.

Vitaminas e suplementos

Eu defendo que o melhor a se fazer é extrair nutrientes da fonte mais pura possível, ou seja: legumes, verduras e frutas orgânicas, e, às vezes, proteína animal. Com a variedade de alimentos que como, quase nunca preciso recorrer a outras fontes de vitaminas e minerais. Depois daqueles três meses de reset, porém, meu médico receitou alguns suplementos para equilibrar minhas taxas hormonais. O objetivo era continuar cuidando da saúde das glândulas suprarrenais e reduzir processos inflamatórios, uma vez que muitos desses suplementos oferecem benefícios que nem sempre encontramos nos alimentos, por isso, há vinte anos os tenho como aliados da minha saúde.

O cuidado que tenho com a suplementação é a mesmo da minha dieta: qualidade é inegociável. Busco sempre opções da mais alta qualidade para obter o melhor resultado. E nesses casos as opções de qualidade inferior podem conter componentes prejudiciais à nossa saúde. Infelizmente, minha avó não está mais aqui para me ensinar sobre ervas medicinais, mas sou grata por poder colaborar com alguns fitoterapeutas e aprender com eles.

Você só tem um corpo nesta vida e não pode trocá-lo como faria com um carro velho. Abasteça-o com combustível de qualidade e ele vai funcionar muito melhor e por mais tempo.

Suplementos diários

Suplementos para a glândula suprarrenal • Tomo estes suplementos há vinte anos, desde que as minhas glândulas suprarrenais ficaram esgotadas (ver página 16).

Ashwagandha • Útil para aliviar o estresse.

Cápsulas de cranberry • Auxilia no cuidado com o trato urinário.

Enzimas digestivas • Ajudam na digestão e reduzem o inchaço.

Xarope de sabugueiro (ou gomas) • Ótimo para a imunidade. Dava isso aos meus filhos como um tônico todos os dias no inverno. (Em 13 anos morando em Boston, meus filhos devem ter ficado doentes talvez uma única vez — é incrível! Eu também tomo.)

Pó de cogumelo juba de leão • Ajuda a eliminar a confusão mental e melhora a memória.

Lisina • Importante para os ossos, a pele e a função imunológica.

Cúrcuma • Anti-inflamatório, bom para aliviar a ansiedade.

Vitamina C • Boa para muitas funções corporais. Ajuda na absorção de ferro.

Vitaminas D_3 e K_2 • Para mim, são indispensáveis no inverno, quando fico menos exposta ao sol. Quando morava em Boston, elas foram a minha salvação. Também são úteis para a absorção de cálcio.

Suplementos utilizados sob demanda

Spray de equinácea • Para dor de garganta.

Gengibre • Ajuda a aliviar náuseas e auxilia na digestão.

Golden Milk ou leite dourado em pó (que inclui açafrão, ashwagandha e tâmaras) • Você pode preparar uma bebida quente combinando-o com leite de amêndoas, mel e canela, ou acrescentá-lo na massa de biscoito (Cookies de aveia com Golden Milk, página 249).

Folhas de manjericão (cápsula) • Ajuda a aliviar o estresse.

Pó de magnésio • Ajuda na digestão e no sono. Às vezes misturo com água morna e bebo antes de dormir.

Óleo de orégano • Efeito antioxidante, anti-inflamatório e antimicrobiano. Acredito que me manteve saudável durante o período que passei em um vilarejo rural sem saneamento básico para gravar uma campanha da ONU sobre Pobreza Energética na África. (Todo mundo ficou doente, menos eu.)

Selênio • Tomo conforme necessário quando estou doente.

Zinco • Fortalece o sistema imunológico.

Sempre consulte seu médico antes de começar qualquer rotina de saúde.

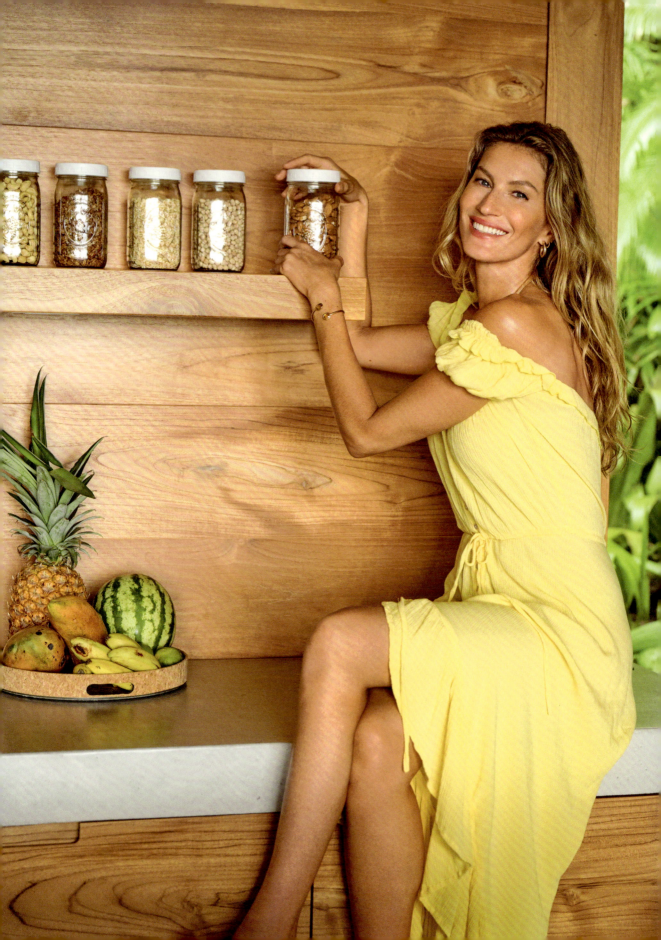

Lista da despensa

Manter a cozinha abastecida com alimentos da melhor qualidade (nosso maior remédio) é uma forma de investir na saúde (nossa maior riqueza). Ter opções deliciosas e nutritivas na geladeira e na fruteira significa que as chances de eu e minha família escolhermos outro tipo de alimento para comer são bem menores; se estiverem disponíveis, não há como querer mais nada! Sempre que possível, opte pelas versões orgânicas do que está listado aqui.

Azeites, óleos e vinagres

Azeite extravirgem • Não costumo cozinhar com azeite, pois o calor prejudica a qualidade, mas tenho sempre à mesa e uso em quase tudo.

Óleo de coco virgem • É o meu preferido no preparo de batatas--doces e algumas sobremesas.

Óleo de abacate • É um ótimo óleo neutro que uso para cozinhar, pois tem ponto de queima alto.

Ghee • Adoro o sabor doce e forte da manteiga clarificada e uso-a de muitas maneiras. Os óleos de coco e de abacate são bons substitutos.

Manteiga de boa qualidade

Vinagre de maçã

Vinagre balsâmico

Óleo de amêndoas • Gosto muito do sabor rico e aromático em molhos para salada ou um fio de óleo puro em sopas e peixes.

Grãos sem glúten

Observação Para medir qualquer tipo de farinha, coloco a quantidade em um copo medidor e nivelo.

Arroz selvagem • Prefiro o arroz selvagem puro do que misturado com outros tipos de arroz e grãos. Evite misturas se você tiver sensibilidade ao glúten.

Folhas de arroz integral ou branco • Para rolinhos de verão (página 156).

Macarrão de arroz

Massa sem glúten

Macarrão/lámen de painço ou arroz integral

Mix de farinhas sem glúten

Farinha de amêndoas • Utilizo para fazer uma crosta crocante para o Queijo de cabra selado na frigideira (página 106).

Farinha de coco

Farinha de aveia • Se você prioriza uma alimentação sem glúten, certifique-se de comprar a versão adequada da farinha de aveia, pois alguns grãos de aveia são processados em fábricas que também processam trigo.

Farinha/amido de tapioca

Massa para tapioca hidratada • Essa goma de tapioca é granulada e não pode ser substituída pelo amido de tapioca, que é seco. Gosto de rechear a tapioca com queijo e orégano.

Biscoitos de arroz

Biscoitos de amêndoas

Nozes, sementes e frutas secas

Castanha-de-baru • Parece uma mistura de castanha-de-caju e amendoim; são minhas novas queridinhas. Costumo usá-las no preparo das minhas barras de nuts (página 233).

Amêndoas, castanhas-de-caju, nozes-pecã e nozes • Sempre compro cruas.

Pinhão

Manteiga de amêndoa

Tahine

Milho tostado

Sementes de abóbora (pepitas) • Compro cruas para o meu Pão de nozes e sementes (página 92).

Sementes de cânhamo • Ótimas para salada.

Sementes de linhaça • Compro moídas.

Sementes de gergelim sem casca

Sementes de chia • Sementes de chia precisam ficar de molho antes do consumo. Adoro misturar com leite de coco no Pudim de chia com coco (página 80).

Sementes de girassol com casca • Compro cruas para o meu Pão de nozes e sementes (página 92).

Casca de psyllium em pó • Para o Pão de nozes e sementes (página 92) e a Massa de pizza caseira (página 173).

Milho de pipoca

Feijões secos e lentilhas • Inclui grão-de-bico, feijão-branco, lentilha marrom e muito mais.

Espirulina

Tâmaras *Medjool* • Se as tâmaras estiverem ressecadas e você precisar para alguma receita, deixe-as de molho para que voltem a ficar macias.

Goji berry desidratada

Chás (página 49)

Chá de dente-de-leão • É meu preferido desde que parei de tomar café. O sabor é forte, então gosto de tomar com um pouco de mel e, às vezes, uma tâmara.

Golden Milk ou leite dourado em pó • Uma mistura de açafrão, ashwagandha, tâmaras e cardamomo.

Chás ayurvédicos • Adoro o de cominho, coentro e erva-doce e também chá de ervas ayurvédicas.

Chás verdes e de ervas

Itens industrializados

Atum em conserva no pote de vidro • Gosto de comprar a conserva em água e acrescentar meu próprio azeite.

Purê de tomate • Vivi adora no macarrão e na pizza. Opto por *passatas* feitas só de tomate e sal, sem nenhum outro ingrediente.

Salmão enlatado • Bom para uma salada rápida.

Feijão cozido

Leite/creme de coco • Não costumo comprar enlatados, mas as caixas de leite de coco contêm todos os tipos de estabilizantes e aromatizantes que não quero ingerir. Além disso, as versões em lata orgânicas e integrais têm maior teor de gordura, o que é delicioso e útil para fazer o Chantilly de coco (página 237).

Água de coco sem açúcar

Petiscos de algas torradas

Temperos e molhos

Sal marinho refinado • Costumo usar sal rosa do Himalaia, que, além de ser uma fonte rica de minerais e nutrientes, é minimamente processado e não contém aditivos. Se for substituir o sal marinho comum por sal Kosher nas receitas deste livro, use aproximadamente o dobro da quantidade indicada.

Sal grosso/Kosher • Um sal multiuso; meu favorito para marinar carnes.

Sal em flocos • Meu favorito para temperar alimentos prontos.

Pimenta-do-reino • Prefiro moer na hora. Não uso em excesso, apenas para ativar os benefícios da cúrcuma (ver páginas 45 e 48).

Cebola em pó

Alho em pó

Canela em pó

Páprica

Cúrcuma • O ideal é ter a raiz fresca da cúrcuma, mas pode ser difícil de encontrar. A versão moída também funciona e é ótima para combater inflamações, além de ser um poderoso antioxidante. Eu uso em sopas (como a Sopa espanta-gripe, página 127) e nos Cookies de aveia com Golden Milk (página 249).

Ervas secas • Adoro ervas frescas, principalmente aquelas que eu mesma cultivo, mas você também pode usar ervas secas. Eu uso alecrim e tomilho desidratados com frequência.

Mix de ervas/especiarias secas • Ótimo para temperar legumes assados ou sopas. Meus mixes preferidos são italiano, marroquino e ervas da Provença. Cuidado com as versões salgadas, pois podem conter aditivos.

Gengibre fresco

Pasta harissa • Adoro. Uso na Castanha-de-caju com xarope de bordo e harissa (página 208).

Mostarda

Suco de Yuzu • Yuzu é uma fruta cítrica japonesa e o suco é vendido engarrafado. Pode ser substituído por suco de limão espremido na hora.

Tamari

Xarope de bordo

Mel • Adoro mel, seja o de produção local, seja o de Manuka, que é mais caro, mas vale a pena usar no chá (página 75) quando alguém está doente.

Para preparos no forno

Açúcar de coco

Néctar de coco

Coco seco/lascas de coco sem açúcar

Chocolate amargo • Eu era uma chocólatra, mas hoje em dia raramente sinto vontade de comer chocolate. Acho que tem a ver com a quantidade de frutas naturalmente doces, smoothies e tigelas de açaí (página 59) que consumo todos os dias. Mas, quando a vontade bate, opto por chocolate amargo orgânico, sem lactose, sem açúcar e qualquer aditivo.

Cacau em pó sem açúcar

Extrato de baunilha

Produtos congelados e refrigerados

Açaí congelado • Compre sempre sem açúcar.

Ovos • Gosto de comprar direto da granja, se possível, e sempre de galinhas criadas livres.

Iogurte à base de leite de coco ou leite de amêndoas

Queijo • Gosto de queijos de cabra e de ovelha, pois são mais fáceis de digerir do que o de leite de vaca pasteurizado. Alguns dos meus favoritos são manchego e queijo de cabra macio. Também gosto de queijos brasileiros, meus preferidos são o coalho e o minas.

Tortilhas de farinha de amêndoas • Ficam ótimas conservadas no freezer (deixe-as atingir a temperatura ambiente antes de passar na frigideira), então dá para fazer um estoque.

Tortilhas de farinha de grão de bico

Pão sem farinha tradicional

Pão sem glúten

MEUS CHÁS FAVORITOS

Adoro consumir bebidas quentes ao longo do dia. Como não tomo café, a melhor opção é o chá e aqui estão alguns dos meus favoritos.

Dente-de-leão • Tomo de manhã ou depois do almoço. Uso como substituto do café e o adoço com mel; uma xícara por dia costuma ser o suficiente para mim.

Hortelã • Bebo a qualquer momento do dia, mas geralmente depois das refeições. O chá de hortelã-pimenta é bom para aliviar problemas digestivos, como inchaço e gases, graças à ação do mentol, que pode relaxar os músculos do trato digestivo. E o aroma refrescante é uma delícia!

Folha de framboesa • Considerado "o melhor amigo da mulher", é benéfico para o metabolismo (durante a menstruação, no período pós-parto e na menopausa). É rico em ferro, nutriente importante sobretudo no período menstrual. É também fonte de potássio, logo, promove o relaxamento das artérias e favorece a circulação sanguínea, mantendo a pressão arterial saudável.

Hibisco • Por suas propriedades anti-inflamatórias, este chá supervermelho é um aliado durante a menstruação. Além disso, é rico em ferro, um mineral vital para a produção de sangue, o que é proveitoso durante um ciclo menstrual intenso. (Você pode aproveitar o embalo para comer algumas tâmaras e ter uma fonte extra de ferro).

Funcho • Ajuda a aliviar dores abdominais e cólicas. Também é útil para a digestão e alivia o inchaço.

Gengibre com limão • Quando sinto que vou ficar resfriada, bebo o dia inteiro e é milagroso! Também é ótimo para a digestão. (Para fazer o seu; consulte a página 75)

Capim-limão • É um dos meus chás preferidos, pois lembra minha infância. Minha mãe costumava fazer todos os dias, fresquinho, com a planta colhida direto do pé. Acho que eu bebia mais do que água. Se tiver acesso a capim-limão fresco, corte um punhado das pontas da planta, acrescente água até cobrir e ferva por alguns minutos, depois deixe em infusão até que esteja adequado ao seu gosto. Beba morno, em temperatura ambiente ou gelado.

Erva-mate • Como boa gaúcha, cresci tomando muito chimarrão — uma bebida típica feita com erva-mate. O chimarrão tem raízes na cultura indígena, principalmente nas comunidades Guarani da América do Sul, que desenvolveram técnicas próprias de cultivo, secagem e preparo dessa erva. Passei a evitar bebidas com cafeína, mas de vez em quando, se estou com minha família no Brasil ou se quero lembrar de casa, recorro ao chimarrão. A combinação de cafeína e outros compostos da erva-mate pode melhorar a função cognitiva, ajudando a aumentar o foco e a concentração. (É a única cafeína que tomo hoje em dia.) Para mim, entretanto, o maior poder do chimarrão é aproximar as pessoas, porque a essência dessa bebida é compartilhá-la com familiares e amigos.

Camomila • Adoro tomar chá de camomila mais ou menos uma hora antes de dormir. É o ritual calmante perfeito para terminar o dia relaxada. Meus filhos gostam com um pouco de mel de Manuka.

Utensílios de cozinha

A seguir está uma lista dos itens que mais uso na cozinha. Alguns deles são caros, mas costumam ter uma vida útil bem mais longa, então acabam sendo o melhor custo-benefício a longo prazo (para a sua carteira e para o meio ambiente). Lógico que não é uma lista completa; separei apenas alguns itens que podem precisar de mais explicações.

Eletrodomésticos

Liquidificador de alta potência • Pode ser um aparelho caro, mas vale a pena se você tiver condições de adquiri-lo. O meu está firme e forte há anos e sei que ainda vai funcionar por muito mais tempo (bem melhor que acabar num aterro sanitário). Com ele, faço os smoothies mais suaves do mundo, leite de nozes, sopas, Homus (página 180) e o Molho de gengibre com castanha-de-caju (página 223), meu favorito, entre outras coisas. Comprei dois copos e separei um só para os smoothies.

Espremedor de alta qualidade • É um equipamento muito útil para smoothies (páginas 55-57) e também para "sorvetes" de banana incríveis (página 65).

Máquina de waffles • Meus filhos amam Waffles (página 83) aos fins de semana.

Air fryer • É ótima para preparar legumes e minha receita favorita de Grão-de-bico crocante (página 213)! Compre a que couber confortavelmente em sua cozinha e certifique-se de que o interior seja em aço inoxidável.

Multicooker • Ainda estou experimentando essa combinação de panela de pressão/*slow cooker*, mas ela de fato é incrível para preparar feijão e caldos.

Panelas e utensílios

Mandolina • Uma mandolina corta de maneira uniforme e rápida. É uma ferramenta simples e barata que me permite brincar com texturas de vegetais, o que adoro. Uma simples Salada de pepino (página 98) fica totalmente diferente com pepinos fatiados na espessura certa. Não se esqueça de tomar cuidado com as lâminas afiadas!

Martelo para carne • Pode ser substituído por um rolo de massa.

Saco coador de voal • É útil se você faz leite de nozes com frequência. Só não jogue fora as sobras: elas podem ser reutilizadas (eu as uso nos meus smoothies).

Frigideira antiaderente • Em geral, uso panelas de aço inoxidável ou revestidas de cerâmica para quase tudo, mas tenho panelas antiaderentes de alta qualidade para panquecas e ovos. Certifique-se de usar apenas acessórios de silicone ou madeira. Utensílios de metal vão arranhar e estragar o fundo da panela.

Churrasqueira americana, grelha ou frigideira grill • Fazer assados ao ar livre é ótimo, mas eu também uso uma grelha de ferro (ver *Paillards* de frango ao alecrim e limão, página 197).

Organização da cozinha

Etiquetadora • Eu poderia falar sobre essa maquininha sem parar! Uso ela para organizar tudo. Como armazenamos muita comida caseira, cada pote e recipiente recebe uma etiqueta identificando o conteúdo e a data em que foi preparado. Isso ajuda a evitar o desperdício, pois consigo saber o que precisa ser consumido primeiro.

Frascos de conserva e outros recipientes de vidro para armazenamento • Uso muitos recipientes de vidro para guardar os alimentos que preparamos para a semana — temperos, legumes e verduras cortados e muito mais —, bem como os excedentes. Também uso na minha despensa, decantando todos os itens a granel (veja o tópico da etiquetadora). Uma boa dica é ter formatos e tamanhos diferentes, ampliando as possibilidades de organização. Além de manter os alimentos mais frescos, os potes de conserva também ficam muito mais uniformes e bonitos na geladeira! Quando faço caldo caseiro, refrigero-o em potes de vidro se for usá-lo nos próximos dias, ou congelo em sacos grandes e pequenos para freezer, para descongelar apenas o necessário.

Plástico • Evito recipientes e sacos plásticos tanto quanto possível, mas os sacos para freezer são úteis para congelar frutas cortadas, caldos ou pão. Você pode lavá-los e reutilizá-los para os mesmos itens (embora eu não reutilize os que são usados para carne).

Papel-manteiga • Tento evitar papel-alumínio, porque estudos mostram que o alumínio pode se infiltrar nos alimentos quando o papel é exposto a altas temperaturas. Opto sempre por papel-manteiga para assar legumes, cozinhar peixes no vapor ou embrulhar barrinhas de castanha-de-baru e outros alimentos para viagem.

Panos encerados reutilizáveis • Como não uso filme plástico, eles são úteis para embrulhar queijo, pão ou qualquer alimento que você não queira que fique ressecado na geladeira.

50   Nutrir

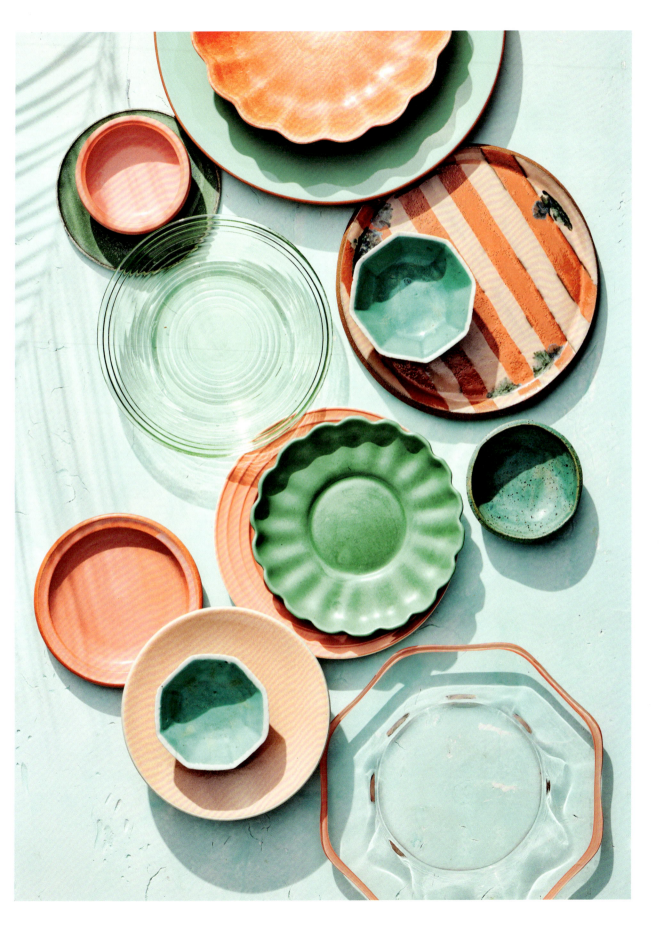

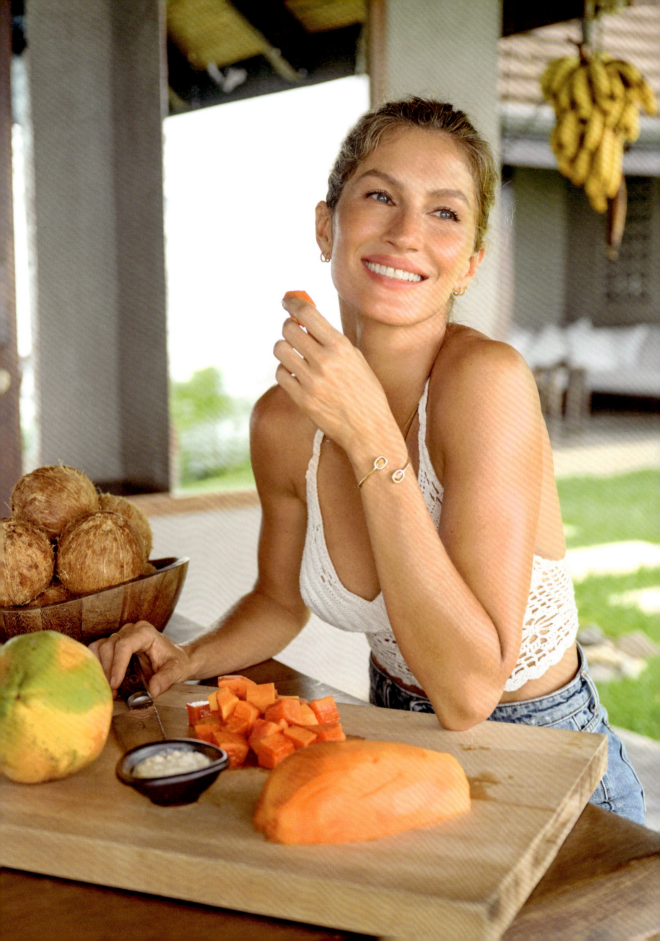

Frutas para o dia a dia

As frutas talvez sejam meu alimento favorito. Sim, elas são cheias de açúcares naturais, mas também têm um monte de vitaminas e fibras. Sem falar na imensa quantidade de opções! Além de geralmente serem acessíveis, são fáceis de digerir, dando mais energia e satisfação. Refeições exclusivamente à base de frutas são deliciosas; costumo fazer pelo menos uma por dia.

Meu smoothie diário

Já comentei sobre o hábito de fazer detoxes com suco sempre que me sentia esgotada (ver página 23), mas depois que descobri os smoothies isso mudou. Adotei uma nova rotina: beber um smoothie de frutas doces todos os dias. Além de ser uma fonte de energia maravilhosa, melhora minha saúde intestinal, satisfaz minha vontade de comer doces e ainda é parte de uma rotina menos restritiva.

Como aprendi com os irmãos Valente (ver página 58), diferentes tipos de alimentos necessitam de diferentes tempos e enzimas para serem digeridos. Simplificar as combinações pode ajudar a facilitar a digestão. Por isso, esses smoothies incluem apenas três ou quatro ingredientes: uma fruta doce "sólida" para dar volume e o suco de uma fruta doce "líquida", às vezes com tâmara para adoçar. Essa combinação pode ser batida sem água, o que a mantém densa e com alto valor nutricional. Também acrescento amêndoas ou proteína em pó sem sabor, transformando a bebida numa refeição completa. Como uso frutas congeladas, a textura fica meio parecida com sorvete. Eu e as crianças adoramos.

As receitas a seguir são três favoritas, mas experimente novas combinações usando a lista de frutas "líquidas" e "sólidas". Embora esses smoothies sejam pensados para serem digeridos com facilidade e rapidez, você sempre pode desconstruí-los e comer as frutas e as nozes in natura, caso prefira uma refeição mastigável – os benefícios para a saúde são os mesmos, a diferença é que a digestão pode demorar um pouco mais. (Observação: ingerir esses ingredientes sem processá-los significa consumir uma quantidade menor que a indicada.)

FRUTAS "SÓLIDAS" E "LÍQUIDAS" PARA SMOOTHIES

Os Valente categorizam as frutas doces em dois grupos: "sólidas" e "líquidas". Cada smoothie leva frutas "sólidas" congeladas para dar volume, frutas "líquidas" para auxiliar no processamento da fruta sólida e acréscimos (amêndoas, tâmaras etc.). As receitas exatas incluem algumas das minhas combinações favoritas, mas você pode e deve criar suas versões.

Frutas "líquidas"

Com exceção da água de coco e do suco de maçã, as frutas "líquidas" precisam passar por um espremedor para separar sementes e fibras. Se não tiver uma centrífuga, use o liquidificador até que o conteúdo fique bem homogêneo e depois coe com uma peneira fina.

Melão amarelo

Melão cantaloupe

Melancia

Maçã • Não as verdes (ver Observação)

Água de coco sem adição de açúcar

Suco de maçã puro sem adição de açúcar • Suco de fruta feito em casa é melhor, mas o suco orgânico vendido no mercado é bom para emergências

Frutas "sólidas"

Todas as frutas "sólidas" devem estar congeladas para obter a melhor textura.

Pera • Sem caroço, picada grosseiramente

Mamão • Sem sementes, polpa retirada da casca

Banana • Descascada.

Maçã • Não verde (ver Observação), sem miolo, picadas grosseiramente

Goiaba vermelha • Cortada ao meio, descascada

Jaca • Descascada, somente a polpa interna

Polpa de coco

Açaí

Observação Maçãs vermelhas doces podem funcionar como frutas "líquidas" ou "sólidas", dependendo se você precisa de líquido para auxiliar no processo de mistura ou se deseja fibra e textura.

54 Nutrir

Smoothie de banana

RENDE 2 A 3 PORÇÕES

4 xícaras de banana descascada e cortada ao meio, congelada (cerca de 4 bananas grandes)

3 xícaras de suco de uma fruta "líquida" (página 54)

¼ de xícara de amêndoas demolhadas e descascadas (página 69), amêndoas branqueadas, creme de amêndoas (página 57) ou amêndoas moídas (sobras do preparo do leite de amêndoas, página 69); ou 1 colher de proteína em pó sem sabor

Gosto de tomar esse smoothie durante o dia, pois a banana tende a prender o intestino. Minhas frutas "líquidas" favoritas para este smoothie são melancia, melão amarelo ou água de coco sem açúcar.

Coloque as bananas no liquidificador com o suco de sua escolha e as amêndoas. (Você pode preparar o suco com antecedência e guardá-lo na geladeira por até 24 horas, depois é só bater junto com os demais ingredientes na manhã seguinte.)

Bata até ficar cremoso e homogêneo. Se desejar, passe por uma peneira fina para remover grumos, facilitando a digestão. Aproveite!

O SMOOTHIE MAIS VELOZ

O smoothie mais rápido e simples de todos é o de banana feito com amêndoas branqueadas e água de coco sem adição de açúcar. Costumo passá-lo no coador para uma melhor digestão, mas não é obrigatório. Este smoothie não requer centrífuga nem qualquer preparação prévia — é perfeito para uma refeição rápida.

Smoothie de pera

RENDE 2 A 3 PORÇÕES

4 xícaras de pera congelada picada grosseiramente (mais ou menos 3 peras de tamanho médio)

3 xícaras de suco de fruta "líquida" (página 54)

¼ de xícara de amêndoas demolhadas e descascadas (página 69), amêndoas branqueadas, creme de amêndoas (página 57) ou amêndoas moídas (sobras do preparo do leite de amêndoas, página 69); ou 1 colher de proteína em pó sem sabor

2 tâmaras Medjool sem caroço (de preferência descascadas, ver página 57), a gosto

Meu suco favorito para este smoothie é o de melão amarelo.

Coloque as peras no liquidificador com o suco de sua escolha, as amêndoas e as tâmaras. (Você pode preparar o suco com antecedência e guardá-lo na geladeira por até 24 horas, depois é só batê-lo junto com os demais ingredientes na manhã seguinte.)

Bata até ficar homogêneo. Aproveite!

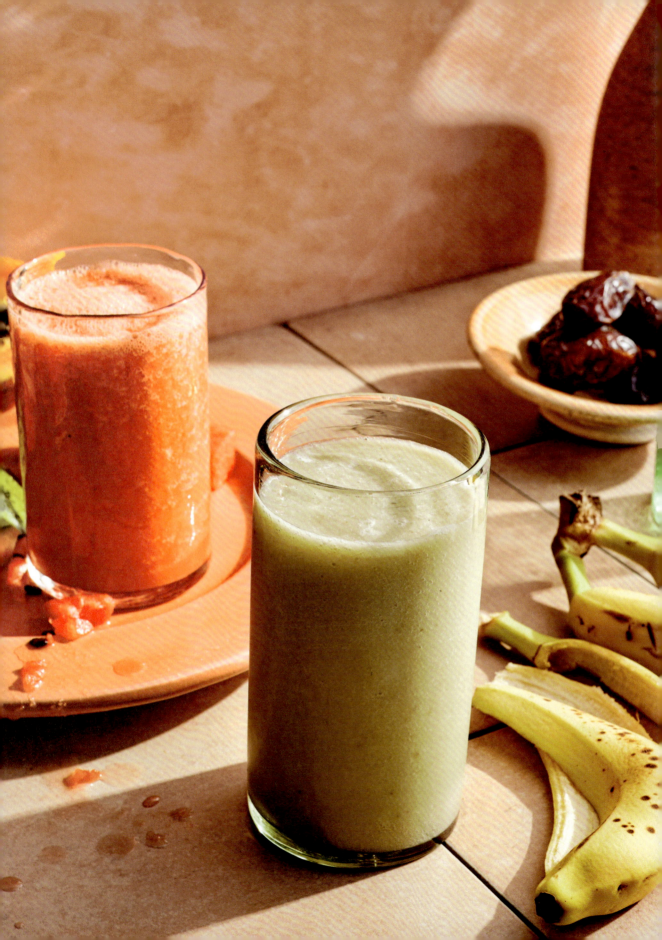

Smoothie de mamão

2 A 3 PORÇÕES

4 xícaras de mamão congelado, descascado e sem sementes

3 xícaras de suco de fruta "líquida" (página 54)

¼ de xícara de amêndoas demolhadas e descascadas (página 69), amêndoas branqueadas, creme de amêndoas (página 57) ou amêndoas moídas (sobras do preparo de leite de amêndoas, página 69); ou 1 colher de proteína em pó sem sabor

1 a 3 tâmaras Medjool sem caroço (de preferência descascadas), a gosto

Perfeito para ser consumido à noite, pois o mamão tende a soltar o intestino. Meu suco favorito para este preparo é o de melancia.

Coloque o mamão no liquidificador com o suco, as amêndoas e as tâmaras. (Você pode preparar o suco com antecedência e guardá-lo na geladeira por até 24 horas, depois é só batê-lo com os demais ingredientes na manhã seguinte.)

Bata até ficar homogêneo. Aproveite!

DESCASCANDO TÂMARAS

Costumo descascar e reidratar as tâmaras para usar em smoothies e tigelas de açaí porque elas ficam com uma consistência mais suave e cremosa. Para fazer isso, coloque as tâmaras em uma tigela pequena, cubra-as com água morna e deixe de molho por 15 minutos. Escorra e retire a casca com as mãos, removendo também o caroço.

As tâmaras descascadas e sem caroço podem ser armazenadas em um recipiente de vidro com tampa na geladeira por até 2 semanas, por isso reservo uma boa quantidade toda vez, para que estejam sempre à mão.

CREME DE AMÊNDOAS

Amêndoas são um ingrediente essencial para meus smoothies diários. Elas acrescentam sustância, volume e proteínas e tornam essas bebidas uma refeição completa. (Não recomendo usar a manteiga de amêndoas, feita de amêndoas torradas com casca como substituto.)

Embora você possa misturar amêndoas demolhadas e descascadas, branqueadas ou as sobras do preparo do leite, costumo fazer um creme de amêndoas simples para guardar na geladeira, porque é fácil de usar e fica com uma textura ainda mais macia. Existem duas maneiras de preparar: com amêndoas inteiras demolhadas ou usando os resíduos de amêndoas moídas no preparo do Leite de amêndoas (página 69).

Deixe as amêndoas cruas com pele de molho durante a noite. Pela manhã, lave-as, tire a pele (descarte ou composte os resíduos) e triture-as no liquidificador com água filtrada apenas o suficiente para misturar e formar uma pasta grossa (a textura deve ser semelhante à de mingau de aveia).

Se optar pelas sobras do preparo do leite de amêndoas, misture a polpa coada com água suficiente para fazer uma pasta espessa. Leve à geladeira em recipiente com tampa e consuma em até 4 dias.

FRUTAS E DIGESTÃO

Há alguns anos, comecei a ter aulas de defesa pessoal na Flórida e conheci os irmãos Valente. Nascidos no Brasil e parte da terceira geração de praticantes de jiu-jitsu, Pedro, Gui e Joaquim Valente me ensinaram não só um esporte, mas também um estilo de vida com propósito, centrado na saúde e no bem-estar. Uma questão destacada por eles é o hábito de consumir alimentos levando em consideração a saúde intestinal. Segundo essa filosofia, uma digestão eficiente significa a absorção de todos os nutrientes que os alimentos têm a oferecer. Então, devemos considerar a melhor forma de combiná-los, otimizando a forma como o corpo vai metabolizar nutrientes, em especial as frutas.

Os Valente dividem as frutas em duas categorias: doces e ácidas. Essa categorização não se baseia no pH da fruta antes de ser consumida, mas sim em como elas interagem entre si e com o corpo ao serem digeridas. Combinar frutas ácidas — como laranjas ou mirtilos — com outros tipos de alimento na mesma refeição pode ser desgastante para o corpo. A recomendação deles é consumi-las sozinhas. Mas frutas doces, como melão e banana, não entram em conflito com a digestão de outras frutas doces, nozes ou amidos. Eu as combino entre si, às vezes com amêndoas ou granola. Ingerir menos ingredientes ao mesmo tempo sempre facilita a digestão (por isso tento manter apenas alguns ingredientes nas receitas de smoothies e de açaí). Desde que passei a seguir essa orientação, me sinto bem melhor e minha digestão é ótima!

Gosto de consumir frutas ácidas cortando uma delas, de preferência madura e da estação, e saboreando-a sozinha: algumas mangas, um abacaxi, uma tigela de frutas vermelhas, frutas cítricas cortadas ou sementes de romã. Você também pode preparar um suco fresco, como de laranja ou tangerina. Congelar frutas ácidas também é uma delícia: experimente o "Sorvete" de manga (página 65) ou os Picolés de abacaxi com espirulina (página 62). Tento não petiscar no intervalo entre as refeições, mas quando faço isso adoro uvas verdes congeladas e mirtilos, que são deliciosos.

Embora não seja ideal misturar frutas ácidas com a outros alimentos, de vez em quando faço exceções (tudo na vida é equilíbrio, não é mesmo?). Adoro fazer Picolés de morango com chia e água de coco (página 62), finalizar o Pudim de chia com coco (página 80) com mirtilos congelados ou acrescentar morangos a uma das minhas sobremesas favoritas, Delícia de coco (página 246). Regras às vezes são feitas para serem quebradas, desde que ninguém se prejudique!

Veja a lista de algumas frutas doces e ácidas (apenas minhas favoritas — não está completa):

Frutas doces	Frutas ácidas
Melão amarelo	Manga
Melão cantaloupe	Abacaxi
Melancia	Laranja
Maçã vermelha	Tangerina
Pera	Limão-siciliano
Mamão	Limão-taiti
Banana	Morango
Goiaba vermelha	Framboesa
Jaca	Mirtilo
Coco (polpa e água)	Maçã verde
Açaí	Uva verde
Fruta-do-conde	Romã
	Kiwi
	Cereja
	Pêssego
	Nectarina
	Ameixa

Tigelas de açaí

2 PORÇÕES

4 xícaras de mamão fresco (descascado, sem sementes) ou banana descascada

4 ou 5 tâmaras Medjool sem caroço, de preferência descascadas (página 57)

6 pacotes (100 g cada) de açaí congelado sem açúcar

Frutas doces fatiadas ou picadas, para cobertura

Granola (páginas 76-79), para cobertura

Tigelas de açaí são uma das minhas refeições preferidas, especialmente para um almoço rápido. Naturalmente doce e quase congelado, tem gosto de sobremesa, mas faz meu corpo se sentir energizado e pleno. Ao contrário das tigelas de açaí que você compra em lojas, esta não é diluída em água ou gelo, nem adoçada com açúcar: é a fruta pura. Assim como meus smoothies (páginas 55-57), essa tigela de açaí é influenciada pela filosofia de digestão dos Valente, ou seja, não mistura frutas ácidas com doces (página 54). Como o açaí é doce, uso apenas outras frutas doces, como banana ou mamão, ou maçãs vermelhas, que meus filhos adoram – além de algumas tâmaras ou mel para adoçar. Como adoro crocância, coloco um pouco de granola também. Às vezes, corto mais da fruta que estou usando ou alguma outra, e coloco por cima para dar mais textura. Pode parecer uma quantidade grande para alimentar apenas duas pessoas, mas lembre-se de que é uma refeição completa – e é preciso muito para me saciar! Se sobrar, use o restante para fazer picolés (página 62), que são opções excelentes para dias quentes!

Coloque o mamão e as tâmaras no liquidificador e bata até ficar homogêneo.

Misture o açaí ao conteúdo no liquidificador até ficar homogêneo.

Despeje a mistura em 2 tigelas e polvilhe com a fruta que preferir e/ou granola, se quiser. Consuma imediatamente.

TIGELA DE AÇAÍ COM MAÇÃ

Esta é uma tigela de açaí mais leve. Substitua o mamão por 1 ½ xícara de suco de maçã (de 3 a 5 maçãs Red Delicious pequenas ou suco pronto orgânico de maçã sem açúcar). Adicione 1 a 2 colheres (sopa) de mel em vez das tâmaras e depois o açaí. Bata até ficar homogêneo. Sirva acompanhado de frutas doces, se desejar.

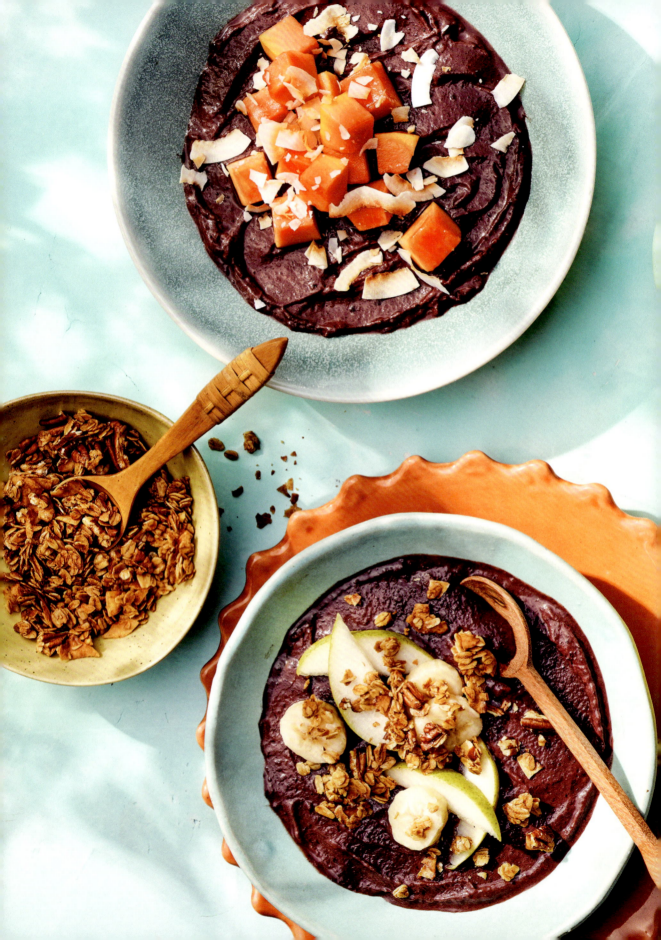

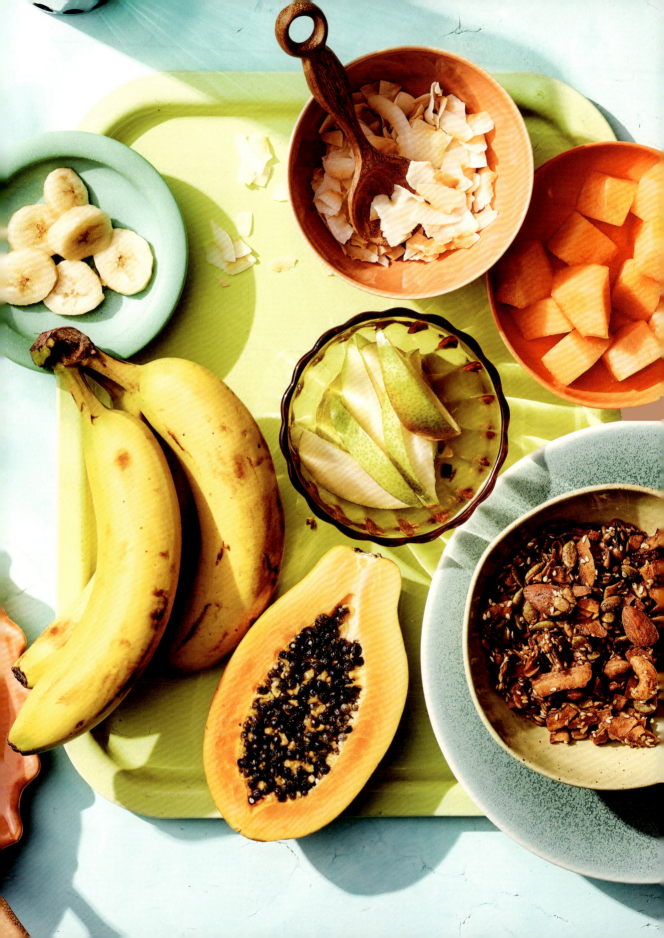

Picolés de abacaxi com espirulina

RENDE 6 PICOLÉS

½ abacaxi bem maduro, descascado, sem o miolo e cortado em pedaços (cerca de 3 ½ xícaras), descongelado (caso a fruta esteja congelada)

1 colher (sopa) de espirulina em pó

2 colheres (sopa) de mel, ou a gosto (opcional)

Os picolés são a maneira perfeita de capturar o melhor da fruta madura. Sempre que tenho frutas cortadas, ou até mesmo a sobra de um smoothie ou de uma tigela de açaí, transformo em picolé! Para deixar essa sobremesa mais nutritiva, James Kelly, que é um chef incrível, me ensinou a incorporar superalimentos como a espirulina (que é cheia de antioxidantes e nutrientes e tem propriedades anti-inflamatórias) ao doce e suculento abacaxi, ou combinar sementes de chia (cheias de fibras e ácidos graxos ômega 3) com morango e água de coco (a chia também dá uma textura diferente). Experimente — com picolés não tem como errar!

Coloque o abacaxi e a espirulina no liquidificador e bata em velocidade alta até ficar bem homogêneo. Confira o sabor: a mistura ficará menos doce depois de congelada, por isso adicione mel conforme necessário. Divida o conteúdo em 6 fôrmas de silicone para picolé (85 g). Bata suavemente a fôrma em uma bancada para assentar o conteúdo de maneira uniforme (assim você evita que se formem bolhas de ar). Leve para congelar de acordo com as instruções do fabricante da fôrma. Em geral, leva 6 horas para que os picolés fiquem totalmente congelados. Se você tiver palitos reutilizáveis, pode inseri-los imediatamente, mas, se forem palitos de madeira, convém congelar a mistura por 1 ou 2 horas a fim de firmar antes de inseri-los, para que fiquem centralizados.

Como as fôrmas de silicone não são herméticas, remova os picolés depois de congelados, posicione-os entre camadas de papel-manteiga em um recipiente de fechamento hermético e guarde no freezer. Se suas fôrmas forem de vedação hermética, deixe-os nelas até a hora de consumi-los.

MAIS PICOLÉS

PICOLÉS DE MORANGO COM CHIA E ÁGUA DE COCO

Coloque 2 xícaras de morangos frescos cortados ao meio e ½ xícara de água de coco sem açúcar no liquidificador. Bata até obter uma mistura homogênea e confira o sabor, adicionando 3 colheres de sopa de mel, se desejar. Adicione ¼ de xícara de sementes de chia e use a função pulsar para incorporá-la ao conteúdo. Deixe descansar por 2 minutos para que as sementes de chia fiquem hidratadas. Divida o conteúdo na fôrma e congele conforme as instruções da receita acima.

PICOLÉS FEITOS COM OUTRAS RECEITAS

Recheio para Torta de banana dos sonhos (página 245) • Tigela de açaí com maçã (página 59) • Smoothie de banana (página 55) • Smoothie de mamão (página 57) • Smoothie de pera (página 55).

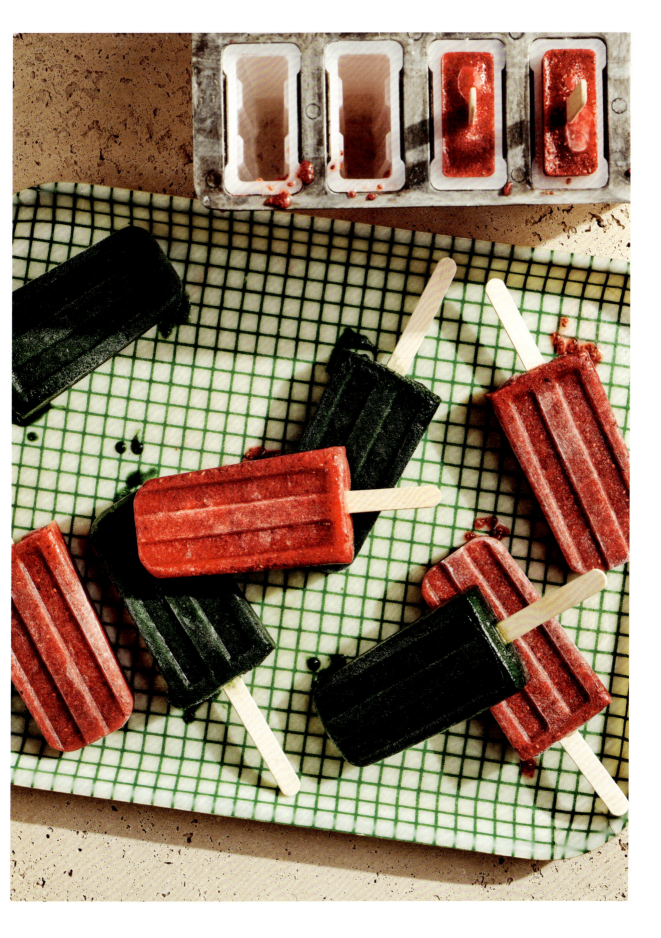

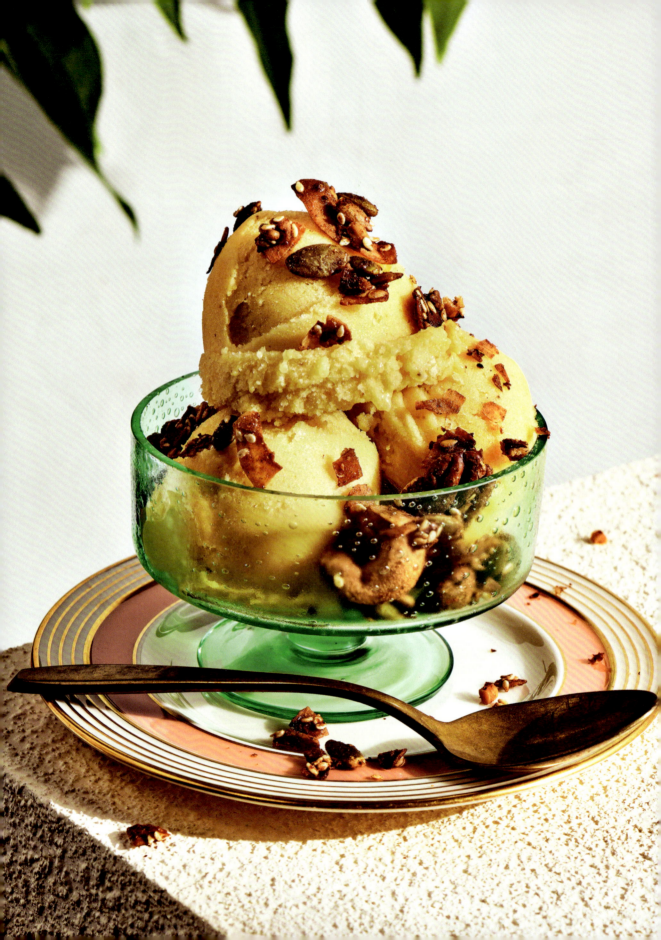

"Sorvete" de banana congelada

1 PORÇÃO

2 bananas descascadas congeladas

Bananas congeladas dão um sorvete incrível quando passadas na centrífuga (ou no processador de alimentos) — o resultado é naturalmente doce e tem uma textura suave como a de um sorvete cremoso. Não admira que Benny ame essa sobremesa (em casa, costumamos comer doces à tarde, nunca depois do jantar). Sinta-se à vontade para adicionar uma pitada de granola, lascas de coco com um fiozinho de mel ou frutas doces picadas.

Passe a banana congelada na centrífuga de alimentos e saboreie na hora! (Você também pode cortar a banana antes de levá-la para congelar, em seguida bata no processador até obter uma mistura homogênea, raspando as laterais conforme necessário. Não processe demais a fruta.)

"SORVETE" DE MANGA

Mangas congeladas também viram um sorvete delicioso. A mistura fica ainda mais macia do que a banana. Descasque e pique uma manga e congele os pedaços. Passe a manga congelada na centrífuga e saboreie na hora! (Você também pode processar a manga cortada até obter uma mistura homogênea, raspando as laterais conforme necessário.) Como a manga é uma fruta ácida, sugiro saboreá-la sozinha, sem cobertura.

O PODER DA PREPARAÇÃO

Ter um dia equilibrado e produtivo é sempre meu objetivo. Mas não posso esperar que o dia sempre se ajuste às minhas necessidades. Assim, procuro me preparar com antecedência para que tudo corra da melhor maneira possível. É por isso que acordo cedo para meditar, passear com os cachorros e me exercitar. É por isso também que costumo preparar alguns alimentos para mim e minha família à noite. Quando as crianças estão indo dormir, muitas vezes ouço um audiolivro ou minha playlist favorita enquanto preparo suco para usar em um smoothie (páginas 55-57), deixo de molho algumas nozes para preparar leite ou pão (páginas 69-71 ou 89), deixo um pouco de frango marinando e/ou corto alguns vegetais crus para deixar na geladeira.

Esse é um momento em que, além de preparar comida saudável, posso ouvir o que gosto (não o que meus filhos querem!). Fico feliz ao ver o liquidificador com suco pronto ou os potes de vidro arrumadinhos com comida deliciosa e saudável na geladeira. Tudo que vale a pena exige esforço. Esse momento não é uma tarefa a ser temida, mas, sim, um ritual de cuidado, uma oportunidade de dedicar alguns minutos para ajudar meu futuro "eu". Durmo melhor sabendo que fiz tudo o que pude para tornar minha rotina o mais tranquila possível no dia seguinte.

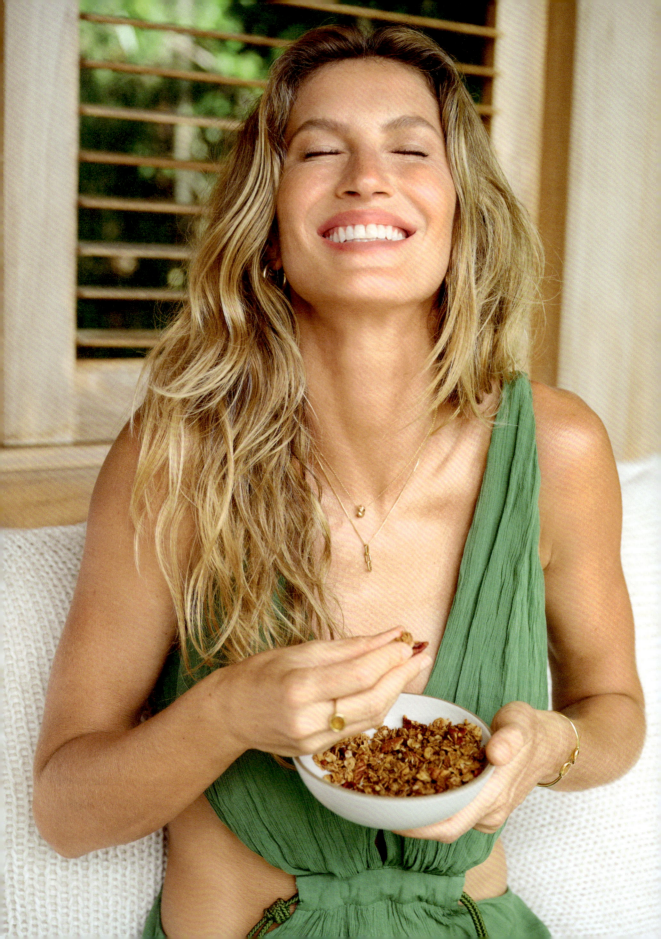

Café da manhã e pães

Dependendo do que eu tiver planejado, o café da manhã pode ser tão simples quanto um smoothie, tão farto quanto uma quesadilla de ovo e queijo, tão rápido quanto um pudim de chia (em um pote para levar para viagem) ou tão saboroso quanto waffles de banana com xarope de bordo (ver página 83). Seja qual for a minha escolha, o café da manhã dita o clima do resto do dia.

Leites vegetais

Quando eu era vegana, aos vinte e poucos anos, fui apresentada a muitos alimentos que nunca havia experimentado. Os leites vegetais não eram tão populares quanto hoje em dia; só era possível encontrá-los em lojas de produtos naturais. Logo, eu não tinha muita experiência com leite de castanha-de-caju, amêndoas ou aveia. Contudo, os laticínios convencionais processados não faziam muito bem para minha digestão. Trocá-los por leite à base de nozes ou grãos fez muito bem para o meu metabolismo.

Hoje em dia procuro preparar meu próprio leite vegetal. As versões comercializadas geralmente têm conservantes, emulsificantes, estabilizantes, aromatizantes e adoçantes em sua composição, os quais prefiro não ingerir, e as versões caseiras são fáceis de preparar, desde que você tenha um liquidificador de alta potência (definitivamente, vale o investimento!). Às vezes gosto de adicionar tâmaras e/ou baunilha para adoçar (fique à vontade para usar as tâmaras descascadas que vimos na página 57, se tiver em sua geladeira). Observe que os leites vegetais caseiros não duram tanto quando os comercializados – você deve consumi-los dentro de alguns dias.

Leite de aveia

RENDE APROXIMADAMENTE 3 XÍCARAS

1 xícara de aveia em flocos

4 xícaras de água filtrada gelada

2 tâmaras Medjool sem caroço ou 1 colher (sopa) de xarope de bordo (opcional)

½ colher (chá) de canela em pó (opcional)

½ colher (chá) de extrato de baunilha (opcional)

O leite de aveia é simples de fazer, mas existem alguns segredos para que fique realmente bom. Aveia de alta qualidade tem menos resíduos farinhentos, que tornam o leite pegajoso. O leite não ficará muito viscoso se você usar água gelada e bater a aveia apenas o suficiente. Coar duas vezes em um saco de voal para preparar leite vegetal também ajuda a obter uma boa textura.

Esse é o meu leite preferido para adicionar ao chá, também fica delicioso com granola, pois a aveia tem uma doçura natural (além disso, adiciono algumas tâmaras ou xarope de bordo). Adoro canela e baunilha para dar um sabor a mais, mas você pode pular esse passo se quiser uma versão simplificada.

Coloque a aveia, a água, as tâmaras, a canela e a baunilha no liquidificador e bata em alta velocidade por cerca de 30 segundos, até que a aveia esteja dissolvida e cremosa. Não bata demais.

Coloque uma peneira sobre uma tigela grande e forre-a com um saco coador de voal. Despeje a mistura no coador e torça suavemente (não use muita força) para escorrer o líquido. Retire os sólidos do coador e coe o leite uma segunda vez. Despeje em um recipiente ou jarra de vidro, cubra com a tampa e guarde na geladeira por até 3 dias.

Leite de amêndoas

RENDE 2 XÍCARAS

1 xícara de amêndoas cruas

2 xícaras de água filtrada

2 ou 3 tâmaras Medjool sem caroço, descascadas se preferir (ver página 57; opcional)

½ colher (chá) de extrato de baunilha (opcional)

Você pode usar amêndoas descascadas em vez de amêndoas inteiras cruas. Nesse caso, as etapas para deixá-las de molho e descascá-las se tornam dispensáveis.

Deixe as amêndoas de molho em uma tigela com água fria por 8 horas ou de um dia para o outro.

Escorra e lave as amêndoas; retire a casca e separe para compostagem. Adicione as amêndoas descascadas ao liquidificador junto com a água filtrada e bata em velocidade alta até que a mistura fique bem homogênea.

Coloque uma peneira sobre uma tigela média e forre-a com um coador de voal. Despeje o conteúdo do liquidificador, recolhendo o leite coado na tigela. Torça o coador para extrair o máximo possível do líquido. (Veja a página 71 para dicas de reutilização dos sólidos das amêndoas.) Lave o copo do liquidificador.

Devolva o leite coado ao liquidificador e acrescente as tâmaras e a baunilha, se for usar. Bata em velocidade alta por cerca de 1 minuto. Despeje o leite em um recipiente ou jarra de vidro, cubra com a tampa e leve à geladeira. Agite antes de servir, pois resíduos podem se acumular no fundo. O leite dura até 3 dias na geladeira.

DESCASCANDO AMÊNDOAS

Acho a pele das amêndoas amargas e difíceis de digerir, por isso prefiro removê-las após deixar as sementes de molho (o que facilita bastante o processo!). Tirar a pele de nozes em geral vale totalmente os poucos minutos de trabalho em troca de um sabor limpo e amanteigado. Além disso, acho que qualquer tarefa mecânica na cozinha é uma oportunidade para limpar a mente e ter um momento de reflexão — você pode pensar nisso como um tipo de meditação em movimento!

OS BENEFÍCIOS DE DEIXAR NOZES DE MOLHO

Você vai perceber que muitas das receitas deste livro exigem que as nozes fiquem de molho antes de serem utilizadas. Isso é importante por alguns motivos: em primeiro lugar, no caso das amêndoas, a imersão facilita a remoção da pele. Mesmo no caso daquelas que retêm a casca após a imersão (como acontece com as nozes da nogueira), deixá-las de molho é extremamente benéfico, pois remove resíduos, taninos e inibidores de nutrientes (que protegem as nozes de serem ingeridas por insetos), tornando estes mais acessíveis para quem as come. Esse processo de imersão melhora tanto a textura quanto o sabor; as nozes ficam mais amanteigadas, macias e menos amargas. Para as receitas que vão no liquidificador, como leite de amêndoas, leite de castanha-de-caju ou creme de castanha-de-caju, depois de ficarem de molho, as nozes são moídas com muito mais facilidade, obtendo um resultado mais aveludado e cremoso.

Você vai encontrar neste livro receitas em que as nozes passam por uma versão turbinada desse processo, ficando de molho em água fervente por uma hora. Essa é uma boa técnica quando você deseja amolecê-las antes de levá-las ao liquidificador (como o uso das castanhas-de-caju para fazer molho), mas observe que pode não ser tempo suficiente para soltar a pele.

Café da manhã e pães

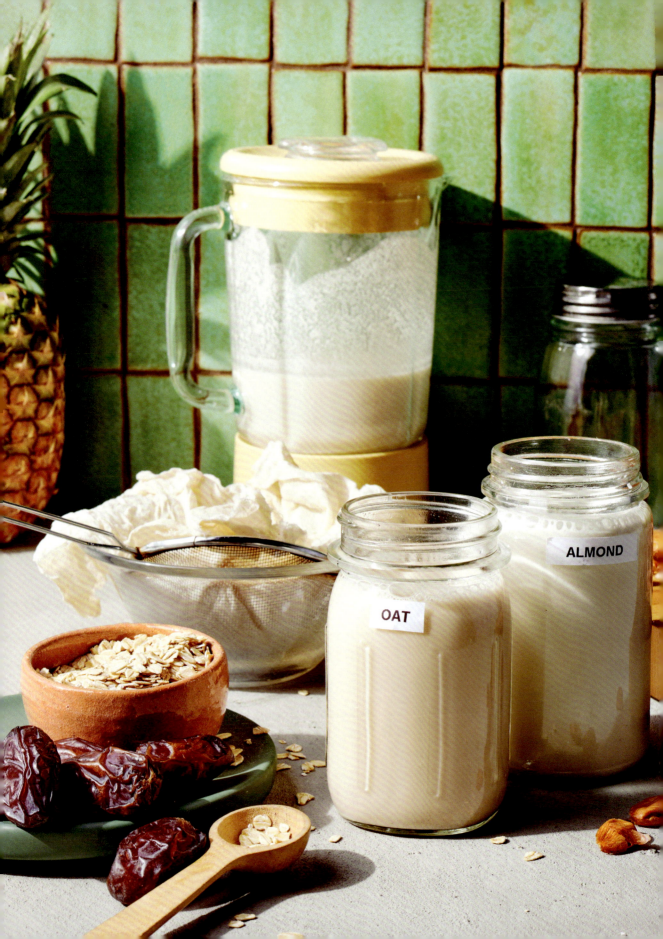

Leite de castanha-de-caju

RENDE 2 XÍCARAS

1 xícara de castanhas-de-caju cruas

2 xícaras de água filtrada

2 ou 3 tâmaras Medjool sem caroço, descascadas, se preferir (ver página 57; opcional)

½ colher (chá) de extrato de baunilha (opcional)

Deixe as castanhas-de-caju de molho em uma tigela com água fria por 30 minutos (ou até 24 horas). Escorra e lave-as, depois coloque-as no liquidificador e acrescente a água filtrada. Bata em velocidade alta até obter uma mistura homogênea.

Coloque uma peneira sobre uma tigela média e forre-a com um coador de voal. Despeje o conteúdo do liquidificador no saquinho, recolhendo o leite coado na tigela. Torça o coador para extrair o máximo possível do líquido. (Veja a seguir maneiras de reutilizar os sólidos do leite de castanha-de-caju.) Lave o liquidificador.

Coloque novamente o leite coado no liquidificador, em seguida acrescente as tâmaras e a baunilha, se quiser. Bata em alta velocidade até obter uma mistura completamente homogênea. Despeje o conteúdo em um recipiente ou jarra de vidro, tampe e leve à geladeira. Agite antes de servir, pois resíduos podem se acumular no fundo. O leite dura até 3 dias na geladeira.

COMO UTILIZAR AS SOBRAS DAS NOZES

Por favor, não desperdice as sobras ao preparar leite de nozes! Esses pedaços finamente moídos de amêndoas ou castanhas-de-caju são versáteis e podem aumentar os nutrientes e melhorar o sabor de qualquer comida ou bebida à qual você adicioná-los.

Pão de nozes e sementes (página 92) • Use ⅓ de xícara das sobras de nozes (o que normalmente sobra do preparo do leite) no lugar da farinha de amêndoas.

Smoothies • As sobras de nozes podem ser adicionadas diretamente aos smoothies ou consulte a página 57 para saber como transformar sólidos de amêndoas em um creme de amêndoas fácil e rápido.

Biscoito de sementes (página 218) Substitua as 2 colheres de sopa de farinha de amêndoas pela mesma quantidade de sobras de amêndoas.

Café da manhã e pães 71

Duas maneiras de preparar leite de coco

Quando estou na Costa Rica, bebo leite de coco fresco todos os dias porque temos cocos por toda a parte. (É só bater a água e a polpa do coco.) Mas em outras partes do mundo, pode ser difícil encontrar cocos frescos, e você nunca sabe o que tem dentro. Então aqui vão duas alternativas: preparar leite com polpa de coco congelada ou com coco seco sem açúcar. De qualquer forma, os resultados são cremosos e deliciosos. Às vezes misturo leite de coco com leite de aveia – ficam ótimos juntos.

Leite de coco com polpa congelada

RENDE APROXIMADAMENTE 3 XÍCARAS

3 xícaras de polpa de coco congelada, de preferência degelada

3 xícaras de água de coco morna ou água filtrada

Este é um leite de coco denso – você pode aumentar ou diminuir a quantidade de líquido, se preferir.

Adicione a polpa e a água de coco no liquidificador. Bata em velocidade alta por cerca de 1 minuto, até obter uma mistura completamente homogênea. Coloque uma peneira sobre uma tigela média e forre-a com um coador de voal. Despeje o conteúdo do liquidificador, recolhendo o leite coado na tigela. Torça o coador para extrair o máximo possível do líquido.

Despeje o leite em uma jarra de vidro, tampe e guarde na geladeira por até 2 dias. Agite antes de servir.

Leite de coco seco

RENDE 2 XÍCARAS

1 xícara de coco seco sem adição de açúcar

2 xícaras de água filtrada morna

2 ou 3 tâmaras Medjool sem caroço, descascadas, se preferir (ver página 57)

½ colher (chá) de extrato de baunilha

Este é um leite de coco mais fino. Se você tiver água de coco de alta qualidade, use-a para substituir a água filtrada.

Adicione o coco e a água no liquidificador. Bata em velocidade alta por cerca de 1 minuto, até obter uma mistura homogênea.

Coloque uma peneira sobre uma tigela média e forre-a com um coador de voal. Despeje o conteúdo do liquidificador sobre o saquinho, recolhendo o leite coado na tigela. Torça o coador para extrair o máximo possível do líquido. Lave o liquidificador.

Retorne o leite coado ao liquidificador e acrescente as tâmaras e a baunilha. Bata em velocidade alta por 1 minuto. Despeje o conteúdo em uma jarra de vidro, tampe e guarde na geladeira por até 3 dias. Agite antes de servir.

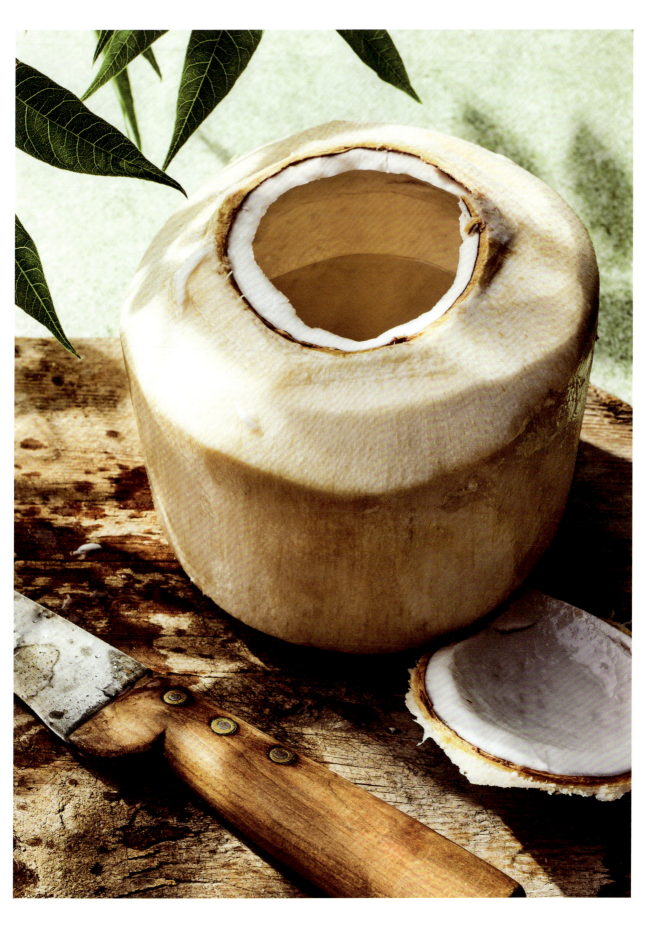

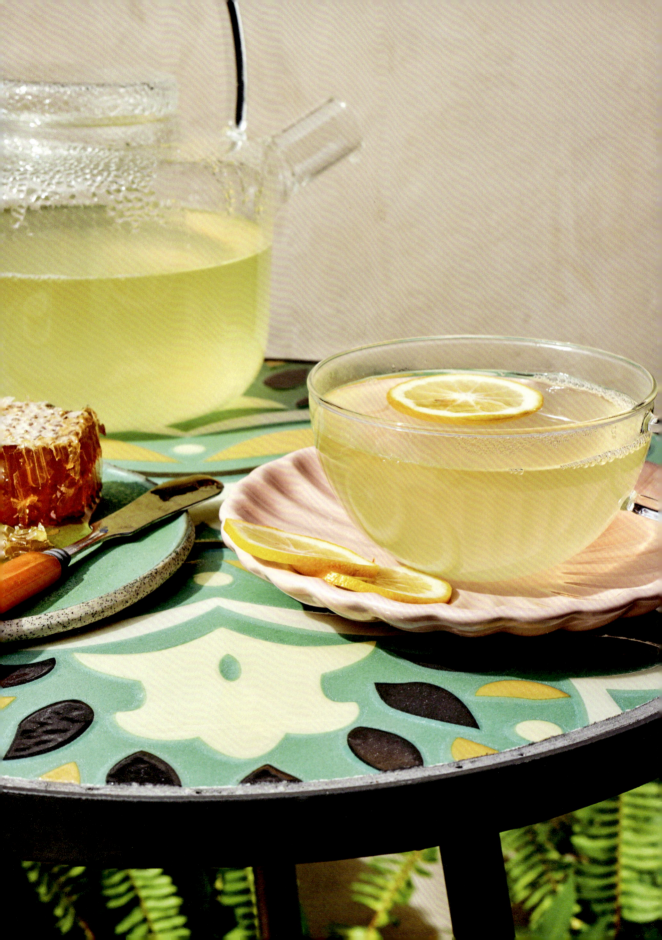

Chá curativo de gengibre com limão

**RENDE APROXIMADAMENTE
4 PORÇÕES**

**3 limões-sicilianos grandes,
lavados**

**1 pedaço (5 cm) de gengibre
fresco, descascado e
finamente picado**

6 xícaras de água filtrada

**1 punhado de hortelã fresca
(opcional)**

**4 colheres (sopa) de mel (mel
de manuka é ótimo, se você
tiver disponível)**

Este é um chá curativo que fazemos há anos na minha casa. É delicioso e perfeito para tomar quando estamos doentes. A combinação de gengibre, limão e mel é um clássico por um bom motivo: tem bastante vitamina C e outras propriedades que fortalecem o sistema imunológico. Você pode tirar a casca do gengibre com a ponta de uma colher ou raspá-lo com um descascador. O chá fica ótimo se preparado na hora, ou pode ser preparado com antecedência e congelado (se for o caso, pense em dobrar ou triplicar a receita).

Com um descascador de legumes ou uma faca pequena e afiada, retire apenas a casca externa do limão (apenas a parte amarela, não a casca branca, que é amarga) e coloque em uma panela média. Corte os limões ao meio e, usando um espremedor, esprema o suco na panela. Adicione o gengibre e a água.

Leve a mistura em fogo médio até ferver, depois baixe o fogo e cozinhe por 5 minutos. Desligue o fogo, acrescente a hortelã, se for usar, tampe a panela e deixe o chá em infusão por 5 a 10 minutos.

Coe o chá em uma peneira de malha fina colocada sobre uma tigela média. Separe os resíduos para compostagem. Acrescente o mel. Divida o chá em quatro canecas e saboreie.

EXERCÍCIOS

Movimentar o corpo é algo importantíssimo na minha vida. Não acho que conseguiria viver sem me exercitar. É um compromisso que levo muito a sério, em nome da minha saúde mental, bem como da saúde geral do meu corpo. Se não tenho muito tempo, dou um passeio rápido com meu cachorro. Mesmo que eu tenha acabado de chegar de um voo noturno, vou para a academia pela manhã — sem desculpas. Sei que vou me sentir melhor depois do exercício e que vai me fazer bem a longo prazo, então priorizo a atividade física.

A sensação depois de um exercício é tão única; por isso incluo a atividade física na minha rotina (várias vezes, se possível). Medito pela manhã, faço duas caminhadas de trinta minutos com meus cachorros (de manhã e à noite) e durante a semana vou à academia, onde me aqueço com dez minutos de exercício aeróbico de subida, seguido de exercícios com pesos ou faixas. No fim de semana, pratico mais exercícios ao ar livre, muitas vezes com meus filhos, como pular na cama elástica, andar de caiaque, paddleboard e bicicleta. Também adoro surfar e andar a cavalo.

Agora que estou na casa dos 40, descobri que é importante focar em reter e construir massa muscular. Ganhar força agora é como depositar dinheiro na poupança para quando for mais velha. Sinto que o exercício — e outras coisas sobre as quais tenho controle, como dieta, descanso e boas influências e relacionamentos — é uma forma de assumir a responsabilidade pelo meu corpo e pela minha vida. Minhas experiências anteriores com ansiedade e depressão me ensinaram que ninguém — nem mesmo os meus médicos, a quem atribuo grande parte da minha boa saúde — tem tanta influência no meu bem-estar quanto eu mesma. A vida é uma dádiva — valorize-a!

Granola sem grãos

RENDE 6 XÍCARAS

3 colheres (sopa) de *ghee* derretida, óleo de coco virgem ou óleo de abacate

3 colheres (sopa) de xarope de bordo

1 colher (sopa) de açúcar de coco

1 ½ colheres (chá) de canela em pó

1 colher (chá) de gengibre em pó

½ colher (chá) de noz-moscada ralada na hora

½ colher (chá) de sal marinho refinado

1 xícara de mix de nozes cruas, como amêndoas, castanhas-de-caju, nozes, avelãs sem pele ou nozes-pecã (ver Observação)

2 xícaras de lascas de coco sem adição de açúcar

¾ de xícara de pepitas cruas (sementes de abóbora)

¾ de xícara de sementes de girassol cruas

¼ de xícara de sementes de gergelim sem casca

2 colheres (sopa) de sementes de linhaça

Eu adoro granola. Se tiver granola na minha cozinha, é difícil parar de comê-la. E essa é a minha preferida: sem grãos e supercrocante, com torrões de nozes e outras sementes. (Agradeço ao chef Lukas Volger por criá-la comigo.) Use as nozes cruas se desejar, inclusive depois de deixá-las de molho (que é minha preferência; consulte a página 69) ou uma mistura dos dois. A granola é levemente adoçada com xarope de bordo e açúcar de coco e contém muitas lascas de coco naturalmente doces (não use coco seco ralado). Esta receita é fácil de fazer, pois todos os ingredientes vêm direto da despensa e ela permanece crocante por uma semana em um pote de fechamento hermético — mas boa sorte em mantê-lo cheio por tanto tempo!

Preaqueça o forno a 150°C e forre uma assadeira com papel-manteiga.

Em uma tigela grande, misture a *ghee*, o xarope de bordo, o açúcar de coco, a canela, o gengibre, a noz-moscada e o sal. Adicione as nozes, as lascas de coco, as pepitas, as sementes de girassol, as sementes de gergelim e as sementes de linhaça e misture até que tudo esteja uniformemente revestido.

Espalhe a mistura na assadeira. Leve para assar, virando o conteúdo cuidadosamente a cada 15 minutos, por cerca de 45 minutos, até que esteja uniformemente dourado e bem perfumado. (Evite mexer com muito vigor, pois isso quebrará os deliciosos torrões!) Após 45 minutos, retire uma pequena colher ou torrão de granola do forno e deixe esfriar por 3 ou 4 minutos para testar se vai endurecer. Se não endurecer, deixe assar mais um pouco, de 5 a 10 minutos, e teste novamente.

Deixe a granola esfriar por completo e depois transfira para um recipiente com fechamento hermético. A granola permanecerá crocante por até uma semana.

Observação Se quiser usar nozes deixadas de molho, para obter uma melhor digestão e outros benefícios, deixe-as imersas em água fria, em temperatura ambiente, durante algumas horas ou de um dia para o outro, dependendo do tipo de noz. Escorra, lave e escorra novamente. Espalhe em uma assadeira e leve ao forno por 15 a 20 minutos, apenas até que estejam secas ao toque. Deixe esfriar, misture com os demais ingredientes e prossiga com a receita.

DÊ O SEU TOQUE

Combinações leves Polvilhe granola sobre as frutas cortadas ou sirva com um pouco de leite de nozes ou de aveia.

Combinações fartas Granola é uma ótima cobertura para a Tigelas de açaí (página 59), o Pudim de chia com coco (página 80), o "Sorvete" de banana congelada (página 65) ou seu iogurte e frutas favoritos.

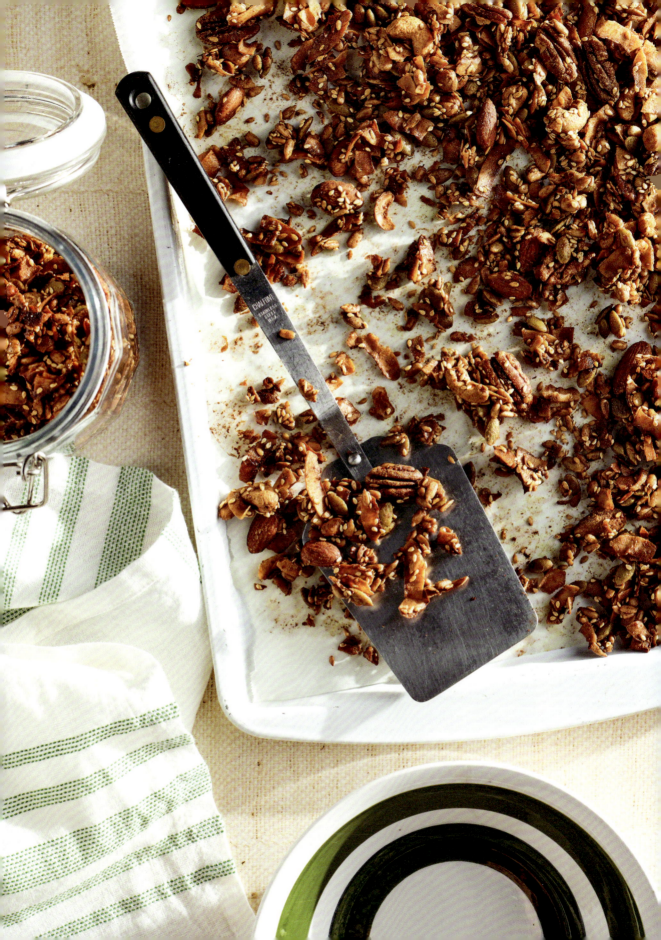

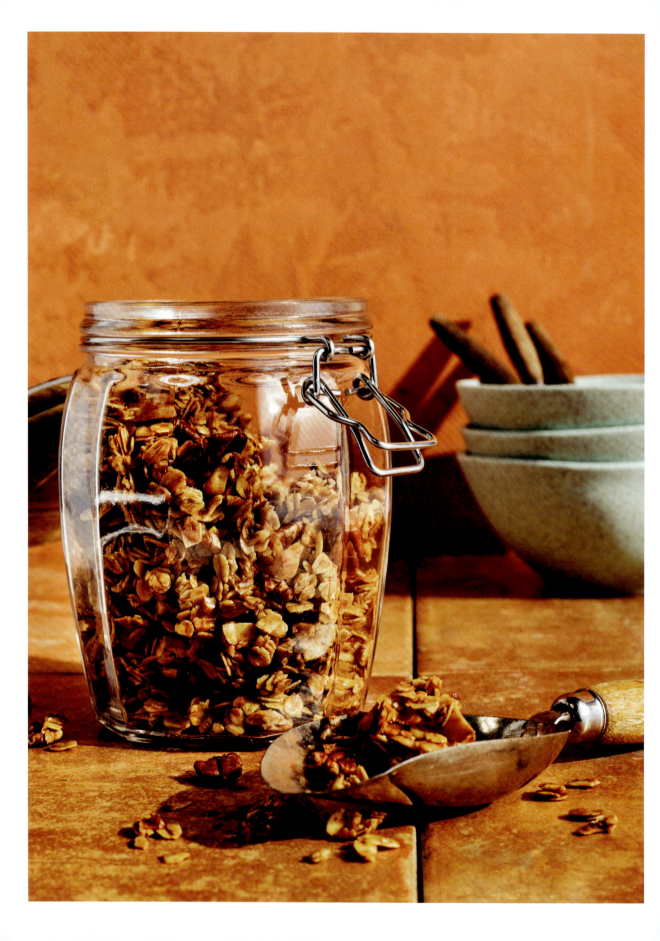

Granola de aveia com nozes

RENDE APROXIMADAMENTE 6 XÍCARAS

²⁄₃ de xícara de óleo de coco virgem ou *ghee*, e mais um pouco para untar a frigideira

²⁄₃ de xícara de mel líquido

1 colher (chá) de extrato de baunilha

1 colher (chá) de sal marinho refinado

½ colher (chá) de canela em pó

4 xícaras de aveia em flocos tradicional (sem glúten, se necessário)

2 xícaras de nozes-pecã cruas, picadas

1 xícara de coco seco sem adição de açúcar

Gosto tanto de granola que precisei incluir uma segunda receita. Esta é à base de aveia, aromatizada apenas com mel, baunilha e canela. É um pouco doce e supercrocante – perfeita para polvilhar na Tigela de açaí (página 58). Adoro esta receita por causa das pecãs, que são muito crocantes e saborosas.

Preaqueça o forno a 160°C. Forre duas assadeiras com papel-manteiga e pincele levemente com um pouco de óleo de coco.

Em uma tigela grande, misture o óleo de coco, o mel, a baunilha, o sal e a canela até incorporar bem. Junte a aveia, as nozes e o coco até que tudo esteja uniformemente revestido.

Amasse cuidadosamente a mistura de aveia nas assadeiras, formando uma camada fina e uniforme. Asse por 15 a 20 minutos e depois vire com uma espátula. Se quebrar, espalhe a mistura e pressione novamente até formar mais uma vez uma camada fina e uniforme. Asse por mais 15 a 20 minutos, até que esteja dourada e bem tostada. Retire do forno e deixe esfriar por completo.

Quando a granola esfriar, transfira para um recipiente com fechamento hermético, tampe e reserve. A granola permanecerá crocante por até uma semana.

DÊ O SEU TOQUE

Para as crianças Quando a granola esfriar, misture até 1 xícara de gojiberry ou outras frutas secas miúdas de que seus filhos gostem.

Pudim de chia com coco

RENDE DE 4 A 6 PORÇÕES

1 lata (400 ml) de leite de coco integral orgânico, ou 1 ¾ xícaras do Leite de coco (página 72)

2 colheres (sopa) de mel ou xarope de bordo, e mais para regar

1 colher (chá) de extrato de baunilha

½ xícara de sementes de chia

Coberturas opcionais

Mirtilos, framboesas ou morangos frescos ou congelados

Fatias de banana ou manga

1 colher de iogurte de coco fermentado e lascas de coco

A variedade de benefícios para a saúde proporcionada pelas sementes de chia não é nenhuma novidade. E quando tiro um desses pudins ricos e cremosos da geladeira (eles se assentam durante a noite – veja também a variação de *overnight oats* a seguir) fico muito feliz por saber que alimentos nutritivos como esse são tão fáceis de preparar e deliciosos! Esses pudins são maravilhosos – naturalmente sem glúten e sem lácteos, adoçados apenas com um pouco de mel ou xarope e aromatizados com baunilha. Ficam ótimos acompanhados de banana, bem como com um pouco de iogurte de coco, um fiozinho de mel e algumas lascas de coco. Embora eu tente não misturar frutas ácidas com outros alimentos a fim de melhorar a digestão (veja a página 58 para saber mais sobre isso), gosto de cobri-los com frutas vermelhas de vez em quando – busco ser cuidadosa com minhas escolhas alimentares, mas a rigidez só produz estresse. Além disso, que outro prato de café da manhã é tão rico em fibras e antioxidantes, pode ser preparado com antecedência e ser complementado de tantas maneiras? Me avise se encontrar algum; até lá, continuarei comendo esse pudim.

Em uma tigela média, misture o leite de coco, o mel e a baunilha. Adicione as sementes de chia e bata até incorporar bem.

Divida o pudim entre 4 a 6 ramequins ou potes de 300 ml (caso deseje que o pudim já fique dividido em porções e/ou pronto para levar como lanche) ou em uma jarra ou recipiente de vidro de 1 litro. Em seguida, cubra ou feche com tampa e leve à geladeira de um dia para o outro ou por até 3 dias (quanto mais tempo ficar na geladeira, mais vai engrossar).

Coma diretamente dos ramequins ou coloque uma colher do recipiente grande em tigelas individuais para servir. Regue com mel ou xarope de bordo ou adicione outras coberturas, se desejar.

OVERNIGHT OATS

Em uma tigela média, misture 2 xícaras de leite vegetal (como o Leite de amêndoas, página 69; o Leite de castanha-de-caju, página 71; ou o Leite de coco, página 72) e 1 xícara de aveia em flocos. Adoce com ½ colher (chá) de extrato de baunilha, se desejar. Coloque em um recipiente médio ou divida entre 4 ramequins ou potes de 300 ml. Cubra e deixe na geladeira durante a noite. De manhã, finalize com algumas maçãs fatiadas, um pouco de canela em pó e um fiozinho de mel a gosto. Rende 4 porções.

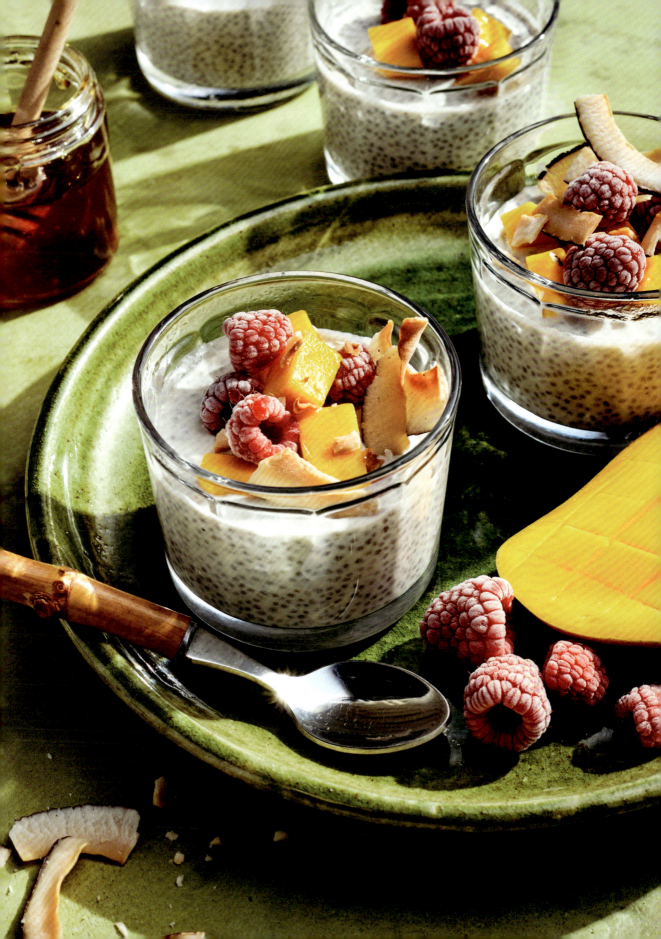

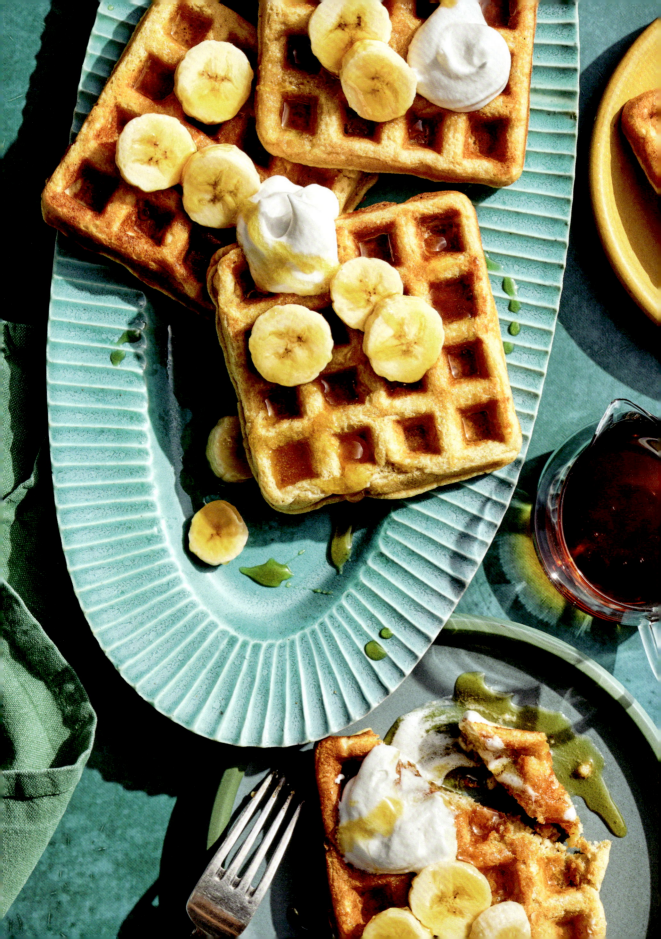

Waffles de banana

RENDE 8 A 10 WAFFLES PEQUENOS

1 banana madura

½ xícara de água filtrada

2 ovos grandes

¼ de xícara de xarope de bordo

1 colher (sopa) de farinha de linhaça

1 ½ colher (chá) de extrato de baunilha

¾ de xícara de farinha de amêndoas

¾ de xícara de farinha de aveia

2 colheres (sopa) de araruta em pó ou goma de tapioca

1 colher (sopa) de fermento em pó

Sal marinho refinado

3 colheres (sopa) de óleo de coco virgem derretido, e mais um pouco para untar

Mel para servir

DICA: Eu meço as farinhas com um copo medidor e nivelo.

MAIS COBERTURAS

Calda de banana Misture 1 banana fatiada e 2 a 3 colheres (sopa) de xarope de bordo e aqueça. Espalhe sobre os waffles e finalize com Chantili de coco (página 237).

Açúcar de coco e canela Misture 3 partes de açúcar de coco com 1 parte de canela e polvilhe sobre as panquecas ainda quentes.

Meus filhos e eu passamos muito tempo juntos nos fins de semana, e um café da manhã divertido é sempre uma boa opção para começar o dia. Às vezes, faço uma Fritada (ver página 87); em outras, pegamos Barrinhas de castanha-de-baru (página 233) para levar no carro a caminho de alguma aventura, mas na maioria das vezes saboreamos waffles ou panquecas ainda de pijama. Uma mistura de farinhas saudáveis torna essa receita mais nutritiva que a habitual: minha combinação favorita é farinha de amêndoas, de aveia e de linhaça, aromatizada com banana e baunilha, e com óleo de coco para dar sabor e uma textura crocante. Gosto dos waffles regados com mel e, se quero caprichar, faço bananas fatiadas em uma calda quente de xarope de bordo) e coberto com chantili de coco. Esse tempo em família é tão especial que eu gosto de nos mimar com algo um pouco mais exagerado.

Em uma tigela média, use um garfo para amassar a banana até formar uma pasta. Junte a água, os ovos, o xarope de bordo, a farinha de linhaça e a baunilha. Deixe descansar por uns 5 minutos para permitir a linhaça hidratar.

Preaqueça uma máquina de waffle na temperatura mais quente. Preaqueça o forno a 120°C. Coloque uma grade de resfriamento própria para forno em uma assadeira.

Em outra tigela média, misture a farinha de amêndoas, a farinha de aveia, a goma de tapioca, o fermento e uma pitada de sal. Adicione os ingredientes secos aos líquidos e mexa até incorporar bem. Junte o óleo de coco.

Quando a máquina de waffles estiver quente, pincele um pouco de óleo de coco e adicione massa suficiente para encher as fôrmas (a minha leva ¼ de xícara por waffle). Seguindo as instruções do fabricante, deixe a massa cozinhar por 4 a 6 minutos, até o waffle ficar dourado e crocante (se estiver dourando rápido demais, diminua a temperatura). Transfira o waffle para a grade e coloque a assadeira no forno quente.

Repita o processo até a massa acabar, pincelando a máquina com mais de óleo de coco quando necessário.

Regue com o mel, se preferir, e sirva.

PANQUECAS DE BANANA

Repita a receita de waffle sem adicionar o óleo de coco na massa. Aqueça uma frigideira grande antiaderente ou uma chapa em fogo médio até ficar bem quente. Pincele com um pouco de óleo de coco. Coloque a massa em porções de ¼ de xícara na frigideira, mantendo espaço entre cada porção, e deixei dourar bem, de 2 a 4 minutos de cada lado.

Café da manhã e pães 83

Quesadillas de ovo e queijo

RENDE 1 PORÇÃO

2 ovos grandes

Sal marinho refinado

1 colher (chá) de *ghee* ou óleo de abacate

¼ de xícara de Legumes assados (página 144; opcional)

1 tortilha grande ou 2 pequenas de amêndoas, grão-de-bico ou mix pronto de farinha sem glúten

¼ a ⅓ de xícara de queijo manchego ralado e/ou queijo Midnight Moon

Vivi é cheia de energia. Ela é rápida em quase tudo que faz, mas, quando se trata de comer, desacelera e saboreia cada mordida, mesmo quando o irmão já terminou a refeição e pediu licença para sair da mesa há muito tempo. Uma de suas opções de café da manhã preferidas – e minha também – são ovos (principalmente se eu tiver levantado pesos na academia de manhã). Depois de ovos cozidos por 8 minutos (são os melhores!), o segundo café da manhã que ela mais pede é esta quesadilla simples e deliciosa. Sempre uso meus queijos favoritos – manchego e/ou de cabra. Com o forte sabor que têm, espalho só um pouco pela receita. Também adiciono Legumes assados picados, se tiver sobras, especialmente couve-flor, vagem e brócolis americano. A receita é preparada em apenas uma panela e fica pronta em menos de 5 minutos, o que é ótimo porque assim tenho mais tempo com minha filha. Sei que ela logo vai sair correndo, então, por enquanto, é bom desacelerarmos juntas.

Em uma tigela pequena, bata os ovos com uma pitada de sal.

Preaqueça uma frigideira antiaderente média em fogo médio-baixo. Quando estiver bem quente, adicione a *ghee*, despeje os ovos e deixe assentar por 15 a 30 segundos, em seguida adicione os legumes se desejar. Mexa por cerca de 2 minutos, até que os ovos estejam firmes, mas ainda úmidos. Transfira para um prato. Limpe a panela.

Devolva a panela ao fogo e acrescente as tortilhas. Aqueça de um lado por 10 a 15 segundos, até que amoleçam ligeiramente, em seguida vire e espalhe o queijo sobre a superfície (não precisa de muito). Antes de bater 1 minuto, adicione os ovos no centro das tortilhas e use uma espátula para dobrá-las.

DÊ O SEU TOQUE

Combinações fartas Adicione pedaços de bacon de peru cozido à mistura de ovos antes de cozinhar; ou sirva algumas batatas assadas como acompanhamento. (Gosto de aquecê-las na air fryer até ficarem ainda mais crocantes, polvilhadas com um pouco de alecrim picado.)

QUESADILLA RECHEADA

Repita a receita anterior sem os ovos e espalhe o queijo sobre a tortilha aquecida. Quando o queijo começar a derreter, adicione sobras de carne desfiada ou cortada em cubos e/ou legumes assados sobre metade da tortilha. Dobre a outra metade sobre o recheio e aperte suavemente a quesadilla com uma espátula. Vire com cuidado para deixar a tortilha crocante dos dois lados (algumas tortilhas sem glúten queimam rapidamente, então ajuste o fogo conforme necessário). Quando o queijo estiver derretido e os recheios, bem aquecidos, coloque a quesadilla em um prato, corte em quartos e sirva.

Para o recheio, considere Paillards de frango ao alecrim e limão (página 197), Ancho grelhado com chimichurri (página 199), Hortaliças branqueadas (página 155) ou Legumes assados (página 144).

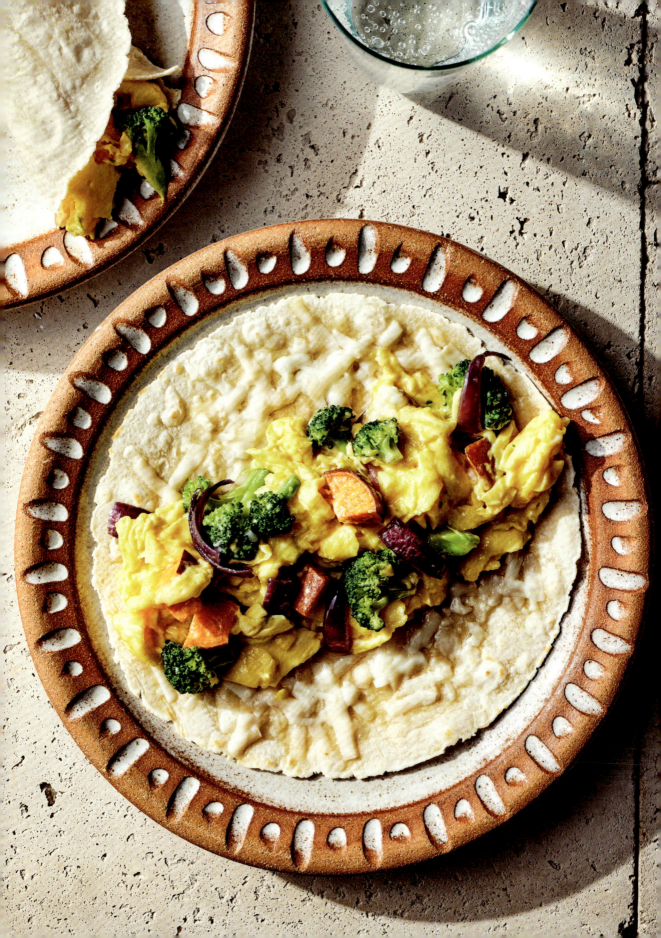

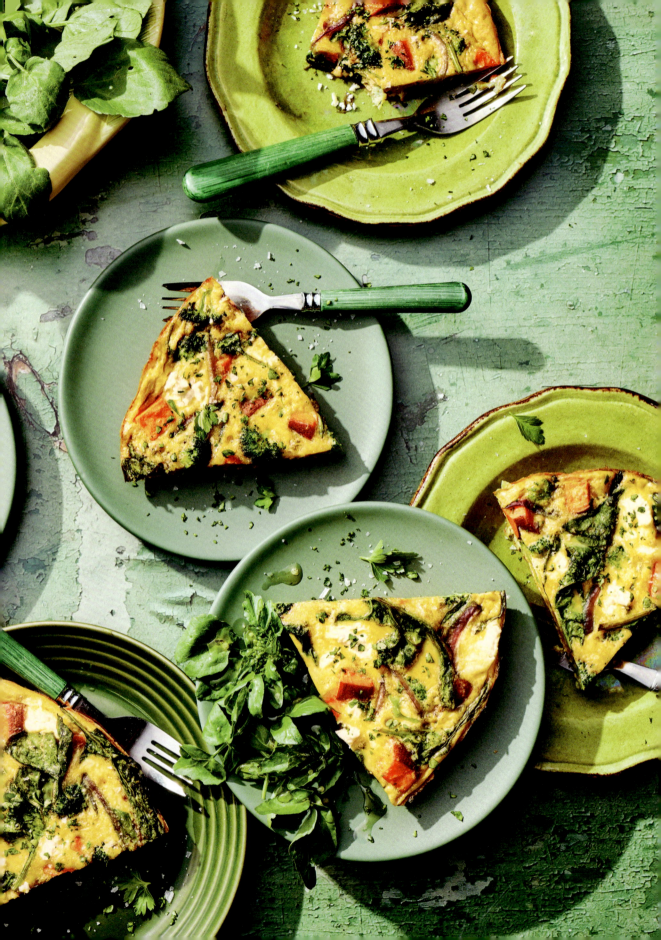

Fritada vegetariana

RENDE 4 A 6 PORÇÕES

**4 colheres (chá) de *ghee*
derretida ou óleo de abacate**

**Aproximadamente 5 xícaras
de verduras frescas picadas,
como couve ou espinafre**

Sal marinho refinado

8 ovos grandes

**½ cebola branca ou roxa
média, cortada em cubos ou
fatias; ou 1 maço de cebolinha
(partes brancas e verdes-claras
cortadas em cubos ou fatias)**

**1 ½ a 2 xícaras de Hortaliças
branqueadas (página 155) ou
Legumes assados (página 144)**

**¼ de xícara de queijo de
cabra cremoso ou lascas
de queijo de cabra duro
(opcional)**

Costumo ter na geladeira recipientes de vidro ou potes com vegetais branqueados e assados, além de ervas. Dessa forma, tenho legumes sempre a mão, prontos para comer ou para preparar uma refeição rápida. Nesta receita, adiciono alguns deles (como batata-doce, abóbora, couve-flor, brócolis americano, abobrinha, vagem e/ou ervilha) aos ovos batidos para fazer o mais simples dos pratos a qualquer hora do dia: uma fritada. Preparo essa receita para amigos que vêm tomar um brunch ou mantenho à mão para almoços fáceis. Meus filhos adoram, especialmente a versão muffin (página 88), que também é ótima quando você está com pressa e precisa pegar alguma coisa para comer e sair.

Preaqueça o forno a 180°C.

Coloque uma frigideira antiaderente própria para forno com 25 cm de diâmetro ou uma frigideira de ferro fundido em fogo médio. Quando estiver bem quente, adicione 1 colher (chá) de *ghee*, depois as verduras e uma pitada de sal. Refogue-as até terem murchado um pouco, mexendo sempre. Em seguida transfira para um prato e deixe esfriar um pouco. Quando conseguir manuseá--las, aperte-as para extrair o excesso de líquido e pique-as grosseiramente.

Em uma tigela média, misture os ovos e ¼ de colher (chá) de sal.

Retorne a frigideira ao fogo médio e acrescente o restante de *ghee*, a cebola e uma pitada generosa de sal. Cozinhe de 4 a 7 minutos até a cebola ficar translúcidas ou por mais 10 minutos, até que comecem a caramelizar). Adicione as hortaliças ou os legumes para aquecê-los, e as verduras refogadas.

Despeje os ovos sobre a mistura, raspando tudo o que puder da tigela. Sem mexer, deixe os ovos assentarem. Então, depois de 1 minuto ou mais, use uma

DÊ O SEU TOQUE

(continua)

Combinações leves Cubra com Chimichurri (página 224) ou Molho pesto (página 224), ou sirva com qualquer salada verde.

Combinações fartas Almôndegas de frango (página 194) fatiadas ou Espaguete de abobrinha (página 166) seriam ótimos para incluir na frigideira antes de adicionar os ovos. Coma junto com a Salada quente de arroz selvagem (página 116) ou Salada de beterraba e rúcula (página 105).

Trocas simples Minhas verduras favoritas refogadas (página 152) picadas podem substituir as verduras cruas — basta adicionar aos legumes assados.

Café da manhã e pães   87

espátula flexível para levantar os ovos pela borda, inclinando suavemente a frigideira para permitir que qualquer parte dos ovos ainda crua escorra por baixo. Repita por 3 a 5 minutos até que as bordas da fritada fiquem quase firmes. Pressione suavemente o recheio para que fique distribuído uniformemente e, em seguida, espalhe o queijo sobre a superfície, se quiser.

Transfira a frigideira para o forno e asse por cerca de 12 minutos até o centro da fritada ficar firme. Deixe esfriar por 10 minutos na assadeira (o que fará com que se solte com mais facilidade) e depois posicione sobre uma tábua ou prato para cortar em fatias. Sirva quente, morna, ou em temperatura ambiente. (Armazenada em um recipiente de vidro com fechamento hermético, dura até 3 dias.)

WRAP DE FRITADA

Use uma fatia de fritada como recheio em uma tortilha de couve-flor ou amêndoas, em outro tipo de wrap sem glúten, ou até em algumas folhas de alface americana. Adicione repolho picado ou a Salada simples de repolho (página 101) e um fiozinho do molho de sua preferência (adoro o Molho ranch de castanha-de-caju, página 227).

MUFFINS DE FRITADA

Pincele o interior de forminhas de muffin com óleo e coloque forminhas de papel (o óleo é apenas uma garantia caso o recheio transborde). Prepare o recheio conforme descrito, mas em vez de adicionar os ovos, divida os legumes pelas forminhas de muffin. Em seguida, transfira os ovos batidos para um copo medidor alto com bico e despeje sobre o recheio com cuidado, até cerca de 1 cm da borda. Asse por 20 a 25 minutos, até que cresçam um pouco e fiquem firmes. Sirva-os quentinhos ou em temperatura ambiente.

Pão de queijo

**RENDE APROXIMADAMENTE
16 PORÇÕES**

2 xícaras de goma de tapioca

1 colher (chá) de sal marinho
refinado

¼ de xícara de leite da sua
preferência

¼ de xícara de óleo de
abacate ou *ghee*

1 ovo grande batido

1 ½ xícara de parmesão
ralado grosseiramente

½ xícara de um queijo macio
ralado ou esfarelado, como
gruyère

Cerca de ⅓ de xícara de
requeijão, catupiry ou queijo
de cabra cremoso para usar
como recheio (opcional)

Quando era uma modelo de 15 anos morando sozinha em São Paulo, eu vivia com fome. Não pelo motivo que se poderia esperar relacionado ao meu trabalho – fazer dieta para emagrecer –, mas porque eu tinha um metabolismo rápido e nenhum dinheiro sobrava para comprar comida além das refeições necessárias. Para minha sorte, alguns restaurantes chiques da cidade fechavam acordos com as agências e mantinham reservadas mesas em destaque para as modelos comerem de graça. Era só ligar para o meu agente pela manhã e eles me incluíam na lista. Eu ia quase todos os dias.

A primeira coisa que esses restaurantes faziam era trazer uma cesta cheia de pães de queijo quentinhos. Eu já conhecia o tradicional pão de queijo, naturalmente sem glúten – macio por dentro e crocante por fora – das festas de aniversário e outras ocasiões especiais quando eu era criança, mas nesses estabelecimentos o pão de queijo era ainda mais sofisticado e recheado com requeijão ou catupiry. Era tão delicioso que eu comia cestas cheias (refis infinitos!). Mal tinha espaço para o prato principal. Hoje eu adoro fazer pão de queijo em ocasiões especiais porque meus filhos adoram tanto quanto eu.

Prefiro comer logo que saem do forno, ainda quentinhos. Eles não têm a mesma graça quando esfriam ou no dia seguinte. Por isso, costumo fazer a receita completa, mas congelo metade, sem assar, e deixo para preparar outro dia (ver a Observação).

Preaqueça o forno a 190°C. Forre uma assadeira com papel-manteiga. Em uma tigela grande, misture a goma de tapioca e o sal.

Em uma panela pequena, misture o leite e o óleo. Deixe ferver em fogo médio e derrame sobre a goma de tapioca. Use uma colher resistente ou espátula para mexer — a mistura ficará cremosa e um pouco empelotada. Deixe esfriar por cerca de 5 minutos.

Adicione o ovo, o parmesão e o queijo ralado à mistura de leite. Mexa algumas vezes com uma colher para distribuir, depois sove a massa com as mãos na tigela por 2 a 3 minutos, até formar uma massa macia, lisa e pouco pegajosa.

Use as mãos para enrolar a massa em 16 bolinhas uniformes. Se quiser recheá--las, achate cada uma delas formando um disco na palma da mão e adicione ½ colher (chá) (ou mais!) de requeijão no centro. Feche a massa em volta do

(continua)

Café da manhã e pães   89

requeijão, aperte as bordas para selar por completo e enrole novamente até formar uma bola lisa.

Disponha as bolinhas em uma assadeira, deixando 2,5 cm de espaço entre elas. Leve ao forno por 20 a 25 minutos, ou até que tenham crescido e estejam levemente douradas, girando a assadeira na metade do tempo. Sirva imediatamente.

Observação As bolinhas podem ser congeladas ainda cruas e assadas posteriormente. Congele-as por 30 minutos em uma assadeira e depois transfira para um recipiente com fechamento hermético. Não há necessidade de descongelar antes de assar; basta colocar as bolinhas em uma assadeira forrada com papel-manteiga e adicionar 5 minutos ao tempo de cozimento.

MINDFULNESS DURANTE O EXERCÍCIO

—

Tento focar e dar atenção total a tudo o que faço, dede uma conversa com um amigo, exercer a função de mãe ou de modelo até organizar minha despensa. Eu sou assim — e com os exercícios físicos não é diferente. Estar focada no presente durante o treino significa que, em vez de me perder no número de repetições ou tentar me distrair, me concentro no impacto e no propósito de cada movimento. Eu me concentro na respiração e em cada músculo: O que posso contrair com mais força? Estender ainda mais? Consigo aguentar mais um segundo? Posso me ajustar para ficar com uma postura melhor? Posso usar minha respiração para ter mais energia? Claro que isso nem sempre é fácil, mas é o que tento fazer. Mirar alto é uma mentalidade que me ajuda a aproveitar ao máximo cada momento. Não temos garantia de mais um dia, então quero que este — e cada minuto dele — valha a pena.

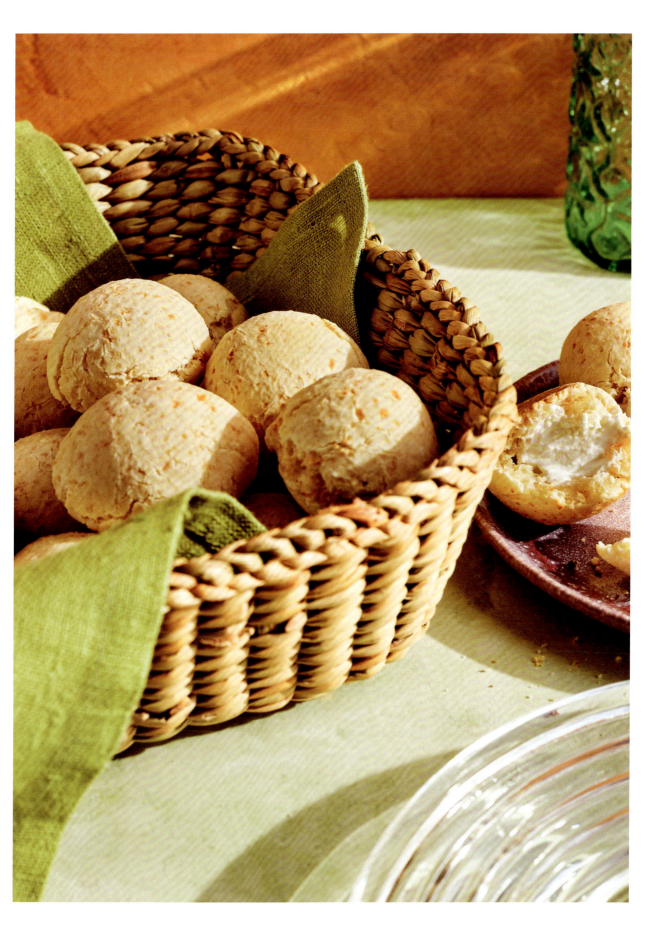

Pão de nozes e sementes

RENDE 1 PÃO

3 colheres (sopa) de óleo de coco virgem derretido, *ghee* ou óleo de abacate, mais um pouco para a frigideira

½ xícara de farinha de linhaça

¼ de xícara de sementes de gergelim cruas sem casca

2 colheres (sopa) de sementes de chia

½ xícara de sementes de girassol cruas e descascadas

½ xícara de sementes de abóbora cruas e sem casca

½ xícara de nozes cruas, amêndoas ou avelãs sem pele

¾ de xícara de aveia em flocos (sem glúten se necessário)

¾ de xícara de farinha de amêndoas ou ⅓ de xícara de resíduos de amêndoas do preparo do Leite de amêndoas (página 69)

1 colher (sopa) de casca de psyllium em pó

1 colher (chá) de sal marinho refinado

1 ½ xícara de água de coco sem açúcar ou água filtrada

2 colheres (chá) de mel ou xarope de bordo puro

Como pão consegue ser tão gostoso? Adoro mergulhar pão no azeite, espalhar uma boa manteiga ou mergulhar um pedaço crocante em uma sopa. Mas, como sabemos, a maior parte do pão vendido em mercados é praticamente desprovido de nutrientes. Até os do tipo sem glúten incluem aditivos e conservantes que prefiro não consumir. Fui influenciada por Sarah Britton, do blog My New Roots, que faz incríveis pães sem glúten. Esta receita satisfaz minha vontade de comer pão e é nutritiva e deliciosa. Para prepará-lo, você mistura nozes, amêndoas ou avelãs a sementes cruas (algumas precisam ser moídas no liquidificador), aveia e casca de psyllium ao pó no líquido escolhido, deixar hidratar por algumas horas e, em seguida, levar ao forno. Um pouco de farinha de amêndoas dá à mistura mais textura de pão, mas você pode substituí-la por ⅓ de xícara de amêndoa que sobrou do preparo do Leite de amêndoas (página 69).

Embora o pão não cresça (a receita não leva fermento), ele fica denso, quase como um pão de centeio escuro tradicional. Cortado em fatias finas e torrado até ficar um pouco crocante, forma uma base deliciosa que fica ótima com abacate ou quase qualquer outra cobertura que você possa imaginar. Você também pode preparar croutons cortando uma fatia em cubos, regando com um fio de azeite e sal e leve ao forno até ficarem crocantes.

Pincele uma forma de pão de aproximadamente 20 cm x 10 cm com um pouco de óleo de coco e forre com papel-manteiga, deixando as pontas penduradas nas laterais compridas. Pincele o papel com um pouco de óleo.

Adicione a farinha de linhaça e as sementes de gergelim e de chia no liquidificador e bata até obter um pó grosso. Transfira o conteúdo para uma tigela média e adicione as sementes de girassol, as sementes de abóbora, as nozes e a aveia. Junte a farinha de amêndoas, a casca de psyllium em pó e o sal. Mexa bem para distribuir o psyllium uniformemente.

Em um copo medidor alto, misture a água de coco, o óleo de coco e o mel e despeje sobre os ingredientes secos. Mexa bem com uma espátula — a mistura ficará espessa e continuará a engrossar à medida que você mexer. Deixe descansar por 5 minutos para engrossar ainda mais.

Transfira a massa para a fôrma de pão. Coloque uma toalha limpa sobre a fôrma e deixe descansar em temperatura ambiente por pelo menos 6 horas ou de um dia para o outro.

Preaqueça o forno a 180°C.

(continua)

Leve a fôrma ao forno e asse o pão de 1 hora a 1 hora e 10 minutos, até que um testador de bolo ou um palito inserido no centro saia limpo. Você deve ouvir um barulho meio oco ao bater na superfície do pão. Retire do forno e passe uma faca fina ou espátula ao longo das bordas do pão para soltá-lo da assadeira e, em seguida, retire-o da fôrma, usando a sobra do papel-manteiga. Deixe esfriar por completo sobre uma grade. (Se a superfície superior do pão permanecer crua, retire-o da assadeira e coloque-o de cabeça para baixo diretamente na grade do forno e deixe-o ali até que esteja assado.)

Conserve o pão na geladeira por até 5 dias, embrulhado em papel-manteiga ou em pano encerado para guardar alimentos reutilizável. Ou corte em fatias finas, embrulhe em papel-manteiga ou pano encerado, armazene em um saco para congelamento com lacre e guarde no freezer por até 2 meses.

SIRVA COM

Abacate em fatias finas, ovo frito, folhas de brotos e sal a gosto, servido com uma salada verde simples

Queijo de cabra macio com um fio de azeite extravirgem

Purê de abacate, um pouco de sal e azeite extravirgem

Manteiga de nozes preferida e um fiozinho de mel

Uma colher de Salada de atum com azeitonas (página 112)

Algumas fatias finas de Fritada vegetariana (página 87)

Homus (página 180) e pepinos fatiados ou folhas de brotos

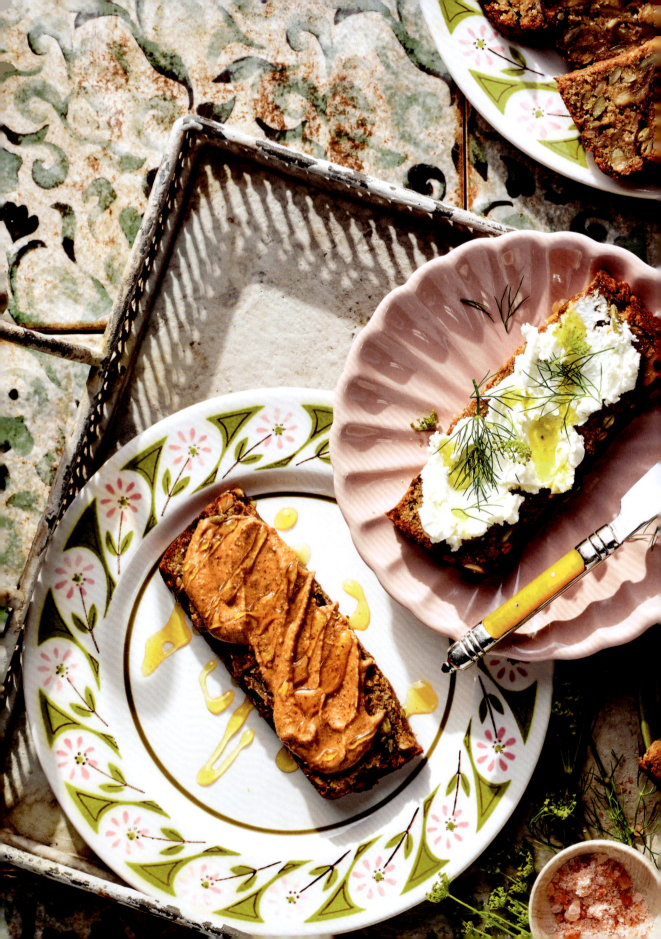

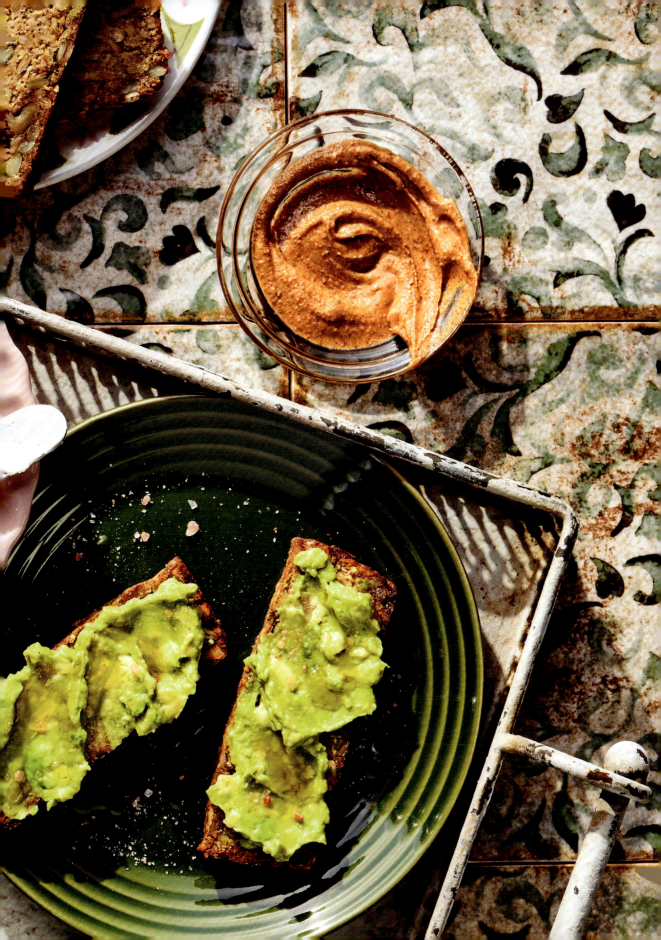

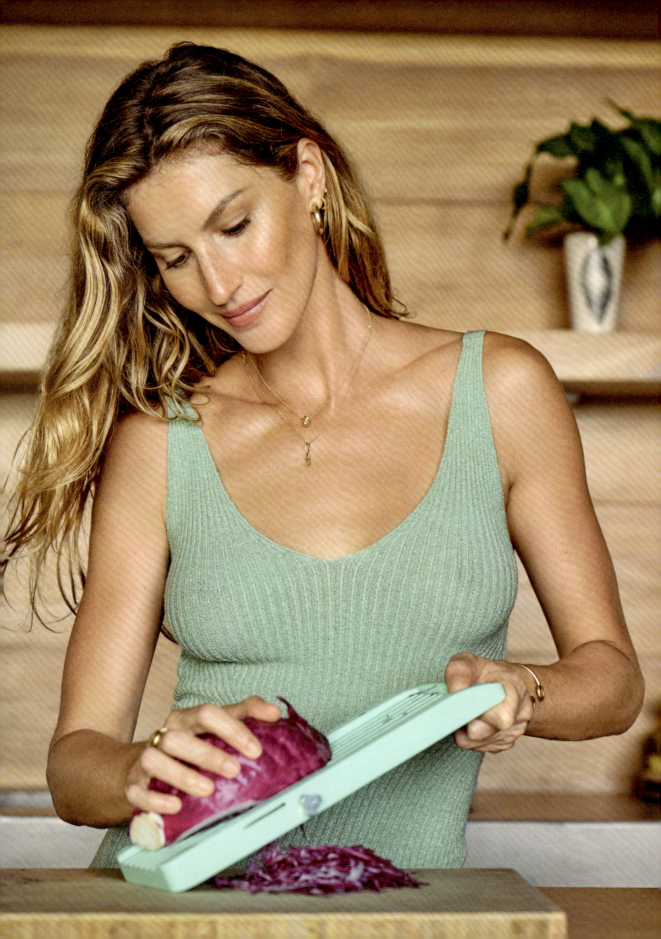

Saladas

Minhas saladas preferidas são pratos simples, em geral crus, com foco em vegetais e proteínas da estação. São nutritivas, rápidas e flexíveis. Eu as adoro porque têm textura crocante natural e acima de tudo pelo que fazem pelo meu corpo.

Salada de palmito, avocado e pepino

RENDE 2 A 4 PORÇÕES

1 pepino médio, picado

1 avocado, descascado, sem o caroço e fatiado

1 pote de palmito (400 g), lavado e escorrido, fatiado

½ limão-siciliano

3 colheres (sopa) de azeite extravirgem

½ colher (chá) de sal marinho refinado, ou a gosto

O palmito em conserva, popular no Brasil e em outras partes da América do Sul, transforma esta salada simples em algo mais dinâmico. O que importa são as texturas: a textura macia do palmito, a cremosidade do avocado e o toque crocante do pepino. Limão, azeite e uma pitada de sal temperam tudo. Muito fácil. É o acompanhamento ideal para um churrasco, pois combina com qualquer proteína. Você também pode jogar a combinação em cima de folhas de alface e adicionar um punhado de pinoli tostados para um almoço rápido e elegante.

Adicione o pepino, o avocado e o palmito em uma tigela grande. Esprema metade do limão-siciliano sobre os ingredientes, tempere com azeite e sal e misture com cuidado. Prove, adicionando mais sal e suco de limão, conforme necessário.

DÊ O SEU TOQUE

Combinações fartas Sirva como acompanhamento a qualquer carne ou peixe grelhado. Você também pode rechear um wrap sem glúten com alguns Bolinhos de quinoa com vegetais (página 159). Cubra com Amêndoas aromatizadas com alecrim (página 210) ou pinoli torrados para obter um pouco de proteína se desejar.

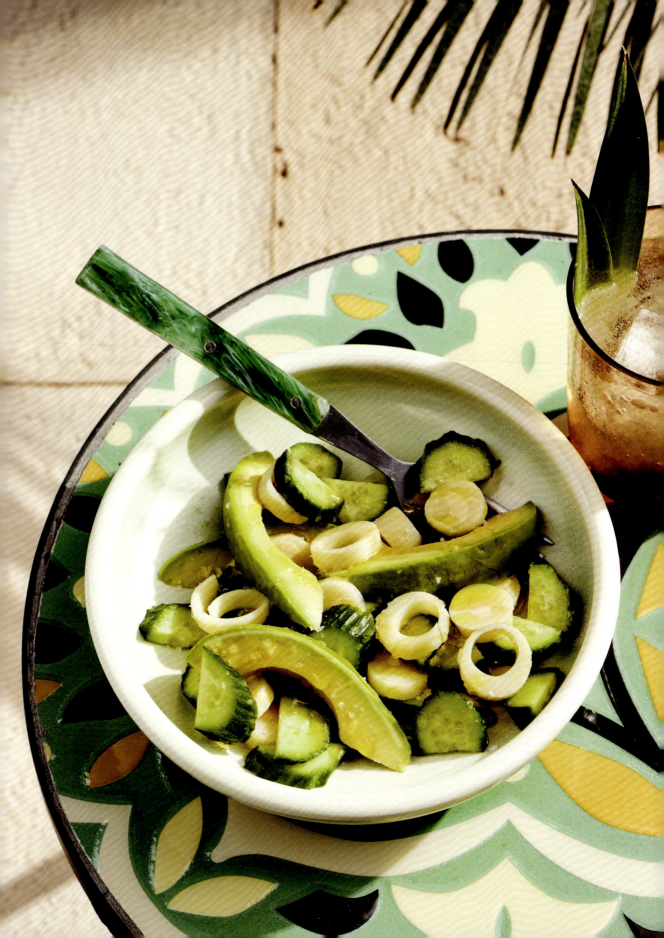

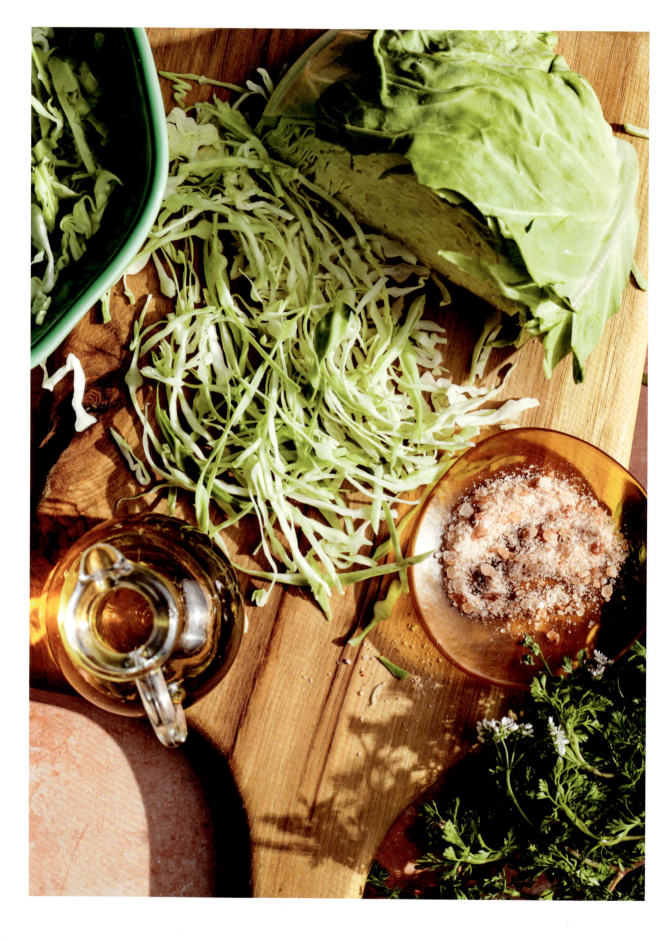

Salada simples de repolho

RENDE 4 PORÇÕES

½ repolho verde ralado fino em uma mandolina (ou cortado em fatias finas)

4 colheres (chá) de vinagre de maçã

½ colher (chá) de sal marinho refinado, ou a gosto

½ xícara de coentro picado grosseiramente ou salsinha fresca (opcional)

Talvez você se sinta tentado a complicar esta salada, mas recomendo prepará-la primeiro assim: simples e pura. Se você trabalhar bem os ingredientes, eles terão um sabor melhor, por isso, use uma mandolina para fatiar o repolho, a fim de obter uma espessura mais uniforme. Em seguida, tempere com vinagre e sal (nem uso azeite!) e prove ao longo do preparo — cada pessoa prefere de um jeito, então adicione um pouco de cada tempero até ficar do jeito que você gosta.

Feita na hora, esta salada é crocante e refrescante. Se ficar na tigela por alguns minutos, começará a murchar — mas continua deliciosa.

Em uma tigela grande, misture o repolho com o vinagre e o sal. Tempere a gosto com mais sal se desejar. Pouco antes de servir, adicione o coentro se quiser.

MUDANÇAS APÓS A ANSIEDADE

Depois que aprendi a lidar com a ansiedade mudando minha mentalidade e a dieta, fiquei com uma dúvida: como enfrentar os desafios do dia a dia de forma positiva e saudável?

Como já mencionei, concentrei minha energia em observar meu corpo e minha mente. Investi em hábitos positivos: comer bem, ter uma rotina de sono e escrever um diário, por exemplo. Meditar em movimento também me ajuda a me manter mais consciente do meu estado físico e mental. O exercício me ajuda a aliviar o estresse e faz com que eu me sinta mais forte.

Em resumo, mudei de atitude. Pensava menos no que tinha que fazer e mais nas oportunidades que encontrava, todos os dias, para tornar minha vida melhor. Agora sei que cada dia é uma dádiva. A boa saúde é um presente.

DÊ O SEU TOQUE

Combinações fartas Use essa salada no recheio da receita Noite de tacos (página 202), sirva como acompanhamento para uma Quesadilla recheada com frango (página 84) ou com Faláfel de frigideira (página 177) e Legumes assados (página 144).

Para as crianças Meus filhos adoram uma versão dessa salada com pepino fatiado com uma mandolina em vez de repolho — uma delícia!

Troca simples Sinta-se à vontade para usar diferentes temperos e variedades de repolho. Você também pode trocar o vinagre por suco de limão-siciliano ou de limão-taiti espremido na hora.

Saladas   101

Salada do Benny

RENDE 2 A 4 PORÇÕES

1 maço de brócolis americano pequeno, incluindo o talo

Sal marinho refinado

120 g de vagem fresca, aparada e cortada em pedaços pequenos (mais ou menos 1 ½ xícara)

1 colher (sopa) de sal marinho refinado, ou a gosto

½ repolho verde

½ a 1 xícara de frango cozido picado ou fatiado (como nos Paillards de frango ao alecrim e limão, página 197; opcional)

⅓ de xícara de Molho tamari (página 228) ou Molho de coentro com hortelã (página 221), ou mais, conforme necessário

½ xícara de castanhas-de-caju torradas picadas grosseiramente

½ xícara de Cogumelos shiitake assados crocantes (página 214; opcional)

¼ de xícara de coentro fresco picado grosseiramente

Meu filho Benny sempre adorou hortaliças, e esta salada cheia de nutrientes é uma de suas favoritas. Ele adora o molho tamari, salgado e delicioso, mas também a mistura de texturas: pedaços finos de repolho cru, pedaços crocantes de brócolis americano branqueado e vagem, shiitakes crocantes e castanhas-de-caju picadas. Cada mordida é diferente — então, mesmo sendo um garoto, você não ficará entediado.

Você também pode adicionar qualquer vegetal que tiver sobrando na geladeira — aipo, couve-de-bruxelas, cenoura ou rabanete, espinafre ou rúcula são adições deliciosas.

Corte o brócolis, separando do talo pequenos floretes. Use um descascador de legumes para remover a superfície do talo e corte-o em fatias finas.

Coloque cubos de gelo em uma tigela grande com água. Ferva uma panela com água. Tempere com sal, em seguida adicione o brócolis e a vagem e branqueie por 1 minuto, até que fiquem em um tom verde vivo — a textura deve permanecer *al dente*. Usando uma escumadeira, transfira os vegetais para o banho de gelo. Quando esfriarem, escorra-os e seque.

Corte o repolho ao meio e remova o talo central. Corte uma metade de cada vez em fatias finas, usando uma faca de chef afiada ou uma mandolina.

Em uma tigela grande, coloque os pedaços de repolho. Junte o brócolis, a vagem e o frango (caso vá usar) até incorporar. Regue com o molho.

Pouco antes de servir, prove e adicione um pouco mais de molho ou sal a gosto, depois adicione as castanhas-de-caju, os shiitakes (caso vá usar) e o coentro. Misture de novo e sirva.

DÊ O SEU TOQUE

Trocas simples Use de 2 a 3 xícaras das Hortaliças branqueadas (ver página 155) em vez de brócolis e vagem; substitua o repolho verde por repolho roxo ou repolho crespo; adicione um punhado de couve-de-bruxelas crua, cenoura ou aipo bem ralado; troque as castanhas-de-caju por amêndoas.

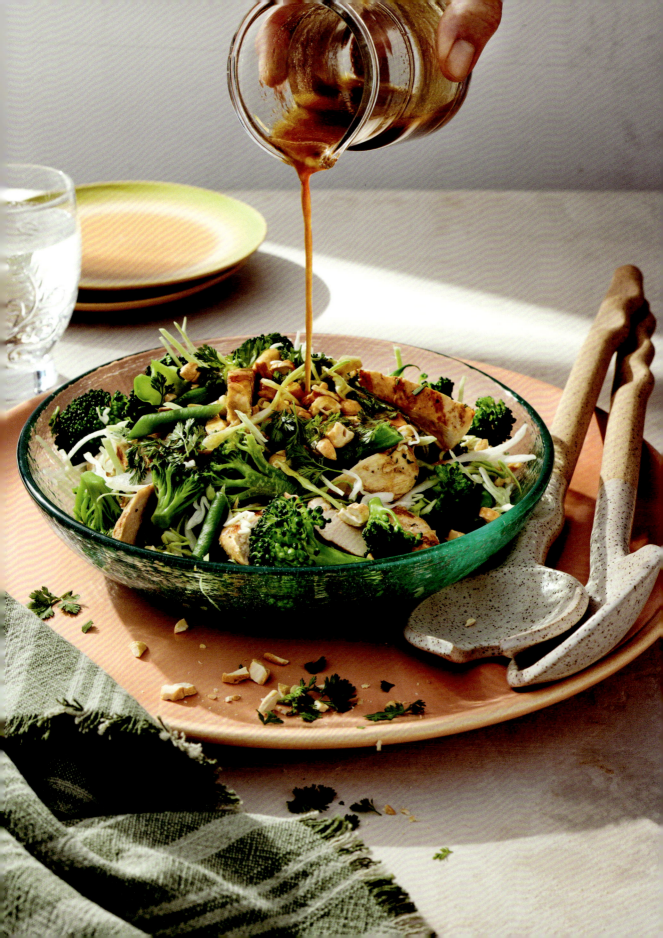

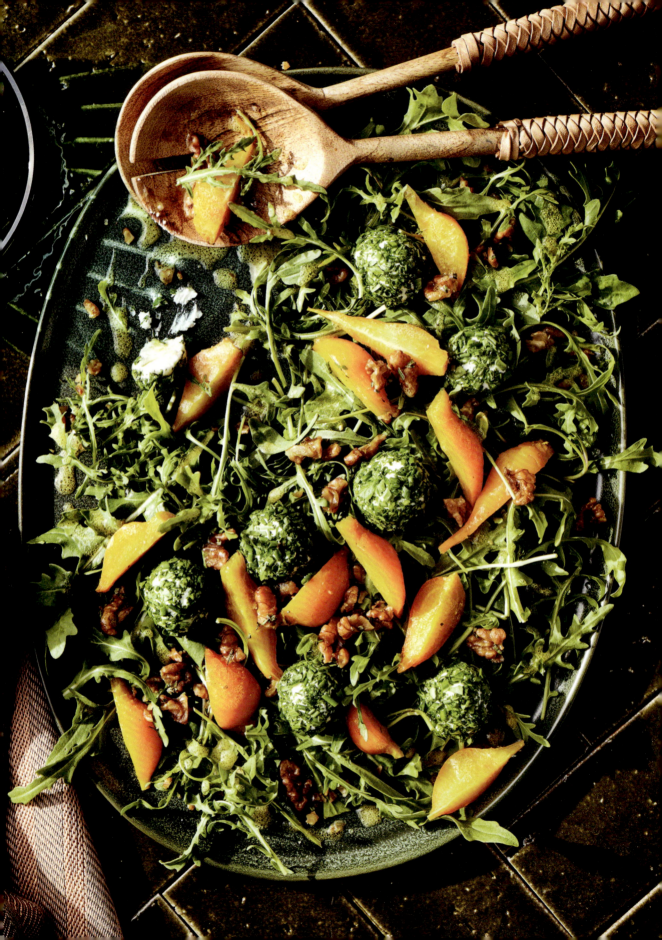

Salada de beterraba e rúcula
com queijo de cabra com ervas

RENDE 4 PORÇÕES

2 beterrabas médias amarelas e/ou vermelhas. ou 4 pequenas (cerca de 250 g no total), lavadas (ver Observação)

Um fio de óleo de abacate

Sal marinho refinado

6 colheres (sopa) de azeite

4 colheres (sopa) de vinagre balsâmico ou vinagre de vinho branco

Suco de ½ limão-siciliano

¼ de xícara de salsinha fresca picada ou coentro

150 g de queijo de cabra macio

8 xícaras de rúcula fresca

½ xícara de Amêndoas aromatizadas com alecrim (página 210) ou nozes tostadas

DÊ O SEU TOQUE

Combinações fartas Sirva com Paillards de frango ao alecrim e limão (página 197). Também é um ótimo acompanhamento para Biscoito de sementes (página 218) ou com uma fatia de torrada do Pão de nozes e sementes (página 92) com fatias de abacate.

Trocas simples Use espinafre, agrião ou uma mistura de verduras tenras em vez de rúcula. Substitua as Amêndoas aromatizadas com alecrim (página 210) por nozes tostadas.

A beterraba, com sua doçura natural e terrosa, é uma das minhas hortaliças preferidas. Gosto da mistura de cores que sugeri na receita, assadas até ficarem macias e suculentas – a gama vibrante de cores me lembra o pôr do sol. O queijo de cabra é enrolado em bolinhas e coberto com ervas frescas, que dão mais sabor e nutrição. Combinada com a rúcula e as amêndoas, esta é uma salada pela qual vale a pena manchar os dedos – embora você possa usar luvas ao manusear a beterraba se preferir.

Preaqueça o forno a 180°C e forre uma assadeira pequena com papel-manteiga.

Leve as beterrabas à assadeira e besunte-as com um pouco de óleo de abacate e uma pitada de sal. Adicione 2 colheres (sopa) de água, dobre o papel-manteiga sobre as beterrabas e amasse as bordas, formando um papelote (isso vai ajudar no cozimento das beterrabas). Asse de 30 minutos a 1 hora, até que fiquem macias e seja fácil de perfurá-las com uma faca. Retire do forno e deixe esfriar. Em seguida, remova as cascas (use luvas para não manchar as mãos e tome cuidado com a tábua e a bancada). Corte-as em rodelas ou quartos.

Em um pote de vidro com tampa, misture o azeite, o vinagre, o suco de limão e uma pitada de sal, tampe e agite para emulsionar (ou misture em uma tigela pequena).

Espalhe a salsinha em um prato pequeno. Usando uma faca, divida o queijo de cabra em 8 porções iguais e enrole cada porção em uma bolinha. Passe as bolinhas na salsinha e coloque-as em um prato limpo. (Você pode fazer isso com algumas horas de antecedência e guardar na geladeira.)

Em uma travessa grande, coloque a rúcula, as bolinhas de queijo de cabra e as beterrabas por cima e regue com o molho. Acrescente as amêndoas, salpique com uma pitada de sal e sirva imediatamente.

Observação Beterrabas podem ser cozidas em qualquer temperatura de 150° a 200°C, então coloque-a no forno junto com qualquer outra coisa que você esteja assando e verifique-a ocasionalmente para ver se está macia. Podem ser assadas com antecedência e refrigeradas por até 2 dias.

Saladas   105

Salada de espinafre com
queijo de cabra em crosta de amêndoas

RENDE 2 A 4 PORÇÕES

¼ de xícara de farinha de amêndoas

¼ de xícara de amêndoas, sem pele e picadas grosseiramente

¼ de colher (chá) de sal marinho refinado, ou a gosto

1 ovo grande

1 cilindro (150 g) de queijo de cabra frio

1 colher (sopa) de azeite

1 colher (sopa) de manteiga sem sal

8 xícaras (250 g) de espinafre baby

4 a 6 rabanetes aparados e em fatias finas (opcional)

Molho de mostarda e mel do meu pai (página 220)

½ xícara de Amêndoas aromatizadas com alecrim picadas grosseiramente (página 210) ou amêndoas tostadas

DÊ O SEU TOQUE

Combinações fartas Beterraba assada (página 105) é um delicioso complemento para essa salada.

Trocas simples Em vez de amêndoas, farinha de amêndoas e espinafre, use avelãs, farinha de avelãs e rúcula, agrião ou uma mistura de verduras tenras. Substitua as amêndoas por Amêndoas aromatizadas com alecrim (página 210).

Quando eu tinha 17 anos, fui a Paris pela primeira vez. Era um mundo novo para mim, e a comida era tão deliciosa – nunca imaginei que um simples pão com manteiga pudesse ter um sabor tão maravilhoso. Normalmente não como glúten, mas, quando vou à França agora, mesmo que seja para apenas para uma escala, pode acreditar, como uma baguete no saguão do aeroporto!

Foi também nessa viagem que experimentei uma salada de *chevre chaud* pela primeira vez – uma grande pilha de folhas frescas de alface frisée e baby, com dois discos de queijo de cabra embrulhados em massa folhada. Eu não falava francês, então não sabia o que estava pedindo, mas fiquei muito feliz quando abri a massa e encontrei o queijo como recheio. Hoje em dia faço essa salada do meu jeito, em casa, passando o queijo na farinha de amêndoas e nas amêndoas picadas, para dar um pouco de crocância, e fritando na frigideira com manteiga, até que o disco fique dourado por fora e derretido por dentro. Não é o mesmo servido na França, mas tem um sabor delicioso!

Adicione a farinha de amêndoas, as amêndoas picadas e o sal em um prato ou tigela rasa.

Bata levemente o ovo em uma tigela pequena.

Usando uma faca afiada, corte o queijo de cabra em 8 rodelas. (Para fazer cortes suaves e limpos, mergulhe a faca em água quente e seque-a com uma folha de papel toalha entre cada corte.) Mergulhe uma rodela por vez no ovo e depois passe-o na mistura de amêndoas, empanando todos os lados e remodelando suavemente cada peça em um disco redondo, se necessário. Disponha as rodelas em um prato ou assadeira pequena e leve à geladeira por pelo menos 30 minutos.

Aqueça uma frigideira média em fogo baixo a médio. Quando estiver bem quente, coloque o azeite e a manteiga na panela. Mexa até a manteiga derreter e, em seguida, adicione as rodelas de queijo, fritando-as por apenas 1 a 2 minutos, cada lado, na frigideira até dourar.

Em uma tigela grande, adicione o espinafre e os rabanetes, se for usar, e misture com o molho a gosto. Transfira para uma travessa. Coloque as rodelas de queijo sobre as folhas e polvilhe com um pouco de sal. Decore com as amêndoas e sirva imediatamente.

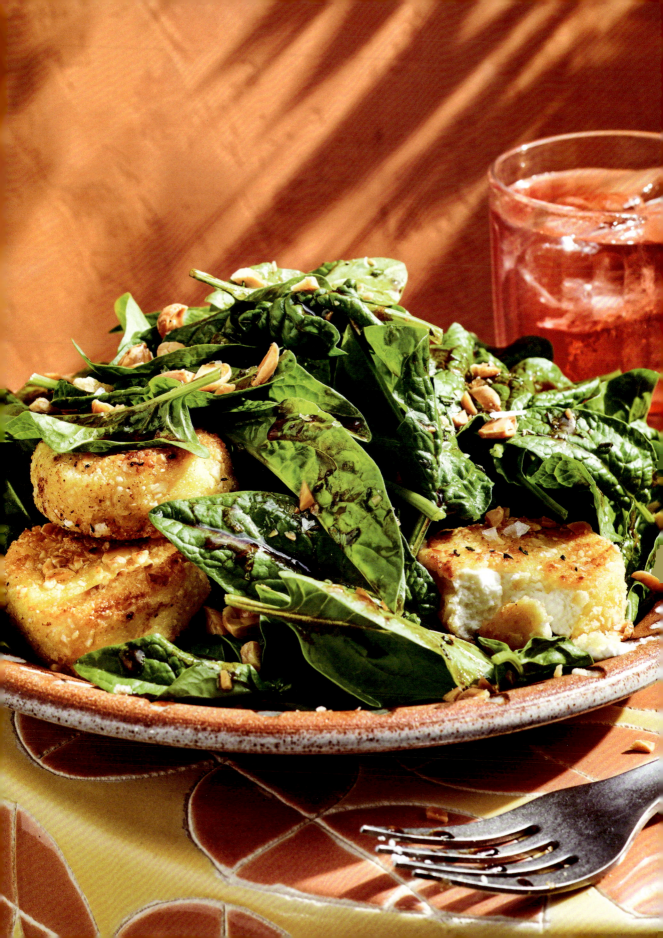

Salada com iscas de carne

RENDE 4 PORÇÕES

680 g a 900 g de fraldinha (uma peça com mais gordura)

1 ou 2 colheres (chá) de sal grosso ou mais conforme necessário

Óleo de abacate conforme necessário

10 xícaras de verduras variadas

1 a 2 avocados sem caroço, cortados ao meio e em cubos

Algumas fatias bem finas de cebola roxa

Azeite para regar

Sal em flocos

Fatias de limão-siciliano (opcional)

Como nasci no Sul do Brasil, cresci comendo carne. Não como tanta carne quanto antes, apenas algumas vezes por mês. Mas, depois de ficar anêmica quando seguia uma dieta vegetariana, fiquei feliz ao reintroduzir a carne vermelha na minha dieta. Sou grata pelo ferro que ela fornece. Usar fraldinha de excelente qualidade, de bois alimentados com pasto, faz uma grande diferença nesta salada simples, mas deliciosa. Esse corte é tão rico e suculento que você nem precisa temperar as verduras — basta regar tudo com um pouco de azeite, polvilhar sal e pronto.

Seque a peça de carne e corte-a transversalmente em 4 bifes. Disponha-os em uma assadeira ou travessa em uma única camada. Polvilhe com sal grosso e massageie a carne com os dedos. Tampe e deixe marinar por 30 a 45 minutos em temperatura ambiente.

Para preparar a carne em uma frigideira grill, leve a frigideira em fogo alto por cerca de 5 minutos. Pincele com óleo de abacate e adicione os bifes, arrumando-os em uma única camada (pode ser necessário cozinhar em 2 levas, para que a temperatura da frigideira não diminua — se isso acontecer, os bifes vão cozinhar no vapor, sem selar). Sele por 3 a 5 minutos de cada lado (ao ponto para mal passado), virando uma vez. Pode ser que, por causa da espessura e do seu ponto preferido, seja necessário mais ou menos tempo.

Para preparar o bife em uma churrasqueira americana, acenda o fogo direto bem quente. Pincele levemente a frigideira ou a grelha com óleo de abacate e, em seguida, com um pegador, acrescente os bifes, arrumando os pedaços em uma única camada sobre a grelha. Sele a carne, por 3 a 5 minutos de cada lado (ao ponto para mal passado), virando uma vez, até que esteja bem grelhado de cada lado. Pode ser que, por causa da espessura e do seu ponto preferido, seja necessário mais ou menos tempo. Para verificar o cozimento, faça um pequeno corte na parte mais grossa da carne. Transfira os bifes para uma tábua e deixe-os descansar por pelo menos 5 minutos enquanto prepara a salada.

DÊ O SEU TOQUE

Combinação leve Se tiver Molho chimichurri (página 224) ou Molho de coentro com hortelã (página 221), use-o para dar um toque extra de sabor.

Troca simples Sobras de Ancho grelhado (página 199) ou de fraldinha da Noite de tacos (página 203) funcionam muito bem, caso prefira não fazer o bife de fraldinha do zero. O vinagrete balsâmico (como o da página 112) fica delicioso substituindo o azeite e o limão-siciliano.

108 Nutrir

Arrume a salada de folhas verdes em uma travessa grande e espalhe o abacate e a cebola por cima. Regue com um fio de azeite e polvilhe com uma pitada de sal em flocos.

Corte os bife perpendicularmente às fibras da carne, em tiras de 1 cm de espessura e arrume-as sobre a salada. Se quiser, finalize uma borrifada de suco de limão-siciliano.

ALIMENTOS PERFEITOS

Existem alguns alimentos que considero perfeitos. Eles têm um sabor incrível e são bombas nutricionais. Para mim, não existe nada melhor do que a combinação do sabor com o que é bom para a saúde — é nisso que baseio meu estilo de vida!

Abacate • É rico em gorduras saudáveis, bem como fibras, potássio e vitaminas que fortalecem o sistema imunológico. Adoro comê-lo com torradas (ver Pão de nozes e sementes, página 92), cortados em cubos numa salada (ver Salada com iscas de carne, aqui ao lado) ou como ingrediente de sobremesa (página 244).

Coco • Versátil e delicioso, é repleto de nutrientes, pois é rico em magnésio, zinco, cobre, ferro, potássio, ácidos graxos e minerais. Eu faço meu próprio leite de coco (página 72), que depois uso na Sopa de legumes com curry de coco (página 140), uma das minhas sopas favoritas para o inverno.

O leite de coco também pode ser combinado ao xarope de bordo para fazer o doce de leite de coco para acompanhar uma sobremesa (página 239). Você também pode usar o açúcar de coco como substituto do açúcar granulado em uma proporção de 1:1, que é uma escolha muito melhor para equilibrar a glicose no sangue. Flocos de coco dão corpo e textura às Barrinhas de castanha-de-baru (página 233). E água de coco sem adição de açúcar fica deliciosa em Smoothies (páginas 55-57). Existe alguma coisa que não fique deliciosa com coco?

Tâmara • O que posso dizer? Eu adoro tâmaras. Elas adoçam Smoothies (páginas 55-57), leites não lácteos (página 68) e Barrinhas de noz-pecã (página 234). Além disso, podem ser uma simples fonte de energia, principalmente quando recheadas com uma ou duas amêndoas.

Amêndoas • Como amêndoas quase todos os dias. Cheias de proteínas e infinitamente versáteis, tenho sempre na minha despensa, muitas vezes em vários estados de imersão, descascadas, torradas ou moídas. Quando faço Leite de amêndoas (página 69), uso a polpa que sobrou para meus Smoothies (páginas 55-57). Amêndoas aromatizadas com alecrim (página 210) são deliciosas como acompanhamento para a maioria das saladas e sopas. O uso de mais farinha de amêndoas na cozinha tem sido uma espécie de revelação, porque torna tudo mais delicioso e nutritivo. Entre muitos outros, veja Waffles de banana (página 83), Almôndegas de frango (página 194) e uma Salada de espinafre com queijo de cabra em crosta de amêndoas (página 106) — eu frito os queijos na manteiga para que fiquem crocantes. Deliciosos!

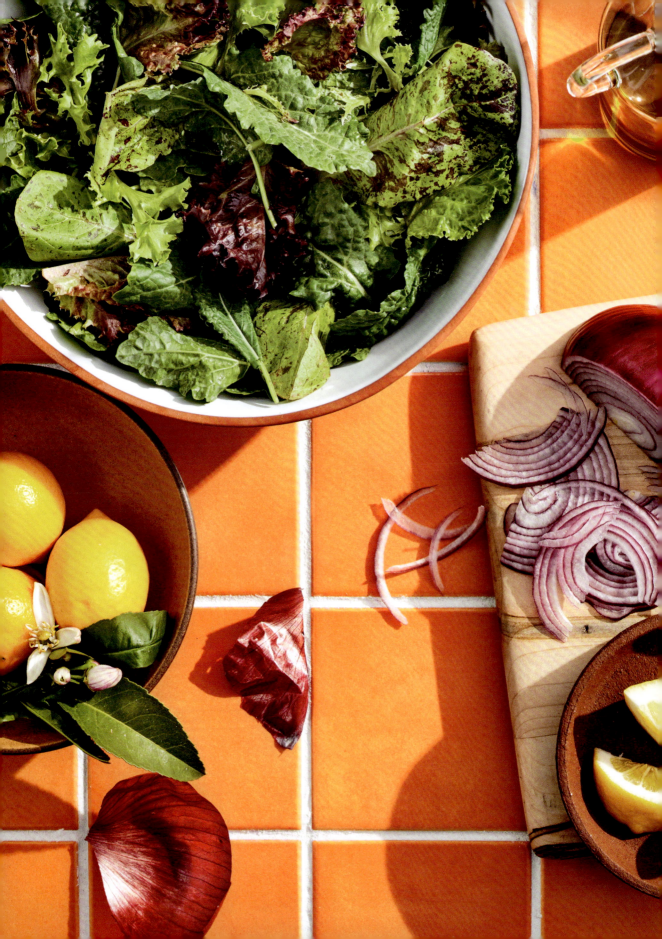

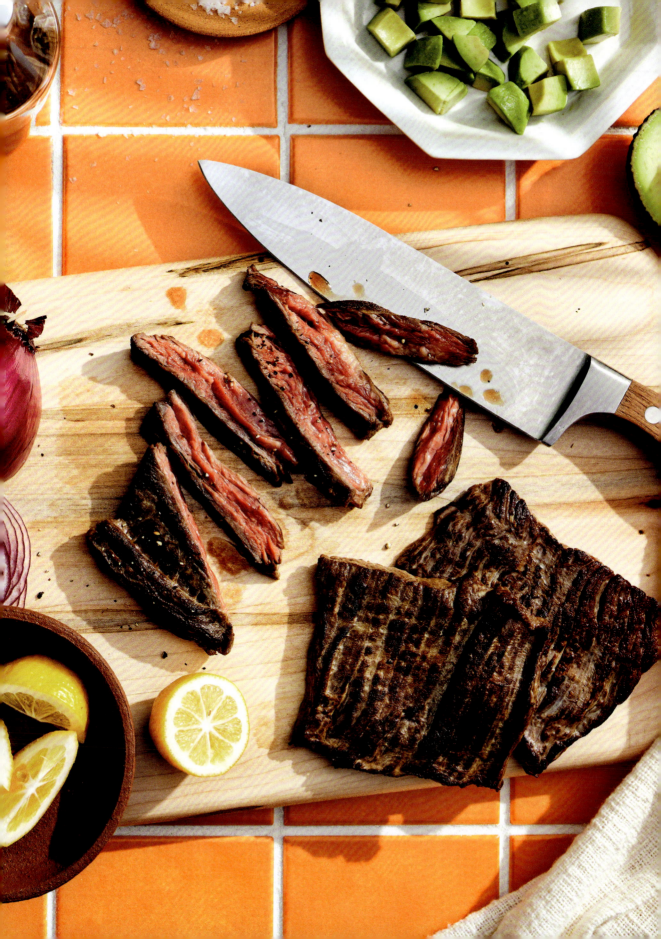

Salada de atum com azeitonas

RENDE 2 A 4 PORÇÕES

7 colheres (sopa) de azeite extravirgem

3 colheres (sopa) de vinagre balsâmico

Sal marinho refinado

2 potes (200 g) de atum enlatado em água (ver Observação)

8 xícaras de rúcula ou alface baby

1 frasco (250 g) de corações de alcachofra inteiros, escorridos e lavados, depois divididos em quatro

½ xícara de azeitonas verdes ou pretas de boa qualidade, lavadas

1 cenoura média, cortada em fatias finas com uma mandolina ou um descascador de legumes

Cerca de 1 xícara de vagem ou aspargos branqueados e resfriados (página 155)

Quando buscamos utilizar os melhores ingredientes, não precisamos nos preocupar em fazer pratos complicados. Foi isso que aprendi quando comecei a cozinhar para mim mesma. Esta salada nada mais é que uma combinação de atum e alcachofra em conserva de alta qualidade, azeitonas pretas ou verdes e alguns vegetais frescos. Isso vale para tudo, mas talvez a dica mais importante aqui seja: compre o melhor azeite que puder bancar.

Em um recipiente de vidro de cerca de 500 ml, misture 6 colheres de sopa de azeite, o vinagre balsâmico, uma pitada de sal e agite para emulsionar.

Escorra o atum e em uma tigela pequena. Em seguida, use um garfo para desfiá-lo, adicione o restante do azeite e misture bem.

Disponha a rúcula em uma tigela grande ou travessa. Faça um pequeno monte com o atum no centro e, em seguida, arrume as alcachofras, as azeitonas, a cenoura e a vagem ao redor.

À mesa, use uma colher para despejar o molho sobre a salada e acrescente sal a gosto. Agora é só servir.

Observação Eu gosto de comprar atum conservado em água, porque posso temperá-lo com meu azeite favorito. Se você preferir atum conservado em óleo, na hora de montar a salada, é só retirá-lo da conserva e desfiá-lo, sem adicionar mais azeite.

DÊ O SEU TOQUE

Combinação leve Minipepinos picados são um ótimo complemento para a salada.

Combinação consistente Adicione um ovo cozido ou um pedaço de torrada feita com o Pão de nozes e sementes (página 92) com abacate.

Para as crianças Faça wraps de atum utilizando folhas de alface: prepare o atum conforme as instruções (misturando 1 colher de sopa de azeite ou maionese, o favorito de Benny) e, em seguida, enrole-os em folhas de alface-americana ou romana; a cenoura e a vagem podem ser servidas como acompanhamento.

Troca simples Salmão enlatado de alta qualidade substitui muito bem o atum.

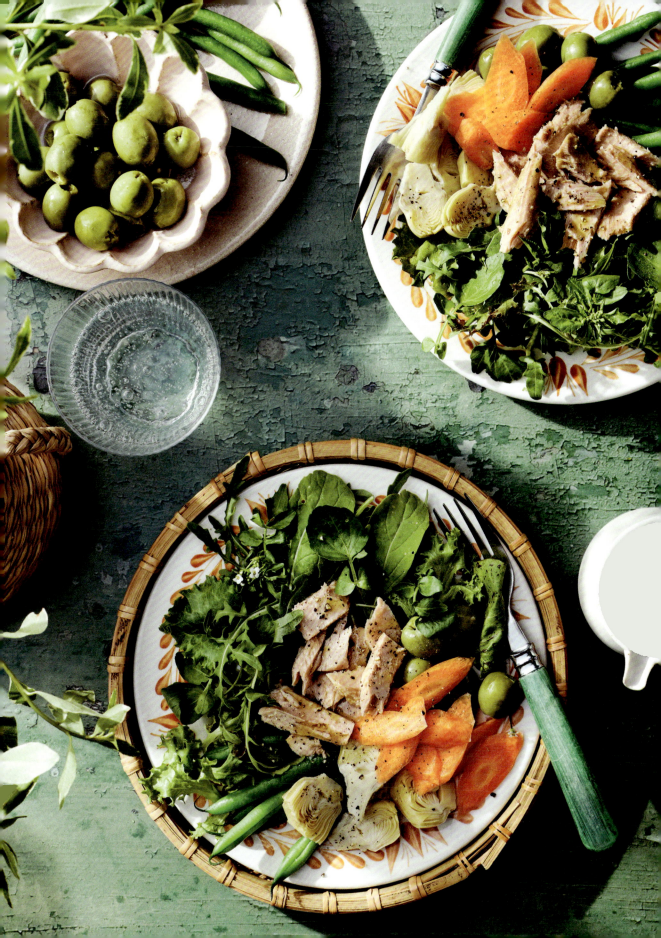

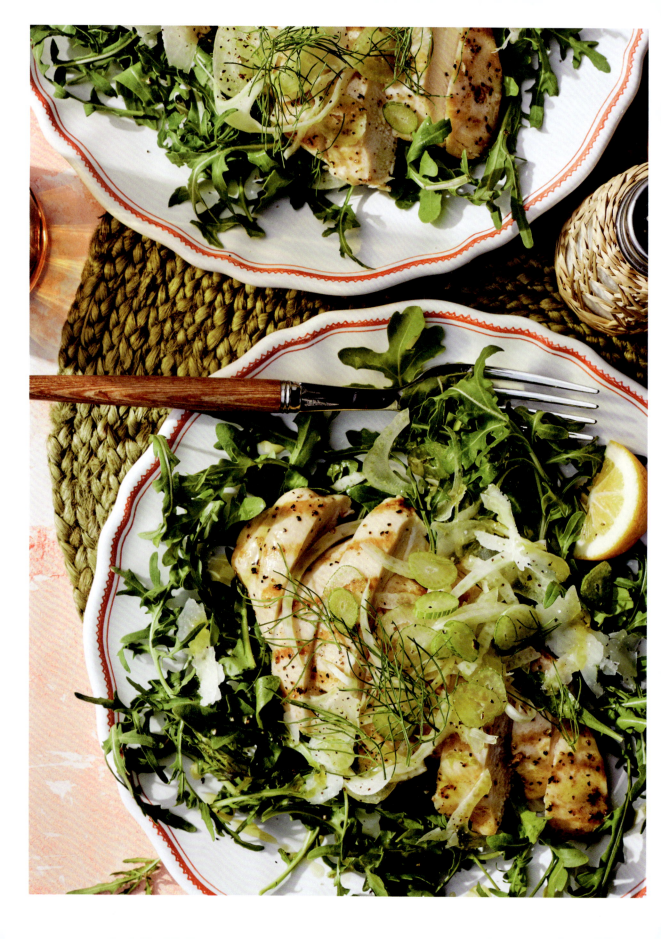

Salada de rúcula com frango

RENDE 2 PORÇÕES

2 peitos de frango desossados e sem pele (cerca de 500 g)

¼ de xícara de azeite extravirgem, e mais um pouco para regar

½ limão-siciliano

Sal marinho refinado

Pimenta-do-reino moída na hora

Óleo de abacate

Cerca de 6 xícaras de rúcula baby

1 bulbo de erva-doce pequeno (ou ½ do médio), sem miolo e cortado em fatias finas (de preferência com uma mandolina)

Lascas de queijo manchego ou parmesão (opcional)

DÊ SEU TOQUE

Combinações saudáveis
Decore também com as Amêndoas aromatizadas com alecrim (página 210) ou as Castanha-de-caju com xarope de bordo e harissa (página 208).

Trocas simples Use frango cozido ou pule o frango e adicione uma porção de Abóbora e grão-de-bico assados (página 151) com um fiozinho de Molho de coentro com hortelã (página 221). Alface baby pode ser um ótimo substituto ou complemento para a rúcula. O Molho tamari (página 228) ou o Molho de tahine (página 220) também são excelentes, substituindo o limão-siciliano e o azeite.

Quando cortados em filés bem finos e marinados apenas em limão-siciliano, azeite e sal, os peitos de frango cozinham em instantes e são uma deliciosa e suculenta peça central para esta salada rápida e fácil que tenho o costume de preparar. Rúcula e erva-doce em fatias finas formam uma base fresca e picante. Muitas vezes, gosto de raspar uma fina camada de mancheho ou parmesão por cima para obter um pouco mais de consistência.

Seque os peitos de frango com papel-toalha. Com o auxílio de uma faca afiada, corte horizontalmente cada peito em 2 filés, de modo que obtenha 4 filés finos e uniformes. Em seguida, coloque os pedaços de frango entre 2 folhas de papel-manteiga e, utilizando o lado liso de um martelo de carne, esmague cada filé até que atinjam uma espessura uniforme de cerca de 0,5 cm.

Em uma tigela rasa, misture ¼ de xícara de azeite e o suco do limão; em seguida, mergulhe os filés de frango, virando-os para cobri-los uniformemente. Reserve e deixe marinar em temperatura ambiente por 30 a 45 minutos.

Preaqueça uma frigideira grill em fogo alto por 3 a 5 minutos. Quando estiver bem quente, retire os filés de frango da marinada e enxugue delicadamente o excesso com papel-toalha. Em ambos os lados, polvilhe algumas pitadas de sal e pimenta. Pincele levemente a frigideira com óleo de abacate, depois adicione o frango (faça no máximo dois filetes por vez, se necessário, para que a frigideira não fique superlotada) e deixe-o cozinhar por cerca de 1 minuto e meio a 3 minutos, até o frango ganhar um pouco de cor e se soltar facilmente da frigideira. Vire-o e espere de 2 a 3 minutos até que o frango esteja levemente dourado e cozido por dentro. Transfira para um prato.

Em dois pratos, divida a rúcula e a erva-doce igualmente e tempere com um pouco de limão, um fiozinho de azeite e sal a gosto. Sirva dois filés de frango em cada prato. Decore com o queijo de sua preferência.

DUAS RECEITAS EM UMA

Sempre que faço o Caldo de galinha da minha mãe (página 124) — o que costuma acontecer pelo menos uma vez por semana — primeiro retiro todo o peito do frango antes de cozinhá-lo por inteiro, já que essa parte do frango não acrescenta muito sabor ao caldo. Por se tratar de uma carne leve e magra, o peito é bem mais adequado ao cozimento rápido. É o almoço perfeito para o dia que preparo caldo!

Saladas 115

Salada quente de arroz selvagem

RENDE 4 PORÇÕES

1½ xícara de arroz selvagem

6 xícaras de água filtrada

Sal marinho refinado

¼ de xícara de azeite extravirgem

2 dentes de alho grandes bem picados ou ralados

1 chalota média ou ¼ de cebola roxa picada em cubos

½ limão-siciliano

2 cenouras médias cortadas em cubos ou raladas grosseiramente

2 talos de aipo picados em cubos

Pimenta-do-reino moída na hora

¼ de xícara de salsinha picada grosseiramente

½ xícara de nozes-pecãs assadas (ver Observação)

Sempre que possível, prefiro comer alimentos sem glúten, então o arroz selvagem, que na verdade é uma erva (portanto, sem glúten) e um bom acompanhamento para quando quero algo rico em amido, mas com um pouco mais de fibras dietéticas e antioxidantes. O aroma adocicado e herbáceo e a textura robusta desse arroz combinam bem com folhas de salsinha frescas e vibrantes, pedaços de cenoura e aipo e chalotas levemente em conserva no molho. As nozes assadas acrescentam suntuosidade e um toque de crocância — minha parte favorita. Certifique-se de procurar por arroz selvagem puro, e não uma mistura.

Lave o arroz em uma peneira de malha fina, deixe escorrer e então coloque-o em uma panela média, e acrescente a água filtrada. Deixe ferver em fogo médio-alto e adicione 2 colheres (chá) de sal. Reduza o fogo para médio-baixo, tampe parcialmente a panela e deixe cozinhar de 50 minutos a 1 hora, até que o arroz esteja macio e começando a abrir. Em seguida, coe-o, se necessário, e devolva-o para a panela. Incorpore o azeite e o alho e tampe para manter o arroz aquecido.

Coloque a chalota em uma tigela média e acrescente o suco do limão e uma pitada grande de sal. Deixe descansar por alguns minutos para amolecer e marinar levemente. Depois, adicione a cenoura, o aipo, o arroz quente e a pimenta. Misture bem os ingredientes. Prove e, se desejar, adicione algumas gotas extras de limão e sal a gosto. Por fim, acrescente a salsinha, misture e decore com as nozes-pecãs. Sirva quente.

Observação Para torrar as pecãs, coloque-as em uma assadeira pequena e leve ao forno a 180°C por 10 a 15 minutos, mexendo no meio do tempo, até que estejam douradas e perfumadas.

DÊ O SEU TOQUE

Combinações leves Sirva junto com as Minhas verduras favoritas refogadas (página 152) ou com o Refogado fácil de verduras com alho (página 165).

Combinações fartas Sirva com um ovo poché ou cozido por cima; ou use a salada como base para uma tigela com os Legumes assados (página 144).

Para as crianças Sirva com Paillards de frango ao alecrim e limão (página 197).

Troca simples Em vez de nozes-pecãs, use amêndoas ou nozes assadas.

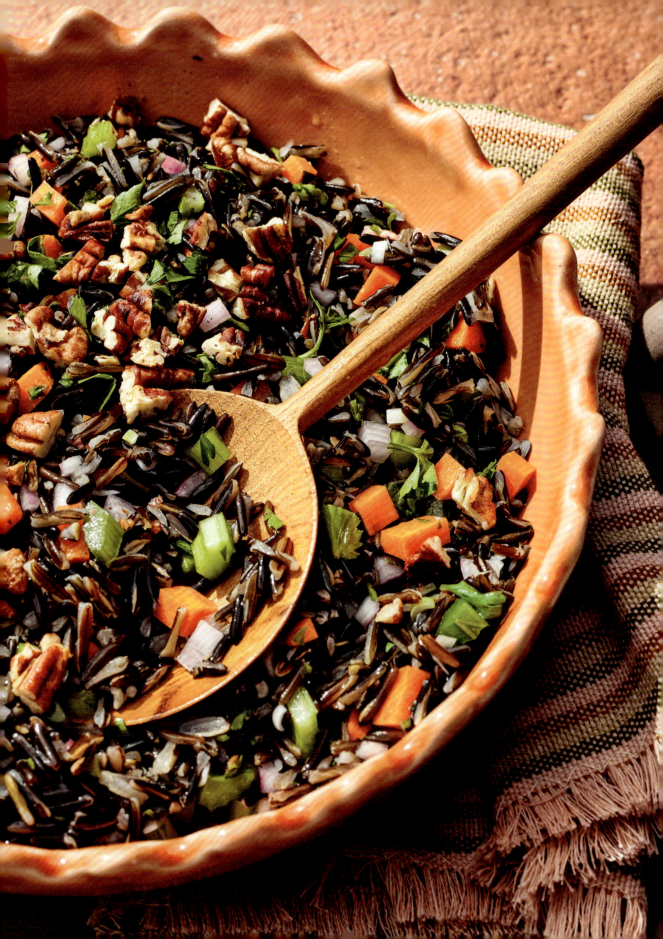

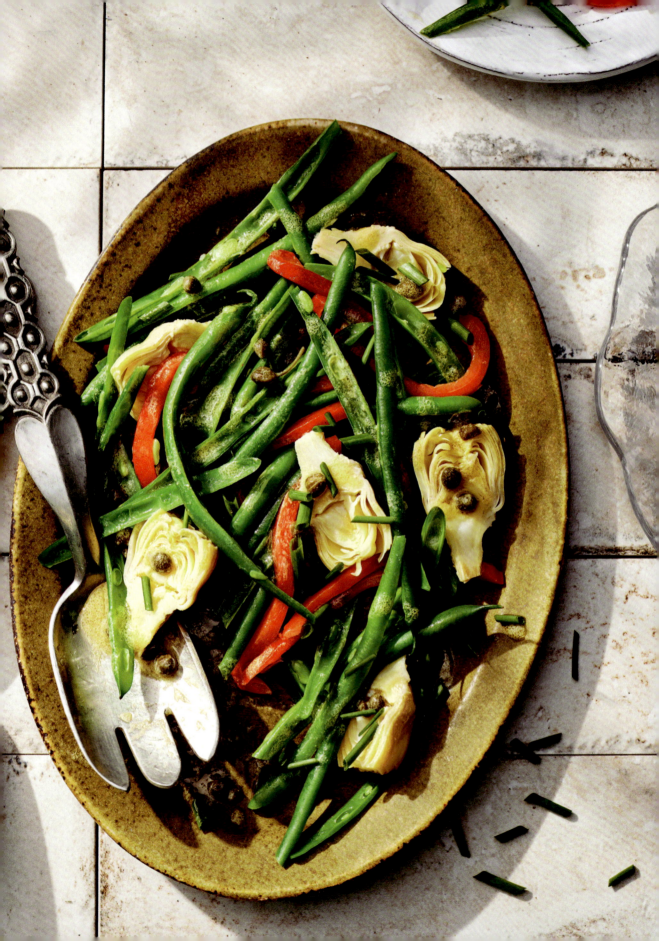

Salada de vagem

RENDE 4 PORÇÕES

500 g de vagem holandesa cortadas no sentido do comprimento e sem as sementes

1 pimentão vermelho pequeno assado (ver página 144)

1 xícara de corações de alcachofra inteiros, lavados e escorridos

Molho de tahine (página 220) ou Molho de mostarda e mel do meu pai (página 220)

2 colheres (sopa) de cebolinha fresca picada

Alcaparras para decorar (opcional)

Vivi adora vagem, mesmo crua, por isso estou sempre em busca de novas maneiras de servi-la. Ela gosta tanto de vagem que não posso nem deixá-la entrar na cozinha enquanto preparo esta salada. Caso contrário, a vagem acaba antes mesmo de o prato ficar pronto!

Gosto deste prato porque a vagem, quando branqueada e cortada ao meio, tem uma textura maleável que quase lembra o macarrão. Adicione fatias de pimentão assado e corações de alcachofra, e a salada começa a ficar bem mais divertida do que uma saladinha simples.

Encha uma tigela média com cubos de gelo e água fria. Leve ao fogo uma panela grande com água e sal até ferver. Em seguida, adicione a vagem e deixe escaldar por 1 minuto e meio até ficar macia, mas *al dente*. Use uma escumadeira para transferi-la para o banho-maria invertido, a fim de resfriá-la, e depois escorra em uma peneira.

Com cuidado, corte a vagem ao meio, no sentido do comprimento, fazendo tiras longas. Reserve em uma tigela.

Corte o pimentão vermelho em tiras compridas, e os corações de alcachofra ao meio, no sentido do comprimento, e coloque-os na tigela junto com a vagem. Despeje a mistura em uma frigideira grande e leve ao fogo médio para aquecer por cerca de 1 minuto. (Este prato também é delicioso servido frio.)

Delicadamente, incorpore o molho aos vegetais, usando apenas a quantidade desejada, e transfira para a louça em que vai servir. Decore com cebolinhas e alcaparras, se desejar, e sirva imediatamente.

DÊ O SEU TOQUE

Combinações fartas Acrescente à salada atum conservado em água e escorrido (1 lata, com 170 g, é o suficiente), ou uma boa quantidade de grão-de-bico cozido (ver página 179). Finalize com Amêndoas aromatizadas com alecrim (página 210) ou Castanhas-de-caju com xarope bordo e harissa (página 208) para adicionar um toque de crocância.

Troca simples Use o Molho de coentro com hortelã (página 221) em vez do tahine.

Saladas   119

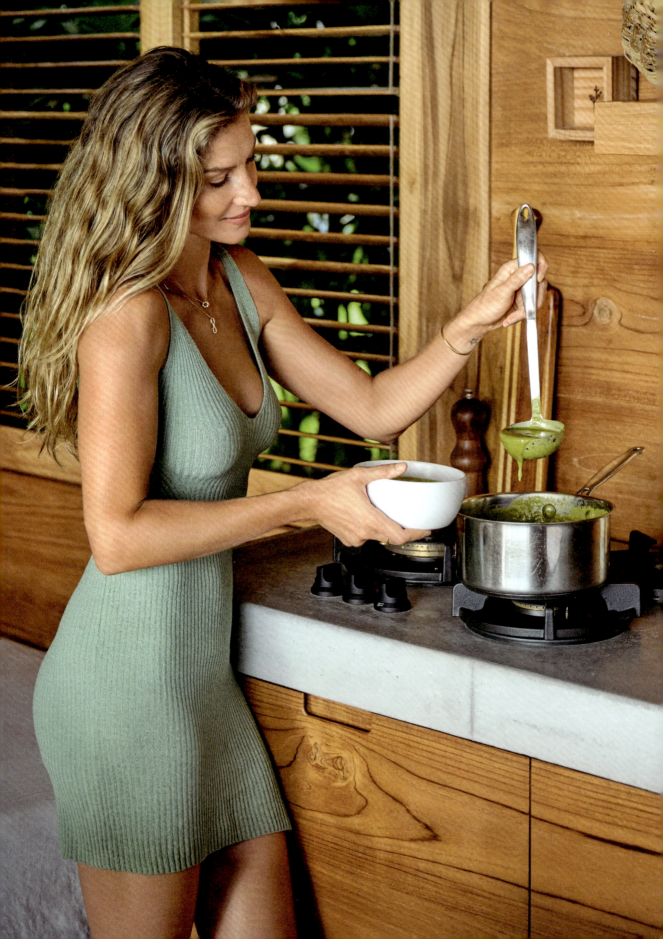

Sopas

Sopas e caldos são alimentos nutritivos e fáceis de digerir,
por isso estão entre meus pratos favoritos para o jantar.
Além disso, são preparos versáteis e fáceis de reaquecer para
uma refeição de última hora. O caldo caseiro da minha mãe
é, sem dúvida, uma das receitas mais preciosas para mim;
sempre tenho um pouco em casa — é tão nutritivo.

Caldo de legumes

RENDE CERCA DE 2 LITROS

3 talos de aipo picados grosseiramente

2 cenouras grandes picadas grosseiramente

1 cebola média cortada em quatro partes

1 maço de cebolinha (partes verdes e brancas) picado grosseiramente

1 cabeça de alho cortada ao meio, horizontalmente

2 folhas de louro secas

Vários ramos de salsinha fresca ou tomilho

Até 4 xícaras de aparas de vegetais (como cascas de abóbora, alho-poró, talos de cogumelos, miolos de erva-doce ou repolho, cascas de pastinaca, talos de couve etc.)

Sal marinho refinado

Posso dizer que sou obcecada com a ideia de não desperdiçar comida; acho que por isso mesmo fazer caldo de legumes me traz tanta satisfação. Toda semana, reúno todas as aparas de vegetais que tenho guardadas: caules, pontas, cascas e caroços, além de quaisquer hortaliças que não sirvam mais para saladas. (Às vezes, congelo esses pedaços em um recipiente de vidro até precisar deles para cozinhar.) Despejo tudo em uma panela junto com os ingredientes de sempre: cenoura, aipo, cebola e alho – e não precisa descascar nenhum deles. O resultado é um caldo denso, reforçado e cheio de sabor, que aproveitou tudo dos vegetais, utilizando o que poderia facilmente ter sido jogado fora para fazer algo delicioso. Esse caldo é saboroso e nutritivo. Evitar desperdícios é a cereja do bolo.

Em uma panela grande, tipo caldeirão, ou uma panela de ferro fundido, misture todos os ingredientes, exceto o sal, e adicione água filtrada suficiente para cobrir os vegetais, com bastante espaço para eles flutuarem (cerca de 3 L). Leve ao fogo médio-alto até ferver. Em seguida, abaixe o fogo e cubra parcialmente a panela com uma tampa. Deixe cozinhar por 90 minutos a 2 horas, conferindo periodicamente e removendo a espuma que se acumula na superfície, até que o caldo fique rico e equilibrado com os sabores dos vegetais. Retire a tampa e deixe esfriar. (Se for usar uma panela elétrica, vai demorar mais — cerca de 8 horas. É só misturar todos os ingredientes, exceto o sal, e adicionar 10 xícaras de água, ou o suficiente para quase atingir a capacidade máxima indicada. Coloque em fogo baixo e deixe cozinhar.)

Com cuidado e o auxílio de uma peneira de malha fina, coe o caldo e despeje-o em uma tigela grande. Pressione suavemente os alimentos sólidos para extrair um pouco mais de caldo — você pode usar o que sobrar para fazer compostagem. Prove o caldo e acrescente sal a gosto.

Divida o caldo em recipientes de vidro herméticos, tampe-os e leve à geladeira, ou deixe esfriar e congele em sacos para freezer. O caldo dura de 4 a 5 dias na geladeira ou até 2 meses no congelador.

Observação Restos de erva-doce adicionam um sabor diferente. Outras adições interessantes incluem cascas de cebola, aparas de vagem ou aspargo, pontas de caules de abobrinha ou caules de acelga.

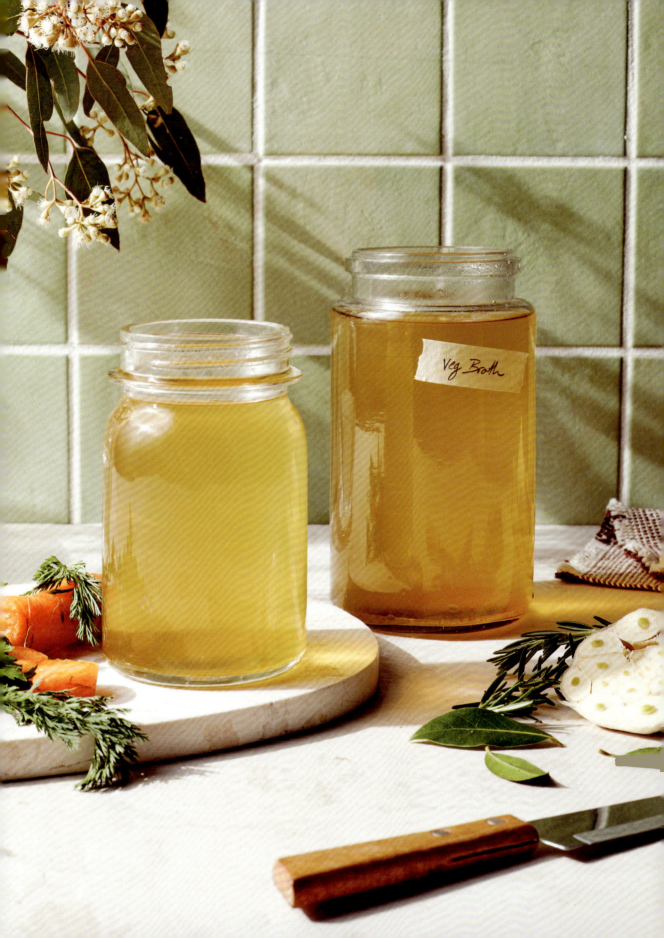

Caldo de galinha da minha mãe

RENDE CERCA DE 2 LITROS

1 frango (1,5 a 2 kg) ou o equivalente em coxas, sobrecoxas e/ou asas de frango

2 talos de aipo picados grosseiramente

1 cenoura grande picada grosseiramente

1 cebola branca média cortada em quatro partes

1 maço de cebolinha (partes brancas e verdes) aparado e picado grosseiramente

1 cabeça de alho cortada ao meio, horizontalmente

2 folhas de louro secas

Vários ramos grossos de salsinha fresca ou tomilho

Até 4 xícaras de aparas de vegetais (cascas de abóbora, aparas de alho-poró, talos de cogumelos, coração de erva--doce, cascas de pastinaca, talos de couve e de repolho, entre outros; consulte a Observação da página 122)

Sal marinho refinado

Quando as pessoas me perguntam sobre minha rotina de beleza, querem saber quais marcas de cremes faciais e outros cosméticos eu uso. Mas, sendo bem sincera, a coisa mais impactante que faço para manter a minha pele não tem tanto a ver com produtos de beleza, e sim com alimentação. Eu consumo colágeno, que é uma propriedade natural do caldo de osso. Tomo esse caldo de galinha desde sempre; a minha mãe fazia uma versão dele quando eu era pequena. Hoje, essa receita serve como base de praticamente todas as minhas sopas, como a Sopa espanta-gripe (página 127) e a Sopa de feijão com verduras (página 135), além dos improvisos semanais incorporando as sobras que tenho na geladeira. (Um pouco de caldo, frango desfiado e alguns vegetais aleatórios podem se transformar em uma refeição rápida e aconchegante em minutos.) Eu também beberico esse caldo o tempo todo. Além disso, se quiser dar mais sabor a um prato, basta adicionar um pouco de caldo e voilà! Em suma, fazer uma panela de caldo de galinha da minha mãe é uma daquelas tarefas demoradas, mas que valem a pena e trazem muitos benefícios, tanto internos quanto externos.

Costumo consumir uma receita inteira por semana, por isso às vezes faço o dobro e congelo metade para ter sempre à mão. Uma dica que costumo seguir é retirar os peitos do frango antes de cozinhar o caldo — a carne leve fica melhor grelhada ou salteada.

Se estiver com um frango inteiro, separe o peito com o auxílio de uma faca afiada, fazendo cortes profundos de cada lado do osso do peito e depois traçando suavemente a faca contra as costelas para separar as peças com delicadeza. Reserve na geladeira ou congele-os para outra receita. Corte o restante da carcaça em pedaços, separando as pernas e as asas.

Coloque os pedaços de frango em um panela grande ou de ferro fundido e, com exceção do sal, acrescente o restante dos ingredientes. Adicione água filtrada suficiente para cobrir a carne e os vegetais, com bastante espaço para eles flutuarem (cerca de 3 L). Leve para ferver em fogo alto, então abaixe o fogo e cubra parcialmente a panela com uma tampa. Deixe cozinhar por 4 horas, removendo a espuma que se

DÊ O SEU TOQUE

Combinações leves Cozinhe vegetais crus picados no caldo até ficarem *al dente* para um almoço ou jantar simples e nutritivo. A minha mãe faz uma versão muito boa com cenoura, talos de brócolis americano fatiados, aipo e folhas de louro, cozinhando até os vegetais ficarem macios. Você também pode adicionar sobras de Vegetais assados ou branqueados (páginas 144 ou 155) ao caldo e reaquecer a mistura, ou processar tudo para obter um prato rico, suave e cremoso (mas sem creme!).

acumula na superfície e adicionando mais água conforme necessário para manter os sólidos submersos, até que o caldo fique equilibrado e cheio de sabor. (Como alternativa, coloque os ingredientes, exceto o sal, em uma panela elétrica e adicione 10 xícaras de água filtrada. Leve ao fogo baixo e deixe cozinhar por 12 horas.)

Retire a tampa e deixe esfriar. Usando uma escumadeira, retire o frango do caldo e coloque-o em um prato. Coe o caldo restante utilizando uma peneira de malha fina apoiada sobre uma tigela grande.

Retire e descarte a pele do frango e, em seguida, desprenda a carne dos ossos (ela se soltará com facilidade) e reserve para outro uso se desejar (ver Observação). Despeje todo o suco coletado do prato através da peneira no caldo. Prove e adicione sal a gosto.

Divida o caldo em recipientes de vidro herméticos, tampe-os e leve à geladeira ou deixe esfriar e congele em sacos para freezer. O caldo dura 3 dias na geladeira ou até 2 meses no freezer. A gordura vai endurecer na parte superior dos recipientes; quando o caldo for reaquecido, ela volta a derreter no caldo e o torna ainda mais rico — delicioso!

Observação Embora a maior parte do sabor tenha sido transferida para o caldo, a carne do frango pode ser consumida se quiser. Basta desfiar e fritar em algumas colheres de sopa de manteiga com um pouco de alho e sal para adicionar sabor.

DOENÇA, BEM-ESTAR E ALIMENTAÇÃO

Quando estou doente, prefiro usar remédios fitoterápicos e homeopáticos antes de qualquer coisa que eu possa encontrar na farmácia, pois muitas vezes tenho resultados positivos sem nenhum dos efeitos colaterais. Existem diversas maneiras de tratar e curar doenças com alimentos. Se pudermos evitar a ingestão de produtos químicos e, em vez disso, optar por algo natural, por que não tentar?

Chá curativo de gengibre com limão (página 75) com um pouco de mel de Manuka é uma alternativa para quando nos sentimos mal. Legumes e caldo caseiro são repletos de nutrientes, então um prato como a Sopa espanta-gripe (página 127) é benéfico para um resfriado ou uma dor de garganta. Para estimular proativamente o nosso sistema imunológico e alcançar um bem-estar geral, consumimos diariamente superalimentos como gengibre, açafrão e ervas. Tomo suplementos de ervas quase todos os dias (eu gosto das ervas de Gaia), incluindo Xarope de sabugueiro para as crianças (ver página 45 para mais informações).

Por fim, certifico-me de que consumimos uma variedade de produtos para obter todo o espectro de vitaminas e minerais. Lembro às crianças de "comerem o arco-íris", o que as ajuda a ter mais consciência de todos os tipos de nutrientes consumidos todos os dias. Essa é outra forma de garantir que estou fazendo tudo que posso para proteger o meu bem mais precioso: minha saúde e a da minha família.

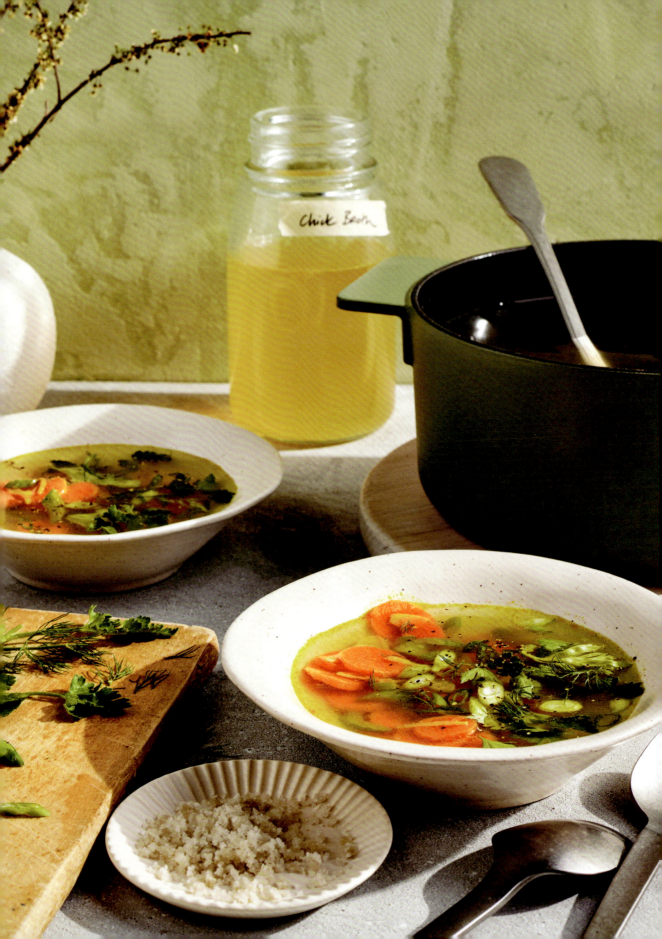

Sopa espanta-gripe

RENDE 4 PORÇÕES

1 colher (sopa) de *ghee* ou óleo de abacate

3 cenouras médias, fatiadas finas

2 talos de aipo, fatiados finos, e um punhado de folhas de aipo

4 dentes de alho, fatiados finos

1 pedaço de gengibre fresco do tamanho de um polegar, descascado e ralado fino ou fatiado fino

½ colher (chá) de cúrcuma moída, ou 2,5 cm de cúrcuma fresca, fatiada fina

½ colher (chá) de sal marinho refinado (ou mais, a gosto)

6 xícaras de Caldo de galinha da minha mãe (página 124)

1 cebolinha (partes verdes e brancas), fatiada fina

Punhado de folhas frescas de salsinha e/ou endro picado grosseiramente

Pimenta-do-reino moída na hora

Flor de sal (opcional)

DÊ O SEU TOQUE

Combinações leves Adicione uma abóbora descascada e picada e um punhado de espinafre fresco.

Combinações fartas Sirva com arroz selvagem cozido, ou incorpore um ovo batido no caldo fervente um pouco antes de servir.

Para as crianças Você pode acrescentar um punhado de frango desfiado em cada porção, ou refogar alguns pedaços de frango em um pouco de óleo de abacate, com alho picado e uma pitada de sal, e adicione à sopa. Macarrão udon também é um ótimo complemento.

Trocas simples Use até 2 xícaras das Hortaliças branqueadas (página 155) em vez de cenoura e aipo, cozinhando-as apenas por 5 a 10 minutos. Outras ervas frescas, como o coentro, também ficam deliciosas nesse prato.

Eu acredito muito no poder curativo dos alimentos. Quando estamos doentes, é ainda mais importante ingerir ingredientes saudáveis e de fácil digestão. Apesar do seu efeito suave e calmante, esta sopa simples é uma potente fonte de nutrientes, com gengibre, alho e cúrcuma, que são ricos em antioxidantes (não se esqueça de usar a pimenta-do-reino nesta receita, pois ela ajuda a ativar a cúrcuma), cenoura e aipo repletos de vitaminas e a salsinha ou o endro fresco, porque são revitalizantes. O mais importante: o caldo de galinha – carregado de zinco e outros minerais extraídos dos ossos – trata dos sintomas genéricos do resfriado. O caldo puro é mais fácil de digerir quando se está doente, mas a minha filha, Vivi, que adora comer carne, costuma pedir essa sopa mesmo quando está saudável, então costumo acrescentar um pouco de frango para ela.

Coloque uma panela de sopa ou de ferro fundido em fogo médio-baixo e, quando estiver bem quente, acrescente a *ghee*. Em seguida, adicione a cenoura, o aipo, o alho, o gengibre, a cúrcuma e o sal, mexendo bem para misturar. Cozinhe por alguns minutos, deixando os legumes amolecerem, e então despeje o caldo e leve para ferver. Abaixe o fogo e deixe cozinhar suavemente por 10 a 15 minutos, até que os vegetais fiquem macios. Prove e adicione algumas pitadas extras de sal se achar necessário.

Sirva em tigelas de sopa e decore com cebolinha, salsinha, um pouco de pimenta e uma pitada de flor de sal se desejar.

Sopas   127

Sopa de ervilha
com cubos de batata-doce assados

RENDE 4 A 6 PORÇÕES

2 alhos-porós (partes brancas e verde-claras)

2 colheres (sopa) de óleo de coco virgem ou óleo de abacate, e mais um pouco para regar

3 dentes de alho esmagados

1 colher (chá) de sal marinho refinado

1 abobrinha pequena picada

4 ½ xícaras (ou mais, conforme necessário) do Caldo de galinha da minha mãe (página 124) ou do Caldo de legumes (página 122)

500 g (cerca de 2 xícaras) de ervilha-torta, sem a casca, ou 2 sacos (300 g) de ervilhas congeladas (ver Observação)

Cubos de batata-doce assados (página 147)

Azeite

A ervilha é um ótimo exemplo de legume para demonstrar os benefícios da alimentação sazonal. Durante a primavera, quando ainda é possível enxergar vestígios dos tons de marrom e cinza típicos do inverno, a feira de produtores exibe ervilhas-tortas em tons de verde brilhantes e vibrantes. Esse simples símbolo da estação é tão inspirador. O sabor adocicado é como sentir a luz do sol.

Depois de um inverno longo, especialmente quando morávamos em Boston, produtos verdes frescos eram tudo o que eu queria consumir. Esta sopa simples, feita rapidinho no liquidificador, pode ser acompanhada por cubos de batata--doce assados e é uma ótima maneira de dar as boas-vindas à primavera.

Parta o alho-poró ao meio e corte fatias em meias-luas. Transfira para uma peneira de malha fina, lave bem em água corrente e escorra.

Leve uma panela de ferro fundido ao fogo médio e, quando estiver bem quente, acrescente o óleo. Em seguida, adicione o alho-poró, o alho e ¼ da colher (chá) de sal. Tampe e deixe cozinhar por 7 a 10 minutos, mexendo de vez em quando, até tudo ficar macio.

Junte a abobrinha e o caldo. Deixe ferver e adicione o restante do sal, tampe parcialmente e deixe cozinhar por 10 a 15 minutos, ou até que a abobrinha fique macia.

Adicione as ervilhas e cozinhe por mais 3 a 5 minutos (geralmente o tempo que leva para o líquido voltar a ferver), até ficarem macias.

Retire a panela do fogo. Trabalhando em etapas, coloque a sopa no liquidificador e bata até virar um caldo bem homogêneo. (Certifique-se de encher o liquidificador só até a metade e de processar com a tampa ventilada.) Retorne a sopa para a panela e reaqueça. A seu critério, adicione mais caldo para diluir a consistência. Prove o sal.

Sirva quente, com os cubos de batata-doce assados como acompanhamento e um fio de azeite, se desejar.

Observação Se ervilhas frescas estiverem fora de época, use as congeladas, de preferência orgânica e da variedade pequena. Não é necessário descongelá-las antes de adicioná-las à sopa.

DÊ O SEU TOQUE

Combinação leve Uma pitada de sementes de abóbora torradas é uma ótima adição para ficar crocante.

Combinações fartas Sobras de vegetais assados, como cenoura ou abóbora, são excelentes complementos.

128 Nutrir

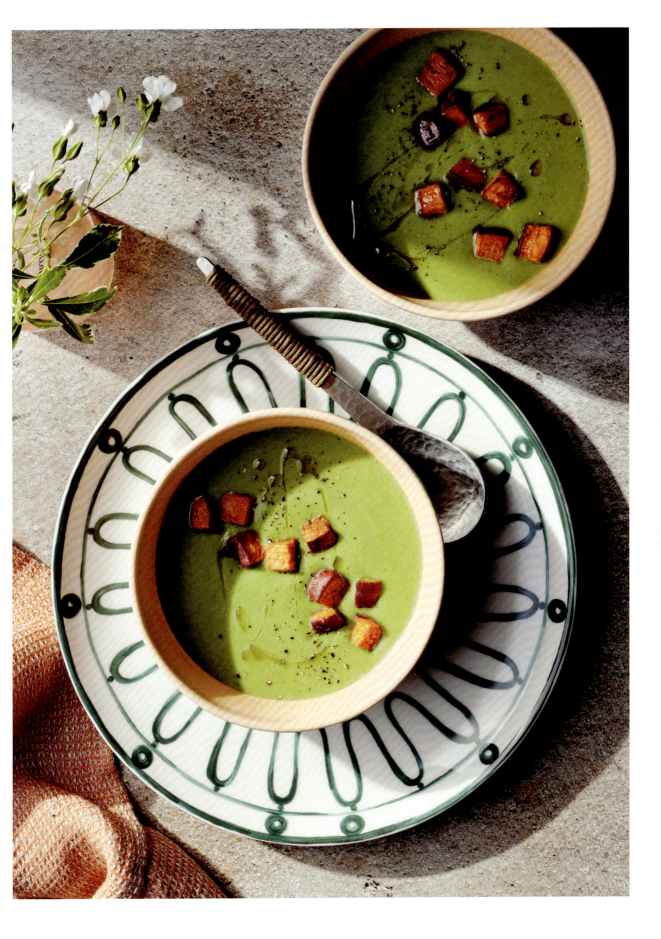

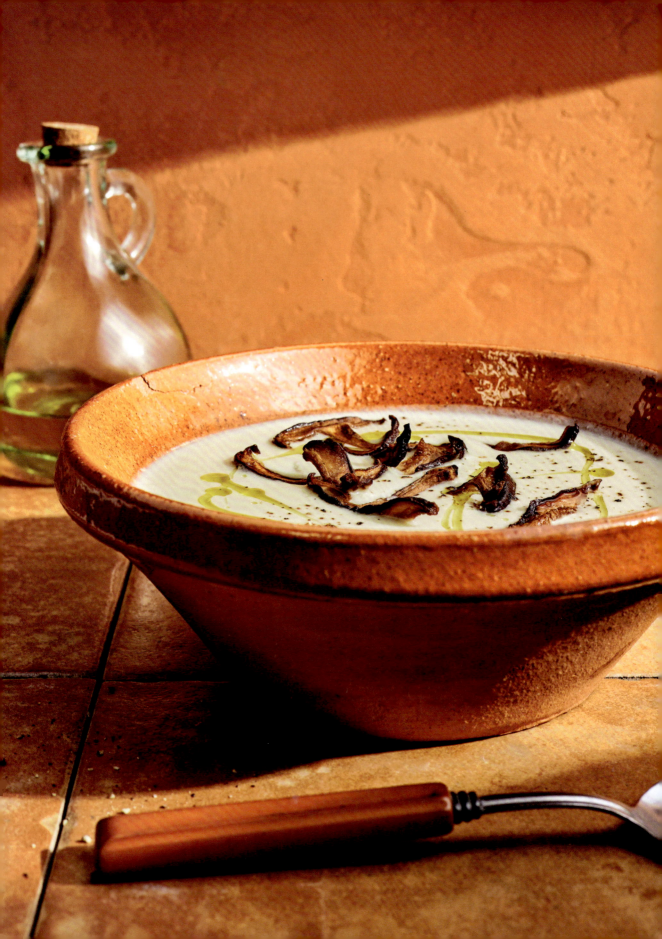

Sopa cremosa de couve-flor

RENDE 4 A 6 PORÇÕES

2 alhos-porós (partes brancas
e verde-claras), fatiados (ver
Observação); ou 1 cebola grande
(branca ou normal), picada

2 colheres (sopa) de óleo de
abacate ou *ghee*

3 dentes de alho amassados

1 colher (chá) de sal marinho
refinado

Pimenta-do-reino moída na hora

1 couve-flor grande (cerca de
1 kg) partida em pequenos
floretes e com o talo picado

1 abobrinha média cortada em
cubos

6 xícaras do Caldo de galinha da
minha mãe (página 124) ou do
Caldo de legumes (página 122)

½ xícara de castanha-de-caju
crua

Azeite extravirgem a gosto

Cogumelos shiitake assados
crocantes (página 214)

Não sou uma grande consumidora de laticínios convencionais, mas adoro alimentos cremosos, por isso acho esta sopa tão satisfatória. Há dois ingredientes especiais para obter esse efeito: castanha-de-caju e abobrinha. As castanhas são cozidas no caldo, o que ajuda a deixar a sopa homogênea, enquanto a abobrinha dá corpo. E isso tudo sem tirar a atenção do sabor doce e puro da couve-flor. Experimente este prato acompanhado de shiitakes assados, cuja textura crocante contrasta muito bem com a textura aveludada e cremosa (mesmo sem creme) da sopa.

Corte o alho-poró ao meio e depois em fatias. Transfira para uma peneira de malha fina, lave bem em água corrente e escorra.

Leve uma panela de sopa ou de ferro fundido para aquecer em fogo médio e, quando estiver bem quente, acrescente o óleo de abacate. Em seguida, adicione o alho-poró, o alho e ½ colher de chá de sal. Cozinhe, mexendo sempre, até ficar macio e translúcido e o alho começar a dourar, o que leva de 6 a 8 minutos. Junte a couve--flor e a abobrinha e refogue levemente, mexendo sempre, por cerca de 3 minutos.

Adicione o caldo, as castanhas-de-caju e a outra metade da colher de chá de sal. Espere ferver, então reduza o fogo e deixe cozinhar com a panela parcialmente coberta por 10 a 15 minutos, até a couve-flor ficar macia.

Trabalhando aos poucos, coloque cuidadosamente a sopa no liquidificador e bata até ficar homogênea. (Certifique-se de encher o liquidificador só até a metade e processar com a tampa ventilada.) Retorne a sopa para a panela e reaqueça suavemente.

Sirva quente, guarnecida com um fio de azeite e um pouco de shiitakes crocantes se desejar.

Observação Guarde as aparas de alho-poró num recipiente com fechamento hermético no congelador até ter aparas de vegetais suficientes para fazer um caldo (ver página 122).

DÊ O SEU TOQUE

Combinações leves Em vez de shiitakes, finalize a sopa com Castanhas-de-caju com xarope de bordo e harissa (página 208) ou Amêndoas aromatizadas com alecrim (página 210).

Combinações fartas Acrescente à sopa uma camada das Minhas verduras favoritas refogadas (página 152) ou alguns Cubos de batata-doce assados (página 146).

Trocas simples Use brócolis americano ou romanesco no lugar da couve-flor. Você também pode optar por 4 xícaras de couve-flor assada ou brócolis americano assado (ver página 144), colocando-as na panela quando a abobrinha estiver macia e cozinhando por apenas alguns minutos antes de misturar.

Sopas   131

Sopa de abóbora-manteiga com alecrim

RENDE 4 PORÇÕES

2 colheres (sopa) de *ghee* ou óleo de abacate

1 cebola branca média cortada em cubos

1 raminho de alecrim fresco

1 abóbora-manteiga média, descascada, sem sementes e cortada em cubos (cerca de 4 xícaras; consulte a Observação)

3 a 4 xícaras do Caldo de galinha da minha mãe (página 124) ou do Caldo de legumes (página 122)

1¼ de colher (chá) de sal marinho refinado (ou mais, conforme necessário)

DÊ O SEU TOQUE

Combinações fartas Finalize com Couve-flor assada (página 144), Amêndoas aromatizadas com alecrim (página 210), sementes de abóbora torradas ou Castanhas-de-caju com xarope de bordo e harissa (página 208).

Costumo repetir: "Mantenha a simplicidade." É uma espécie de mantra para mim. Esta sopa é uma expressão disso – é uma combinação de apenas seis ingredientes que, juntos, formam uma refeição supernutritiva. A abóbora é um dos meus legumes favoritos. E gosto mais ainda com um pouco de alecrim, que acrescenta um sabor de pinho. Suave, doce e perfumado – por que adicionar mais alguma coisa?

Aqueça uma panela de ferro fundido em fogo médio e, quando estiver bem quente, adicione a *ghee*. Em seguida, adicione a cebola e o raminho de alecrim, deixe cozinhar, mexendo periodicamente, por 7 a 10 minutos, até a cebola ficar macia e translúcida.

Misture a abóbora. Adicione 3 xícaras de caldo e o sal. Deve ser o suficiente para a abóbora ficar coberta pelo caldo. Adicione mais apenas se necessário (você sempre pode ajustar a consistência depois). Leve para ferver em fogo médio-alto com a panela parcialmente tampada, então reduza para médio-baixo e deixe cozinhar por 20 a 30 minutos, até que a abóbora esteja macia a ponto de ser facilmente perfurada com uma faca.

Retire o raminho de alecrim e descarte. Trabalhando aos poucos, transfira os sólidos e a maior parte do líquido para um liquidificador e bata até ficar homogêneo. (Certifique-se de encher o liquidificador apenas até a metade e processar com a tampa ventilada.) Retorne a sopa para a panela e reaqueça suavemente. Se estiver muito grosso, adicione caldo, ¼ de xícara por vez. Ajuste o tempero e sirva quente.

Observação Reserve as cascas de abóbora em um recipiente com fechamento hermético no congelador até ter sobras de vegetais suficientes para fazer um caldo (ver página 122).

ADICIONANDO INTENÇÃO À ROTINA ALIMENTAR

O tempo é nosso bem mais valioso — e todos nós recebemos uma quantidade limitada dele! Se você está sempre distraído, correndo ou realizando várias tarefas ao mesmo tempo, pode parecer que a felicidade é escassa. Mas comer é sempre uma oportunidade de sentir alegria e gratidão, se você conseguir trazer intenção para esse ato. Seja planejando o que comer,

colhendo legumes da horta, cozinhando os ingredientes, sentando-se para comer ou até mesmo, sim, lavando a louça depois, ao adicionar intenção a essas atividades você ganha muito mais com essas experiências. Por exemplo, faço uma pausa para abençoar minha comida antes da primeira mordida, reconhecendo a origem, a aparência e o cheiro do que estou prestes a comer.

Além de ingerir nutrientes, sentir-se bem ao comer tem um impacto positivo na minha digestão e na minha felicidade também. Isso pode transformar uma experiência comum em algo muito mais significativo. Por que não trazer mais apreço e gratidão a algo que você faz três vezes por dia? Há tanta beleza na vida; basta desacelerar, abrir os olhos e prestar atenção.

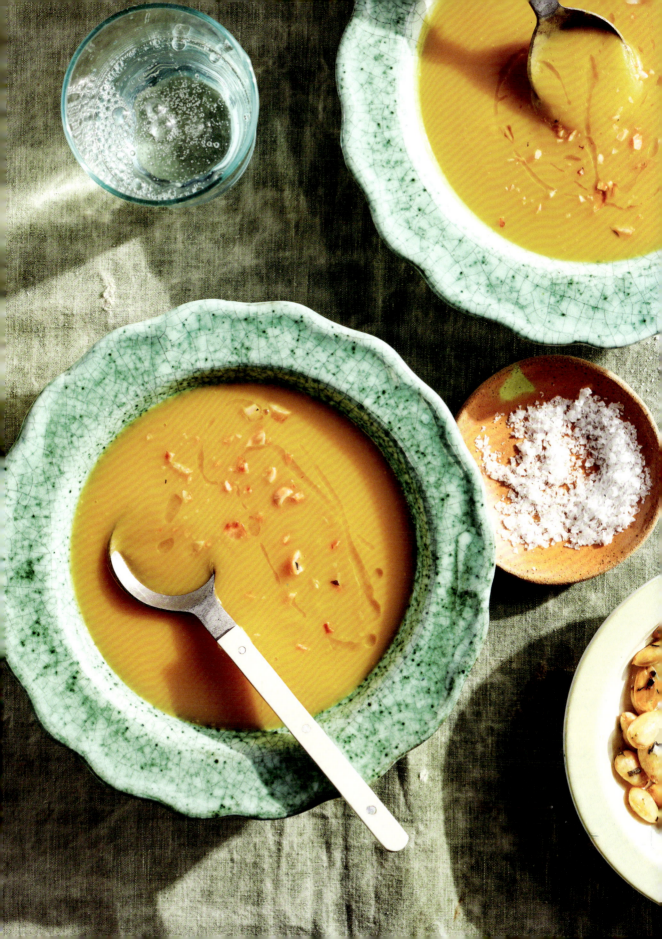

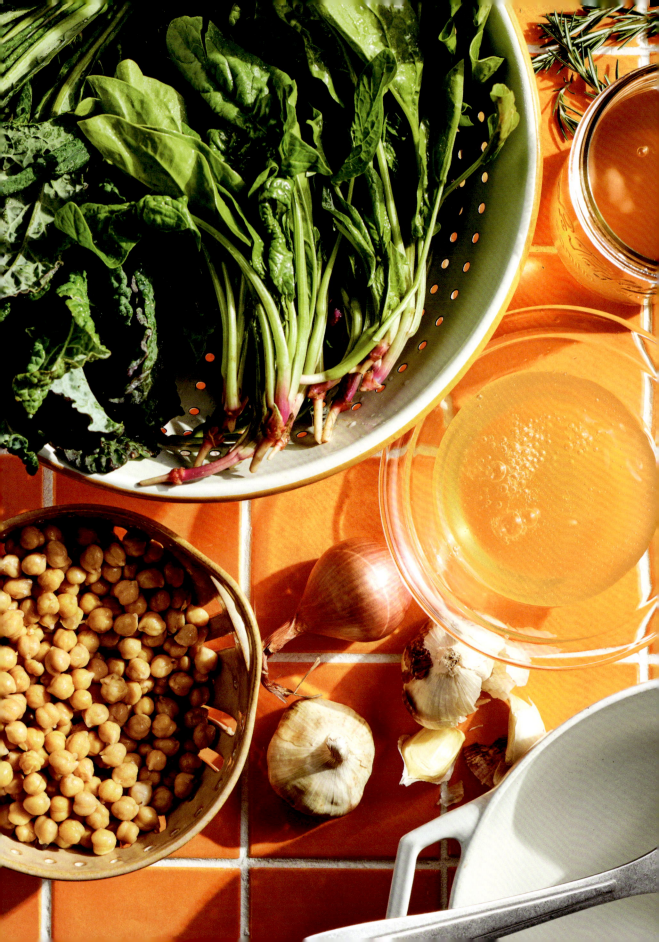

Sopa de feijão com verduras

RENDE 4 A 6 PORÇÕES

3 colheres (sopa) de óleo de abacate ou *ghee*

2 chalotas grandes ou 1 cebola branca média picada

5 dentes de alho fatiados

4 xícaras do Caldo de galinha da minha mãe (página 124) ou do Caldo de legumes (página 122)

3 xícaras de grão-de-bico cozido (página 179), feijão branco ou feijão-marinho, e cerca de 1 xícara de líquido do cozimento (consulte a Observação se for usar feijão enlatado, embalado ou em vidro)

2 colheres (chá) de folhas frescas de alecrim picadas

500 g de couve toscana, espinafre maduro ou uma combinação de verduras saudáveis, lavadas, talos removidos e picados em pedaços pequenos

Sal marinho refinado

Um punhado grande de folhas de salsinha fresca picadas grosseiramente

Azeite extravirgem

DÊ O SEU TOQUE

Ao trabalhar neste livro, não consegui decidir qual versão de sopa de feijão com verduras eu gostaria de destacar, então decidi incluir todas! Aqui está uma receita flexível que usa qualquer tipo de verdura de cozimento rápido que você tenha por perto ou que estejam na época – couve, espinafre e assim por diante – e qualquer feijão branco cozido, como o Cannellini ou o feijão-marinho, ou até o grão-de-bico (que não é um feijão, mas é uma leguminosa). Com o colágeno do caldo, o ferro das verduras e a proteína do feijão, essa sopa oferece uma tigela cheia de benefícios à saúde e com muito sabor. (Certifique-se de guardar os caules duros da acelga ou da couve para fazer caldo depois, assim nada é desperdiçado.) Eu tempero com um pouco de alecrim e alho, meus favoritos, mas, se quiser personalizar a sua sopa, não hesite em trocar por outras ervas ou temperos da sua preferência. Pegue esta receita simples e faça com que fique com a sua cara!

Coloque uma panela de sopa ou de ferro fundido para aquecer em fogo médio e, quando estiver bem quente, regue com óleo de abacate. Adicione as chalotas e o alho. Refogue até ficar macio e translúcido, por 5 minutos ou mais. Junte o caldo, o grão-de-bico, o líquido do cozimento e o alecrim. Deixe a mistura ferver; então reduza o fogo, tampe parcialmente e deixe cozinhar por 10 a 12 minutos. (Para uma sopa mais espessa, retire cerca de uma xícara de feijão cozido e de caldo e bata até ficar homogêneo no liquidificador; depois misture novamente na panela.) Adicione as verduras e deixe cozinhar por mais 12 a 15 minutos, a depender do tipo de verdura, até elas murcharem e ficarem macias. Tempere com sal a gosto.

Pouco antes de servir, acrescente a salsinha. Distribua em taças e decore com um fio de azeite.

Observação Use uma marca de qualidade de grão-de-bico ou feijão enlatado, embalado ou em frasco, escorrido e lavado, se não tiver um que seja cozido em casa. Substitua o líquido do cozimento por água filtrada ou caldo extra.

Combinações leves Finalize a sopa com Grão-de-bico crocante (página 213). Uma colher de Molho pesto (página 224) também pode ser incorporada para adicionar mais sabor.

Combinações fartas Adicione frango cozido desfiado ou as Almôndegas de frango (página 194).

Para as crianças Meus filhos gostam quando pico um pouco dos Legumes assados (página 144) e adiciono por cima.

Sopa estilo ramen
com legumes cozidos no vapor

RENDE 4 PORÇÕES

Cerca de 1 kg de vegetais frescos variados, como:

• 4 fatias pequenas de abóbora, do tipo cabotiá, hokkaido ou hubbard

• 1 cacho pequeno de nabos baby aparados e cortados ao meio ou em quatro

• 2 xícaras de floretes de brócolis americano ou couve-flor

• 4 fatias pequenas de repolho verde

• 110 g de vagem fresca cortada

• 1 xícara de ervilha-torta

300 g de bifum, do tipo integral, painço ou quinoa

6 xícaras do Caldo de galinha da minha mãe (página 124) ou do Caldo de legumes (página 122)

2 colheres (sopa) de pasta de missô (vermelha ou branca)

3 colheres (sopa) de tahine (opcional)

3 colheres (sopa) de Molho tamari (página 228)

Coberturas opcionais

4 ou 5 cabeças de cogumelo shiitake ou champignon em fatias finas

2 cebolinhas (partes verde e branca) aparadas e em fatias finas

4 quadrados de alga nori tostada

Gengibre fresco ralado fino

Sementes de gergelim torradas

Quando morei no Japão, aos 14 anos, não comia muita comida local – para falar a verdade, vivi muito de hambúrguer e sopa instantânea. Eu estava focada na carreira de modelo. Por isso, meus horários eram estranhos, eu não tinha dinheiro e não saber japonês era uma grande barreira. Mas a sopa japonesa faz parte da tradição cultural, e às vezes eu visitava as lanchonetes de ramen com as garotas que conheci por lá. Por mais gringa que eu me sentisse, esse tipo de comida me trazia conforto quando me sentia solitária e com saudade de casa. Isso acontece até hoje, especialmente no frio. Adoro sopa e tomo várias vezes por semana no jantar.

Esta sopa estilo ramen – feita do meu jeito, com vários vegetais e caldo caseiro – é uma das preferidas dos meus filhos, que adoram o sabor salgado do missô e do macarrão de painço ou de arroz (que não contém glúten). É divertido deixar cada um se servir do jeito que preferir. Quando troco o caldo de galinha por caldo de legumes, acho que um fiozinho de tahine dá uma boa realçada na sopa.

Encha uma panela grande ou panela de ferro fundido com alguns dedos de água e coloque um cesto de cozimento a vapor ou cubra a panela com outro utensílio para cozimento a vapor. Reserve uma assadeira ou travessa para os vegetais cozidos.

Leve a panela para ferver em fogo médio. Coloque as hortaliças no cesto, uma variedade de cada vez, tampe a panela e deixe cozinhar até ficarem macios (prove para conferir o ponto). A abóbora levará de 6 a 10 minutos; os nabos baby, de 5 a 7 minutos; brócolis americano ou couve-flor, de 3 a 5 minutos; o repolho, de 2 a 4 minutos; a vagem, de 1 a 2 minutos; e as ervilhas, de 30 a 45 segundos. Ao terminar de cozinhar cada lote, transfira para uma travessa, mantendo-os separados.

Lave a panela e coloque novamente no fogão. Cozinhe o bifum de acordo com as instruções da embalagem, depois lave em água fria e escorra bem. Transfira para uma tigela média.

Despeje o caldo na panela e leve a fogo médio para fervilhar. Em uma tigela média, adicione missô e o tahine (se for usar); em seguida, acrescente uma ou duas conchas do caldo quente, mexendo vigorosamente até ficar homogêneo.

(continua)

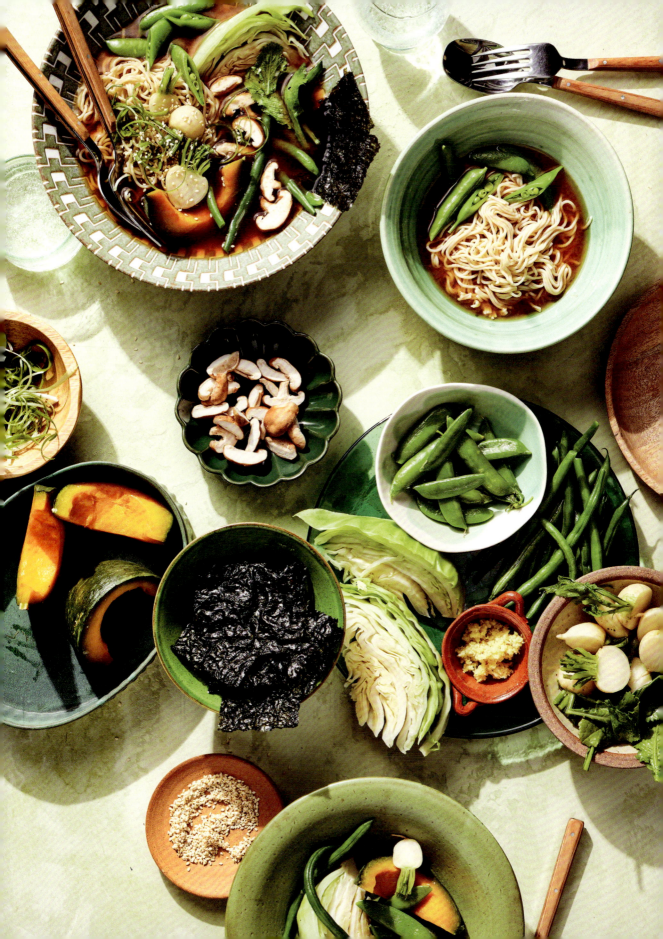

DÊ O SEU TOQUE

Combinações fartas Fatias de frango cozido ou até mesmo algumas Almôndegas de frango (página 194) são ótimas guarnições para esta receita. Um ovo cozido com a gema mole ou dura é mais tradicional e delicioso.

Trocas simples Para uma versão rápida dessa sopa, use as sobras de vegetais branqueados no lugar dos cozidos no vapor ou adicione verduras frescas diretamente ao caldo para deixá-las murchar. Cogumelos shiitake assados crocantes (página 214) ficariam deliciosos no lugar dos cogumelos frescos.

Despeje a mistura de missô na panela e acrescente o molho tamari. O sabor do caldo deve ser forte; se não for forte o suficiente para o seu gosto, ajuste o tempero adicionando mais molho e missô. Mantenha a panela tampada e aqueça em fogo baixo.

Para as guarnições, disponha o cogumelo, a cebolinha e a alga nori em uma travessa pequena. Coloque o gengibre e as sementes de gergelim em tigelas pequenas.

Leve a panela de caldo, a travessa de legumes, a tigela de macarrão e as coberturas para a mesa, para que cada um possa se servir do jeito que quiser. (Você também pode dividir os vegetais e o bifum entre os pratos e cobri-los com o caldo e as guarnições antes de servir.)

NA HORTA

Quando criança, eu passava a maior parte das férias escolares com a minha avó Maria, que morava no interior e tinha uma horta incrível. A família dela havia se mudado para uma colônia alemã no sul do Brasil no final do século XIX. Ela falava alemão e sabia muito sobre plantas e suas propriedades curativas. Embora eu não falasse o idioma, eu acompanhava minha vó, ajudando a regar as plantas, alimentar os animais e descascar milho. Como não tinha carro, ela viajava de carroça puxada por boi ou a pé, por isso não saía muito. E, como havia nascido em tempos difíceis, passou a vida sem desperdiçar absolutamente nada. (Quando digo que não havia desperdício, é sério. Fiquei surpresa uma vez quando ela matou uma galinha para o

jantar e alimentou as outras com o milho que estava no estômago!) Cada coisinha era tão preciosa para ela. Foi uma filosofia que aprendi ao passarmos tempo juntas.

Cultivar é uma arte e um trabalho constante. Tenho um enorme respeito pelos agricultores e jardineiros profissionais que dão vida a tantas coisas. Fiz hortas em todos os lugares onde morei, nem que fosse apenas um pote de manjericão ou alecrim no parapeito da janela. Sou sortuda de ter uma bela horta na Costa Rica, onde plantamos a maioria dos produtos que consumimos. Meus favoritos são cúrcuma, gengibre, ervas, pepino, cenoura e alface, já as crianças adoram tomate-cereja e pimentão vermelho. Tivemos que plantar a maior parte da horta em

canteiros elevados para que as iguanas não comessem tudo.

Trabalhar com a terra pode ser terapêutico. É incrível ver as sementinhas crescerem e se transformarem nos alimentos que nos nutrem. Adoro testemunhar cores, formas e tamanhos, toda a variedade que a natureza oferece. As crianças — e os amigos delas que vêm fazer piqueniques — têm a chance de colher tomate-cereja, pepino e vagem e comer. Acho que minha avó ficaria orgulhosa ao me ver ensinando aos meus filhos a origem da nossa comida, os ciclos da natureza e o tempo, a paciência e o respeito que o cultivo exige. Também tenho sorte de ter tido jardineiros incríveis ao longo dos anos, que cuidam das minhas hortas quando não estou por perto.

Sopa de lentilha marrom

RENDE 4 A 6 PORÇÕES

2 colheres (sopa) de óleo de abacate ou *ghee*

2 cenouras médias cortadas em cubos

1 cebola branca ou amarela média cortada em cubos

2 talos grandes de aipo cortados em cubos

2 folhas de louro secas

1 ½ colher (chá) de sal marinho refinado

5 dentes de alho picados

2 colheres (chá) de curry em pó

1 ½ colher (chá) de cominho em pó

½ colher (chá) de cúrcuma em pó

Pimenta-do-reino moída na hora

1 xícara de lentilha marrom

5 xícaras de Caldo de galinha da minha mãe (página 124) ou Caldo de legumes (página 122)

Azeite extravirgem

Já passei muitos invernos em Boston e era difícil me manter aquecida. Embora eu nunca tenha me acostumado com o frio, tomar um caldo quente ajudava bastante. As sopas se tornaram uma salvação nessa época do ano – daí meu amor por elas. A principal foi a de lentilha, que é rica em fibras, potássio, ferro e ácido fólico, e aromatizada com temperos, cebola, cenoura e aipo, por isso muito saborosa. Você vai ficar sonhando com esta sopa farta assim que o tempo esfriar.

Leve uma panela grande ou uma panela de ferro fundido ao fogo médio e, quando estiver bem quente, acrescente o óleo. Em seguida, adicione a cenoura, a cebola, o aipo e as folhas de louro, além de ½ colher (chá) de sal. Cozinhe por 8 a 12 minutos, mexendo sempre, até que os vegetais comecem a caramelizar. Junte o alho, o curry, o cominho, a cúrcuma e uma pitada de pimenta (se quiser um sabor mais suave, pule esses temperos) e, quando estiver bem perfumado, adicione a lentilha, o caldo e o restante do sal. Assim que ferver, reduza o fogo para médio--baixo, tampe a panela parcialmente e cozinhe por 20 a 25 minutos, mexendo de vez em quando, até que a lentilha esteja macia. Remova as folhas de louro.

Sirva a sopa em tigelas e, se desejar, decore com um fio de azeite.

DÊ O SEU TOQUE

Combinações leves Biscoito de sementes (página 218) é sempre um bom acompanhamento. Antes de servir, adicione até 250 g de espinafre baby sem o talo, acelga ou couve toscana e cozinhe até ficar macio.

Sopa de legumes com curry de coco

RENDE 4 PORÇÕES

3 colheres (sopa) de óleo de coco virgem

1 cebola pequena cortada em cubos

1 dente de alho picado

1 colher (sopa) de curry em pó

½ colher (chá) de açafrão em pó

¼ de colher (chá) de canela em pó

Sal marinho refinado

Pimenta-do-reino moída na hora

3 cenouras pequenas cortadas em fatias finas

3 xícaras de Caldo de galinha da minha mãe (página 124) ou Caldo de legumes (página 122)

4 xícaras de floretes de couve--flor ou brócolis americano, ou 2 xícaras de cada um

1 ½ xícara de Leite de coco (página 72) ou creme de coco

1 xícara de Grão-de-bico do zero (página 179) ou grão-de-bico em conserva (em vidro) escorrido

Um bom punhado de espinafre fresco sem talo e picado

Fatias de limão-taiti (opcional)

Coentro picado (opcional)

DÊ O SEU TOQUE

Combinações fartas Pode ser acompanhado por um filé de peixe grelhado ou frito (salmão, halibute ou bacalhau). Também pode ser servido com frango desfiado, Almôndegas de frango (página 194), macarrão de arroz ou arroz selvagem.

Trocas simples Adicione uma batata-doce cortada em cubos à panela com a cenoura. Se tiver hortaliças branqueadas, pique e acrescente 1 xícara antes do espinafre. Para um pouco de picância, adicione ½ colher (chá) de pimenta-caiena aos temperos.

O coco é superversátil e nutritivo, com minerais essenciais como manganês, selênio, cobre e ferro. Nesta sopa de legumes farta, misturo o leite de coco, que é encorpado e naturalmente doce, com um caldo caseiro e temperado com ingredientes aromáticos como alho, curry, açafrão e canela. O resultado é um caldo com uma complexidade de sabor surpreendente.

Gosto de incluir várias verduras e legumes – alguns duros (cenoura), outros macios (grão-de-bico), além de espinafre e couve-flor – para que cada mordida tenha bastante textura.

Em uma panela grande ou uma panela de ferro fundido, aqueça 2 colheres (sopa) de óleo de coco em fogo médio. Adicione a cebola e refogue por 1 minuto. Acrescente o alho e cozinhe por mais 1 minuto, mexendo sempre, sem deixar dourar. Junte o curry, o açafrão, a canela, 1 colher (chá) de sal e a pimenta. Toste levemente os temperos, mexendo por 1 minuto. Adicione o restante de óleo e as cenouras e volte a mexer por 2 a 3 minutos. Abaixe o fogo para médio-baixo, acrescente ¼ de xícara do caldo, raspe o fundo da panela com uma colher de pau para diluir a gordura caramelizada e cozinhe por mais 1 minuto.

Adicione os floretes, o leite de coco, o grão-de-bico e o restante do caldo. Tampe e deixe cozinhar por 10 a 15 minutos, até as cenouras e a couve-flor estarem macias.

Junte o espinafre e mexa até murchar. Acerte o sal.

Sirva em tigelas e com rodelas de limão e coentro a gosto.

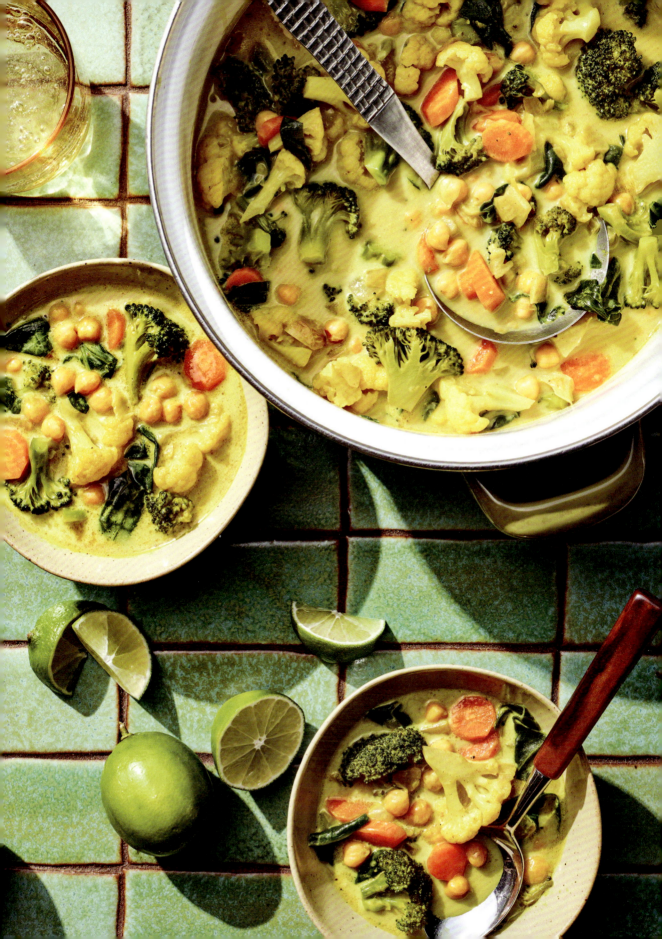

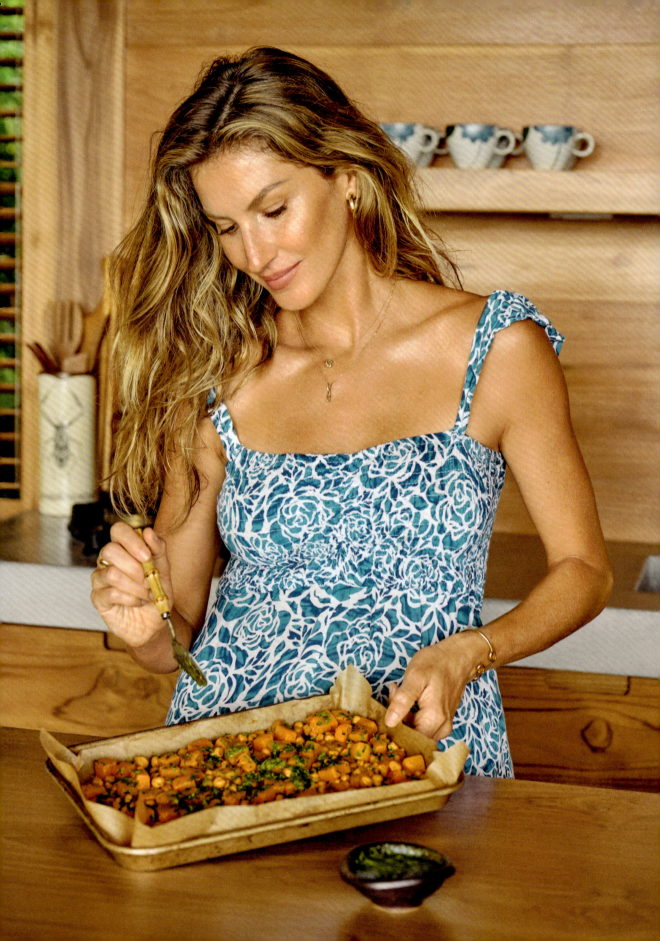

Hortaliças do dia a dia

A maioria das minhas refeições contém vegetais. Adoro fazer combinações diferentes com eles, assar, branquear, desfiar, saltear, refogar, transformar em purê, colocar na pizza e enrolar em papel de arroz. Portanto, sirva as receitas a seguir com a proteína da sua preferência ou coma as hortaliças sozinhas. A natureza oferece um leque incrível de opções — aproveite toda a variedade, e o seu corpo agradecerá!

Legumes assados

RENDE 4 PORÇÕES

3 colheres (sopa) de óleo de abacate, óleo de coco ou *ghee*

700 g a 1 kg de hortaliças sazonais, como:

• 1 couve-flor grande aparada e cortada em pequenos floretes (ver Observação)

• 2 ou 3 cabeças inteiras de brócolis americano cortados em pequenos floretes (ver Observação)

• 500 g a 1 kg de cenouras fatiadas (se forem grossas, corte em rodelas de 1 cm; se finas, corte ao meio no sentido do comprimento)

• Couves-de-bruxelas aparadas e cortadas ao meio

• 1 abóbora-manteiga descascada, sem sementes e cortada em fatias ou cubos (ver Observação)

½ colher (chá) de sal marinho refinado

DÊ O SEU TOQUE

Combinações leves Misture um purê desses legumes assados com um pouco de caldo caseiro (páginas 122 ou 124), ou adicione-os a uma salada.

Combinações fartas Sirva com o Faláfel de frigideira (página 177), misture com o Espaguete de abobrinha (página 166) ou adicione em uma fritada (página 87).

Para as crianças Coloque alguns legumes assados nos tacos (página 202). Use como recheio de pizza (página 173) com seu queijo preferido.

Legumes assados são figurinha carimbada na nossa casa por três motivos: são fáceis de preparar, são cheios de nutrientes e os sabores caramelizados são deliciosos. Costumo fazer umas duas assadeiras (cada uma com uma combinação diferente), então comemos com frequência. Couve-flor e couve-de-bruxelas são minhas favoritas, mas experimente com erva-doce de cabeça, brócolis, abóbora ou qualquer outro legume orgânico e sazonal. (Eu gosto tanto de batata-doce assada que dediquei um espaço só para elas na página 146.) Sejam eles servidos quentes, frios ou em temperatura ambiente, estes legumes são uma das minhas refeições rápidas favoritas.

Preaqueça o forno a 200°C. Forre duas assadeiras com papel-manteiga.

Em uma tigela grande, misture o óleo com os legumes. Se estiver usando vários legumes, misture cada tipo com o óleo separadamente. Tempere com sal, mexendo bem para que cada pedaço fique untado e temperado. Espalhe os legumes nas assadeiras em uma camada uniforme.

Leve ao forno e asse os legumes até ficarem levemente caramelizados e macios, virando-os com uma espátula no meio do tempo. A couve-flor, o brócolis e a cenoura demoram de 20 a 30 minutos. A couve-de-bruxelas leva 25 a 30 minutos, e a abóbora, 25 a 40 minutos. Quando estiverem prontos, retire do forno e tempere com algumas pitadas extras de sal, se necessário.

Sirva quente, morno ou em temperatura ambiente. Você também pode deixar esfriar e guardar em recipientes herméticos de vidro esterilizados e na geladeira por até três dias.

Observação Ao preparar brócolis americano ou couve-flor, não desperdice os talos: corte em rodelas grossas e asse também! Algumas variedades de abóbora (delicata, japonesa, Hokkaido e Hubbard) não precisam ser descascadas, pois a casca amolece à medida que assa.

LEGUMES INCREMENTADOS

Junto com o sal, acrescente 1 colher (chá) dos seus temperos favoritos aos legumes antes de assá-los. (Eu adoro o mix de especiarias marroquinas *ras el hanout*.) Outra opção é salpicar pistache esmagado ou sementes de abóbora torradas ao retirá-los do forno. Você também pode regar com um bom vinagre balsâmico ou suco de limão-siciliano fresco antes de servir.

144 Nutrir

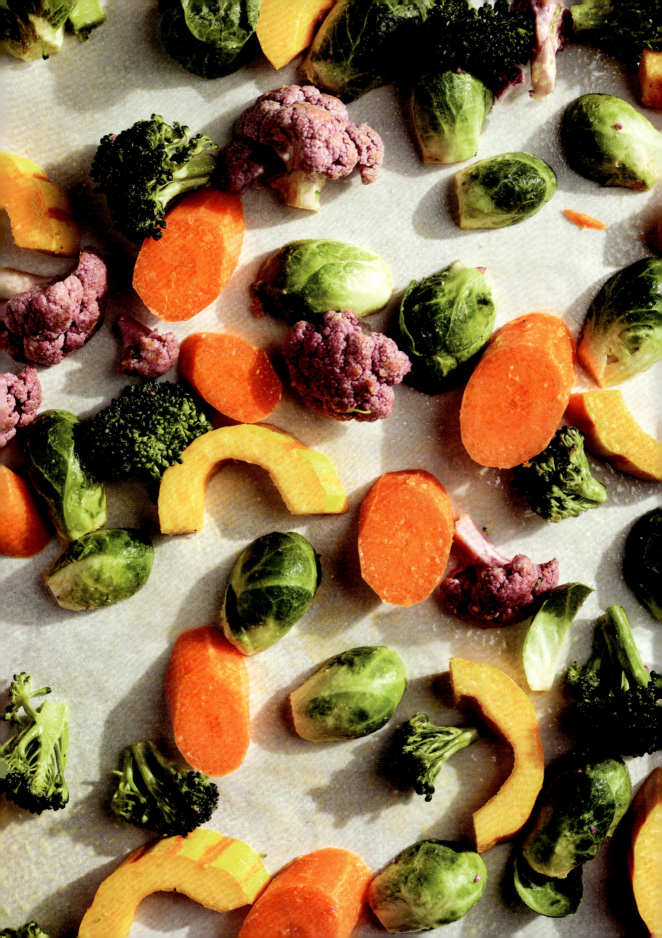

Batata-doce assada de vários jeitos

A batata-doce é um dos meus legumes favoritos: é cheia de fibras, antioxidantes e vitaminas. Além disso, é superversátil – e naturalmente doce e saborosa! Aqui estão algumas das minhas versões preferidas: assada inteiras, rústica, fritas e em cubos.

Gosto de combinar a doçura natural delas com óleo de coco, mas você pode usar óleo de abacate, se preferir um sabor mais neutro e menos adocicado. Em todas as receitas, procure usar batata-doce com o interior alaranjado, e não a branca ou roxa, que são menos cremosas.

Batata-doce frita

RENDE 4 A 6 PORÇÕES

3 batatas-doces médias com casca

1 a 3 colheres (sopa) de óleo de coco virgem derretido

1 colher (chá) de sal marinho refinado

1 a 2 colheres (chá) de páprica defumada ou doce

DÊ O SEU TOQUE

Combinações leves Sirva com Sopa de ervilha (página 128), Sopa cremosa de couve-flor (página 131), Sopa de abóbora-manteiga com alecrim (página 132) ou qualquer salada.

Combinações fartas As fatias grossas ficam ótimas em uma tigela com salada de folhas verdes e Grão-de-bico crocante (página 213), ou adicione-as à Salada com iscas de carne (página 108). Também ficam deliciosas como acompanhamento para o Peixe em papilote (página 188).

Estas batatas-fritas são fáceis de fazer no forno ou na air fryer.

Se for usar o forno, preaqueça a 200°C e forre duas assadeiras com papel-manteiga. Se for usar uma air fryer que exija preaquecimento, coloque a 190°C.

Fatie as batatas-doces em bastões de 0,5 cm de espessura, depois empilhe e corte em palitos. Em uma tigela grande, misture bem com o óleo e o sal. (Se estiver usando a air fryer, pode usar menos óleo.)

No forno Divida os palitos em duas assadeiras, espalhando-os em uma camada uniforme. Asse por 10 minutos, até a parte de baixo ficar crocante, depois vire e cozinhe por mais 10 minutos. Continue assando, mexendo a cada 5 minutos, até que as batatas estejam levemente crocantes e douradas. Tenha cuidado no final do cozimento, pois podem queimar rapidamente. O tempo total de cozimento é de 25 a 35 minutos.

Na air fryer Coloque as batatas no cesto de modo que não ultrapassem a metade (cozinhe em duas ou três porções se necessário). Cozinhe, sacudindo a cada 5 minutos para que fiquem uniformemente crocantes, por 12 a 15 minutos, até formar bolhas e ficar cozido.

Polvilhe as batatas com a páprica e corrija o sal se necessário. Sirva quente.

Batata-doce rústica

RENDE 4 PORÇÕES

2 batatas-doces com casca cortadas em palitos grossos

3 colheres (sopa) de óleo de coco virgem derretido

½ colher (chá) de sal marinho refinado

Pode demorar mais do que você pensa, mas elas ficarão bem docinhas, crocantes por fora e macias por dentro.

Preaqueça o forno a 200°C. Forre duas assadeiras com papel-manteiga.

Em uma tigela grande, misture as batatas com o óleo e o sal. Divida entre as assadeiras, espalhando em uma camada uniforme com o lado cortado para baixo. Asse por mais ou menos 1 hora, virando os palitos uma vez e girando a assadeira depois de 35 minutos. Monitore o cozimento, porque elas podem queimar. Elas devem ficar caramelizadas e levemente queimado. Tempere com algumas pitadas extras de sal se necessário.

Cubos de batata-doce assados

RENDE 4 PORÇÕES

2 batatas-doces com casca, cortadas em cubos de aproximadamente 1 cm

2 colheres (sopa) de óleo virgem de coco derretido

½ colher (chá) de sal marinho refinado

1 colher (chá) de páprica (opcional)

Ficam deliciosos em sopas, saladas e tacos.

Preaqueça o forno a 200°C. Forre uma assadeira com papel-manteiga.

Misture as batatas, o óleo e o sal em uma tigela grande e transfira os cubos para a assadeira. Asse por 30 a 40 minutos, mexendo na metade do cozimento, até os cubos ficarem dourados e crocantes. Se quiser, tempere com um pouco de páprica e mais uma pitada de sal.

Batata-doce assada inteira

RENDE 2 A 4 PORÇÕES

2 batatas-doces

Óleo de abacate

Sal marinho refinado

Preaqueça o forno a 220°C. Forre uma assadeira com papel-manteiga.

Faça alguns furos nas batatas-doces com um garfo. Depois, regue com óleo de abacate e tempere com sal. Leve ao forno por 45 a 55 minutos, até que fiquem assadas (se você conseguir furá-las com um garfo sem dificuldade, elas estão cozidas). Retire do forno e deixe esfriar por alguns minutos. Corte ao meio no sentido do comprimento e sirva.

Hortaliças do dia a dia   147

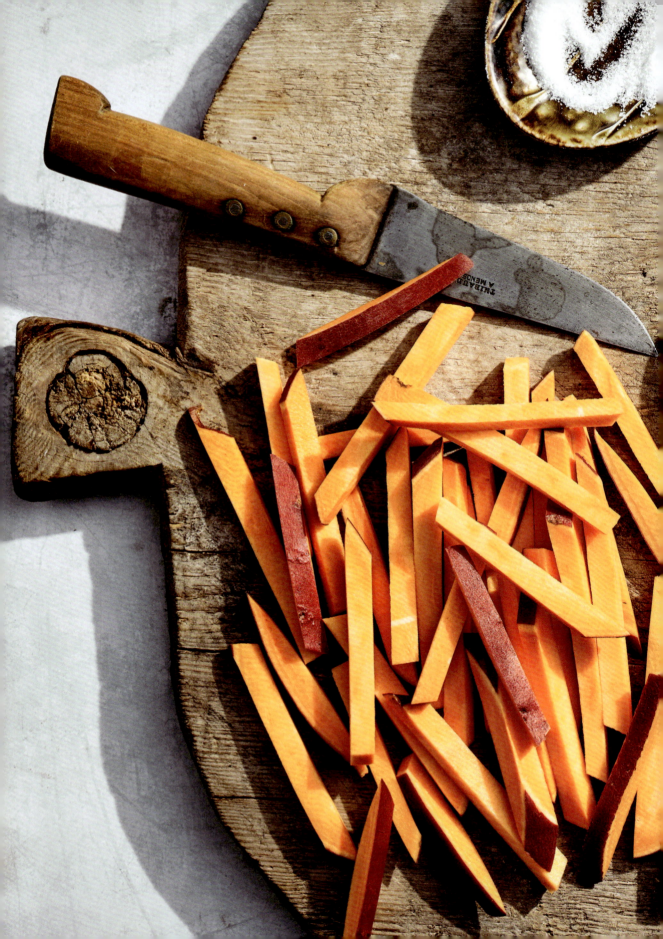

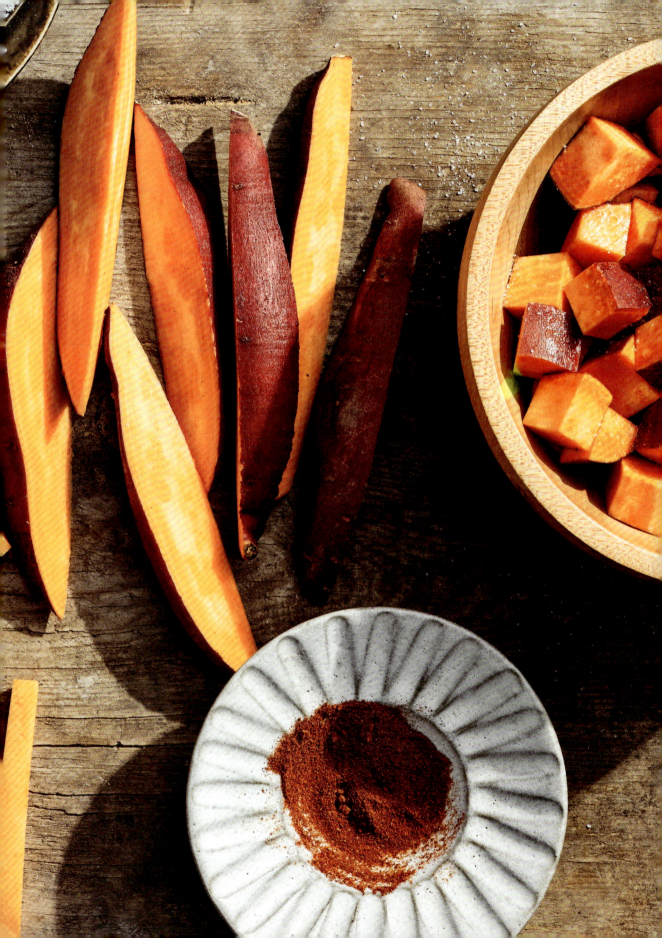

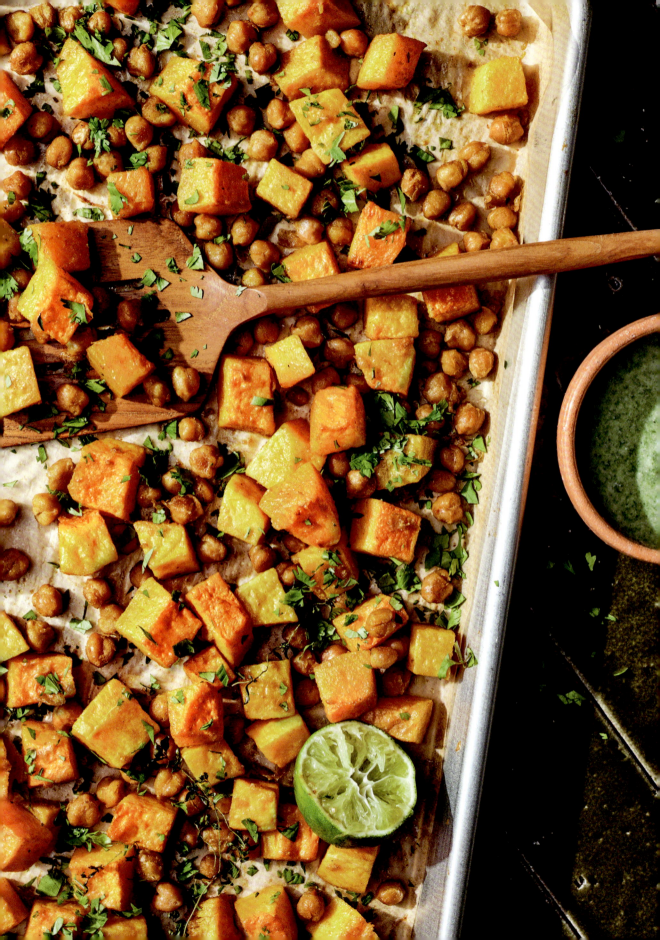

Abóbora e grão-de-bico assados

RENDE 2 A 4 PORÇÕES

2 colheres (sopa) de óleo de coco virgem ou óleo de abacate (mais extra para untar)

2 abóboras-manteiga pequenas ou 1 grande, descascadas, sem sementes e cortadas em cubos de 1 cm (3 a 4 xícaras)

1 colher (chá) de cominho em pó

½ colher (chá) de sal marinho refinado

3 a 4 raminhos de tomilho fresco

1 ¾ de xícara de Grão--de-bico do zero (página 179) ou grão-de-bico em conserva (em vidro), escorrido e lavado

1 colher (sopa) de suco de limão-taiti fresco

2 colheres (sopa) de coentro ou salsinha frescos picados

Molho de coentro com hortelã (página 221) para servir

Simplicidade para mim é ser capaz de reunir os ingredientes de um jantar em uma assadeira. Nesta receita, você mistura abóbora e grão-de-bico com óleo e cominho e assa até ficar pronto – mais fácil impossível! Este prato pode ser servido de várias formas: na tigela, como guarnição de uma salada ou recheio de um taco. Você vai acabar fazendo toda semana. Eu faço!

Preaqueça o forno a 200°C. Forre uma assadeira com papel-manteiga e unte com óleo.

Em uma tigela média, misture a abóbora com metade do óleo, o cominho e o sal. Espalhe os cubos pela assadeira em uma só camada. Coloque os raminhos de tomilho por cima e asse por 20 minutos. Enquanto isso, coloque o grão-de-bico na mesma tigela e misture com o restante do óleo e uma pitada de sal.

Retire a abóbora do forno e vire com uma espátula. Adicione o grão-de-bico temperado e espalhe uniformemente. Asse por mais 15 a 20 minutos, até o grão-de-bico estar torrado e a abóbora, macia.

Prove e corrija o sal se necessário. Regue com suco de limão e salpique coentro. Sirva com o molho se preferir.

DÊ O SEU TOQUE

Combinações leves Adicione uma porção de verduras frescas picadas e sirva em um almoço ou jantar rápido.

Combinações fartas Fica delicioso com a Couve-flor assada com mostarda e missô (página 170) ou com um ovo frito por cima.

Para as crianças Esta combinação dá um recheio incrível de taco (página 202).

Troca simples Em vez de cominho, tempere com ½ colher (chá) de coentro moído, erva-doce ou páprica defumada.

Minhas verduras favoritas refogadas

RENDE 4 PORÇÕES

2 colheres (sopa) de óleo de abacate ou *ghee*

2 dentes de alho picados ou ralados finamente

0,5 kg de espinafre ou acelga frescos, sem os talos e picados (ver Observação)

Sal marinho refinado

Aos vinte e poucos anos, eu comia muitos legumes verdes para tentar acalmar o corpo, pois era um dos únicos alimentos que o médico aprovou durante esse período de reeducação. Antes disso, eu era mais chegada em pizza e batata frita, com uma fruta ou outra de vez em quando. Mas foi quando comecei a comer verduras com frequência que passei a ter vontade de comê-las o tempo todo. O sabor puro e limpo me enchia de satisfação. Pareciam um presente para o corpo. O fato de elas serem tão fáceis de preparar também ajuda bastante. Compre verduras da melhor qualidade possível (de preferência em uma feira ou na sua própria horta, mas sendo orgânico já está ótimo), refogue com alho, óleo e sal até ficarem macias e divirta-se!

Aqueça uma panela de ferro fundido ou uma frigideira larga em fogo médio e, quando estiver bem quente, acrescente o óleo. Adicione o alho e refogue por 1 minuto, mexendo sempre, até ficar dourado e perfumado. Junte as verduras e tempere generosamente com sal. Com um pegador, misture as verduras até murcharem (cerca de 2 minutos para o espinafre ou 5 minutos para a acelga).

Prove o tempero, transfira para uma travessa e sirva. Armazene em um recipiente com fechamento hermético de vidro na geladeira por até três dias.

Observação Guarde os talos da acelga para fazer caldo (página 122). Se acabou de lavar as verduras, não precisa secá-las. O vapor vai ajudar no cozimento.

DÊ O SEU TOQUE

Combinações fartas Adicione algumas verduras refogadas à Sopa cremosa de couve-flor (página 131). Você também pode servir com Amêijoas ao alho com macarrão de arroz (página 187), Risoto de forno com aspargos (página 169), ou Salada quente de arroz selvagem (página 116) — nesse caso, frite um ovo e coloque por cima.

Para as crianças Meus filhos adoram essas verduras como recheio de Quesadillas de ovo e queijo (página 84) para um café da manhã repleto de nutrientes.

Trocas simples Experimente com couve crespa, adicionando ½ xícara de caldo com as verduras e cozinhando por 8 a 10 minutos, até murcharem.

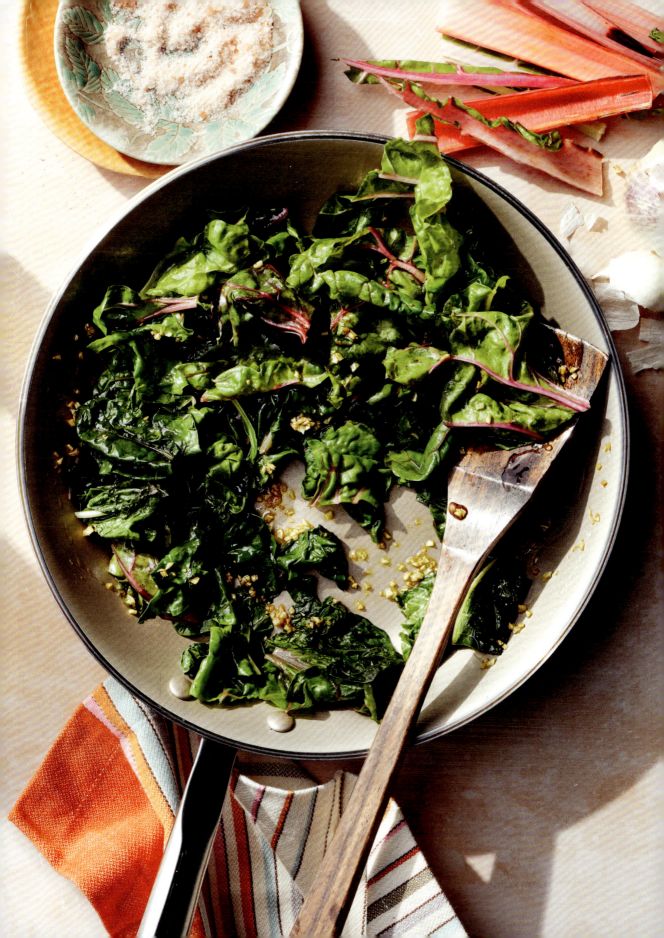

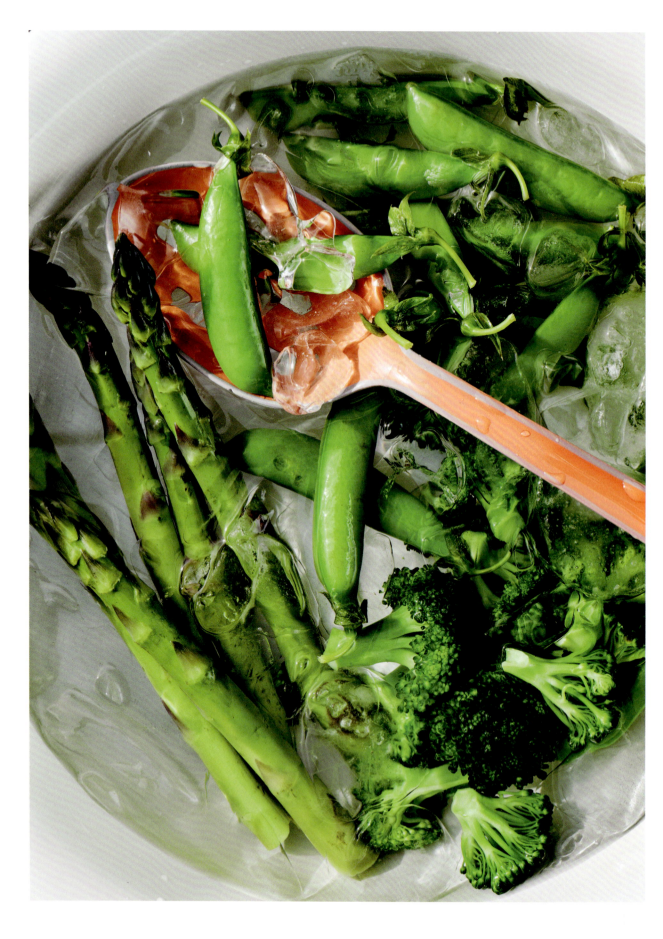

Hortaliças branqueadas

RENDE 4 PORÇÕES

2 colheres (sopa) de sal marinho refinado

500 g de hortaliças frescas da estação, como:

• **2 ou 3 cabeças de brócolis americano cortadas em pequenos floretes**

• **Ervilhas-tortas aparadas e com o fio removido**

• **Aspargos sem talos, inteiros ou fatiados**

• **Brócolis ramoso sem talos**

• **Vagens com as pontas aparadas**

• **Cenouras cortadas em quatro ou em bastões médios, se forem grossas, ou deixadas inteiras, se forem finas**

Quando eu seguia uma dieta crudívora, descobri que adoro vegetais como vagem e brócolis americano ligeiramente cozidos, ainda bem *al dente*. Para branquear, basta colocá-los em uma panela grande com água fervente e cozinhar até a cor ficar mais vibrante. Então transfira para um banho-maria invertido para parar o cozimento e realçar ainda mais o verde.

Quando comemos vegetais *al dente*, nosso corpo absorve nutrientes como o cálcio de maneira mais fácil. Além disso, evita-se a perda de vitaminas solúveis em água. Assim, maximizamos o ganho nutricional e temos uma digestão mais tranquila.

Gosto de fazer uma boa leva dessas hortaliças de uma vez só e armazenar na geladeira para depois servir com uma salada ou um caldo para uma refeição saudável. Também adoro comê-las com um fio de azeite e uma pitada de sal – grande novidade!

Em uma tigela grande, faça um banho-maria invertido.

Encha uma panela grande com água filtrada e leve para ferver em fogo alto. Adicione o sal e os vegetais, um tipo de cada vez, se fizer mais de um. Cozinhe brevemente, até que fiquem macios: cerca de 1 minuto para brócolis americano e ervilhas; 2 minutos para aspargos, brócolis ramoso e vagem; e 3 a 4 minutos para as cenouras. Prove para ver se estão no ponto.

Usando uma escumadeira, transfira para o banho de gelo para causar um choque térmico e parar o cozimento. Escorra e seque com um pano de prato se preferir. Armazenados na geladeira, em recipientes herméticos e esterilizados, duram até três dias.

DÊ O SEU TOQUE

Combinações leves Coloque alguns desses vegetais nos Rolinhos de verão crocantes (página 156) ou em Wraps de alface com frango ao pesto (página 193). Também pode servi-los com qualquer salada, especialmente na Salada do Benny (página 102).

Combinações fartas Adicione alguns vegetais ao Caldo de galinha da minha mãe (página 124) junto com um pouco de frango cozido se desejar uma sopa rápida. Outra opção é incluí-los no ramen (página 136) ou em uma Fritada (página 87).

Para as crianças Prepare vários vegetais coloridos e sirva com Homus (página 180), Molho de tahine (página 220) ou Molho ranch de castanha-de-caju (página 227).

Trocas simples Utilize vegetais branqueados em vez de crus para saltear (página 162) ou na Sopa de legumes com curry de coco (página 140) para uma preparação mais rápida.

Hortaliças do dia a dia　155

Rolinhos de verão crocantes

RENDE 8 ROLINHOS

8 folhas de arroz, de preferência de arroz integral

¼ de repolho verde médio sem talo e ralado

2 cenouras médias cortadas em bastões finos ou raladas grosseiramente

1 pepino sem sementes descascado e cortado em bastões finos

1 maçã firme sem miolo e cortada em fatias finas

1 abacate descascado e fatiado, sem caroço

Molho de gengibre com castanha-de-caju (página 223) para servir

DICA Normalmente uso uma mandolina para preparar rapidamente o repolho, a cenoura e o pepino.

Esta é uma das minhas receitas favoritas do livro. Ao contrário dos rolinhos primavera fritos, estes são macios, feitos com folhas de arroz amolecidas e recheados com frutas e vegetais. Adoro as várias texturas desta versão supercrocante: repolho, cenoura e pepino, com uma maçã suculenta e um abacate cremoso, embrulhados em papel comestível. Minha filha Vivi adora uma versão mais simples, só com pepino e abacate. Como muitas outras receitas deste livro, esta é flexível: use os produtos que tiver e sirva com os molhos que desejar. O Molho de gengibre com castanha-de-caju (página 223), cremoso e salgado, é meu acompanhamento favorito. Vivi adora o de Molho de amêndoas com gergelim (página 223), que é mais doce. Você pode até pedir a seus convidados para criarem versões próprias – tudo o que você precisa fazer é preparar os recheios e as folhas de papel.

Encha uma travessa com alguns dedos de água morna. Coloque uma folha de arroz na água por alguns segundos, até ficar flexível (não deixe por muito tempo ou ela ficará mole demais).

Coloque a folha sobre uma tábua. Em um terço da folha (deixando 2,5 cm livres nas laterais), empilhe cuidadosamente o repolho, a cenoura e o pepino, algumas fatias de maçã e algumas de abacate. Com o restante da folha, embrulhe em um charuto e dobre as laterais. Repita com as folhas restantes e os ingredientes do recheio.

Sirva imediatamente com o molho ao lado.

> **ROLINHOS DE PEPINO COM ABACATE DA VIVI**
>
> Em uma tigela média, misture o pepino e o abacate com o suco de 1 limão e 2 colheres (sopa) de coentro fresco picado. Recheie as folhas e enrole. Sirva com Molho de amêndoas com gergelim (página 223).

DÊ O SEU TOQUE

Combinações leves Sirva os rolinhos com algumas Hortaliças branqueadas (página 155) para mergulhar no molho.

Combinações fartas Adicione um pouco de Ancho grelhado com chimichurri (página 199) ou Paillard de frango ao alecrim e limão (página 197) desfiado ao recheio se quiser um pouco mais de proteína.

Troca simples Use acelga picada em vez de repolho verde.

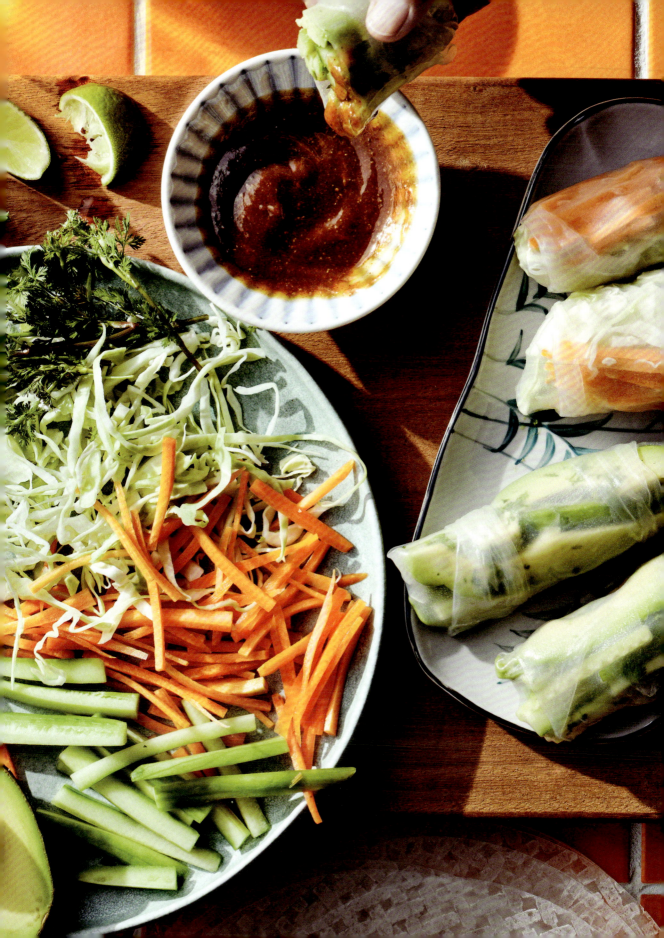

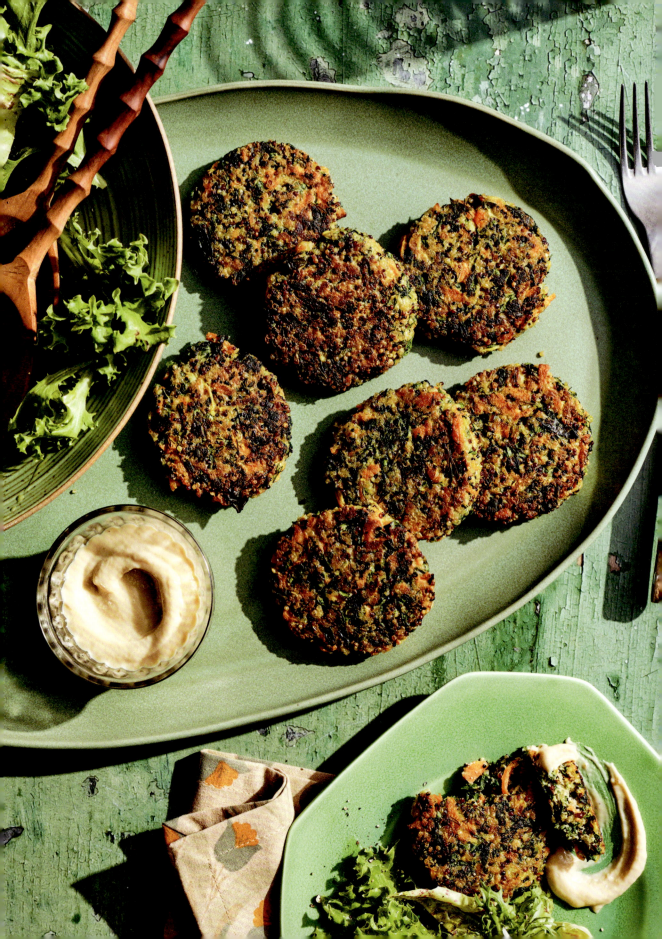

Bolinhos de quinoa com vegetais

RENDE 8 BOLINHOS

3 colheres (sopa) de óleo de abacate (mais extra para refogar)

1 chalota média ou ½ cebola branca pequena picada

1 dente de alho picado ou ralado finamente

½ xícara de mix de quinoa lavada

¾ de xícara de água filtrada

1 colher (chá) de sal marinho refinado

5 xícaras (150 g) de folhas de espinafre

2 ovos grandes

½ xícara de cenoura ralada grosseiramente

½ xícara de abobrinha ralada grosseiramente

¼ de xícara de endro ou salsinha fresca picada grosseiramente

3 colheres (sopa) de farinha de amêndoas

Molho de tahine (página 220), Molho ranch de castanha-de--caju (página 227), Molho de gengibre com castanha-de-caju (página 223) ou qualquer uma das variações do Molho tamari (página 228) para servir

DÊ O SEU TOQUE

Combinações leves Sirva com uma salada simples coberta com Molho de tahine (página 220) ou Molho ranch de castanha-de-caju (página 227).

Combinações fartas Sirva com a Salada do Benny (página 102) ou embrulhe em folhas de alface junto com alguns legumes assados, com molho à parte.

Troca simples Substitua o espinafre por mais ou menos ¼ de xícara das Minhas verduras favoritas refogadas (página 152).

Esses bolinhos deliciosos são uma poderosa fonte de nutrientes — uma combinação de quinoa e farinha de amêndoas (ricas em proteínas), espinafre (rico em ferro), abobrinha (rica em antioxidantes), e muito mais. Além disso, o mix de quinoa e a abundância de ervas e produtos criam um divertido espectro de cores. Você pode servir com saladas, mas também são ótimos como lanche para visitas ou crianças — basta adicionar o molho que desejar para acompanhar (ver sugestões). Além disso, experimente dobrar a receita e congelar metade, porque esses bolinhos são uma mão na roda para uma refeição rápida. Se você não conseguir encontrar o mix de quinoa, pode usar qualquer outro tipo.

Leve uma panela média ao fogo médio. Quando estiver bem quente, adicione ½ colher (sopa) de óleo e a chalota. Refogue por 2 a 3 minutos, sem parar de mexer, até ficar translúcida. Junte o alho e depois a quinoa. Despeje a água e metade do sal e, assim que ferver, reduza o fogo, tampe a panela e cozinhe por 15 minutos, até a quinoa absorver a água e ficar macia. Deixe esfriar sem tampa. (Você pode acelerar o processo espalhando a quinoa em uma assadeira.)

Aqueça uma frigideira grande em fogo médio e, quando estiver bem quente, adicione o restante do óleo. Junte o espinafre e cozinhe por 1 minuto, mexendo com um pegador, até murchar. Transfira para um prato para esfriar. Esprema com cuidado o líquido e pique as verduras grosseiramente.

Em uma tigela média, bata os ovos. Junte a quinoa e o espinafre resfriados e acrescente a cenoura, a abobrinha, o endro, a farinha de amêndoas e o restante do sal. (A massa ficará um pouco úmida, mas firmará na frigideira.) Use uma xícara de ¼ para dividir a mistura em 8 porções, moldando-as em pequenos círculos e arrumando sobre uma tábua ou assadeira.

Lave a frigideira e retorne ao fogo médio-baixo. Quando estiver bem quente, adicione 1 colher (sopa) de óleo e distribua pela superfície. Coloque 4 porções e use uma espátula para achatá-las até que fiquem com cerca de 1 cm de espessura. Cozinhe por 5 minutos, sem mexer, até dourar a parte de baixo.

(continua)

Com uma espátula, vire as porções. Doure o outro lado por mais 4 a 5 minutos. Reserve em um prato limpo e repita até terminar a massa, sempre adicionando 1 colher (sopa) de óleo à frigideira. Sirva com o molho desejado.

Os bolinhos prontos podem ser armazenados em um recipiente com fechamento hermético na geladeira por até três dias, ou guardados entre folhas de papel-manteiga no congelador por até um mês. Aqueça as porções congeladas em um forno a 180°C de 8 a 15 minutos, até ficarem quentes e crocantes, virando-as na metade do tempo.

EVITANDO O DESPERDÍCIO

Nos Estados Unidos, o desperdício de alimentos representa 30% a 40% do abastecimento alimentar do país. Detesto imaginar toda essa comida jogada fora, principalmente quando tanto trabalho, recursos, tempo e dinheiro foram gastos para cultivá-la, transportá-la e vendê-la. E existem tantas pessoas famintas que poderiam tirar proveito desses alimentos. Assuma a responsabilidade de não contribuir para o desperdício: compre apenas o que você vai usar, cozinhe e coma o que tiver e aproveite as sobras.

Às vezes faço muitas compras, só que o meu horário ou o dos meus filhos muda e não tenho como consumir tudo. É aí que recorro a receitas flexíveis que funcionam com uma variedade de frutas ou vegetais.

Smoothies (páginas 55–57)

Picolés (página 62)

Fritada vegetariana (página 87)

Salada do Benny (página 102)

Caldo de galinha da minha mãe (página 124)

Caldo de legumes (página 122)

Sopa estilo ramen com legumes cozidos no vapor (página 136)

Sopa de legumes com curry de coco (página 140)

Legumes assados (página 144)

Minhas verduras favoritas refogadas (página 152)

Hortaliças branqueadas (página 155)

Refogado fácil de verduras com alho (página 165)

Espaguete de abobrinha com molho pesto cremoso (página 166)

Risoto de forno com aspargos (página 169)

Legumes salteados (página 162)

Rolinhos de verão crocantes (página 156)

Noite do taco (página 202)

Você pode fazer parte da solução para eliminar o desperdício de alimentos — é bom e ajuda o planeta.

COMPOSTAGEM

Os produtos orgânicos frescos são tão preciosos que tento aproveitar o máximo possível deles. Encontrar uma utilidade para os restos da cozinha me dá satisfação. Pontas, talos e miolos de vegetais se tornam ingredientes no Caldo de legumes (página 122) ou no Caldo de galinha da minha mãe (página 124), que extraem nutrientes e sabores de partes menos utilizáveis. Outras sobras, como a maioria das sementes, cascas e peles — incluindo frutas, nozes, além do que restar do preparo dos caldos — vão para a compostagem. Assim ganham uma segunda vida, pois se decompõem e se transformam em adubo, que usamos para fazer a horta florescer. Fico muito feliz em saber que os restos que criamos podem ser bem aproveitados e que esse ciclo é benéfico para a produção da próxima safra.

Purê de couve-flor

RENDE 4 PORÇÕES

1 couve-flor média, cortada em pequenos floretes e com o talo descascado e fatiado

¾ a 1 xícara de Caldo de legumes (página 122) ou Caldo de galinha da minha mãe (página 124)

2 colheres (sopa) de azeite

Sal marinho refinado

DÊ O SEU TOQUE

Combinação leve Acrescente mais caldo para transformar o purê de couve-flor em uma sopa suave e deliciosa.

Combinações fartas Sirva como acompanhamento do Ancho grelhado com chimichurri (página 199) ou do Salmão crocante (página 184). Para uma refeição com o dobro de couve-flor, espalhe o purê em um prato e sirva por cima uma Couve-flor assada com mostarda e missô (página 170).

Para as crianças Acrescente o purê de couve-flor ao molho de alguma massa. Você também pode usá-lo como o próprio molho, ou, ainda, espalhá-lo sobre uma massa de pizza junto com outros ingredientes.

Troca simples Em vez de couve-flor crua, use a cozida: em uma panela, aqueça ¾ de xícara de caldo com 3 xícaras de couve-flor assada, cozida no vapor ou branqueada. Depois, transfira para o liquidificador e siga a receita a partir daí.

Semelhante ao purê de batata, o purê de couve-flor é um acompanhamento neutro perfeito para carne vermelha ou peixe grelhado. A diferença é que, em vez de usar creme de leite como no purê de batata, uso caldo de legumes caseiro e azeite, aumentando o valor nutricional e o sabor. Gosto de um resultado ao mesmo tempo suave e denso, então bato no liquidificador por mais tempo do que parece ser necessário e, no último segundo, emulsiono o azeite no purê para dar um acabamento aveludado.

A receita pede couve-flor fresca, mas experimente também as variações com couve-flor assada e alho assado.

Leve uma panela ao fogo médio a alto e coloque os floretes, o talo picado e ¾ do caldo. Assim que começar a borbulhar, tampe, reduza o fogo e cozinhe por 7 a 10 minutos, até que a couve-flor fique bem macia e você seja capaz de perfurá-la com facilidade com o garfo.

Transfira a mistura para um liquidificador e bata até ficar bem homogênea (não encha muito o copo do liquidificador, senão o purê quente pode espirrar). Adicione o restante do caldo aos poucos, até chegar na consistência desejada. Com o liquidificador ligado, vá acrescentando o azeite e bata até emulsionar. Acerte o sal e sirva quente.

ALHO ASSADO

Costumo assar cabeças de alho junto com outros legumes. Fica excelente com Homus (página 180) ou para acrescentar ao purê de couve-flor.

Corte o topo de uma cabeça de alho, expondo cada dente. Coloque a cabeça sobre uma folha de papel-manteiga com o lado do corte virado para cima, regue com um pouco de óleo de abacate e tempere com sal. Pincele a borda do papel com um pouco de óleo e dobre-o sobre a cabeça de alho, apertando as bordas para selar completamente (ou use barbante para amarrar). Asse em uma assadeira a 200°C por 45 a 55 minutos, até que os dentes estejam macios e dourados. Deixe esfriar e esprema o alho para fora da casca. A pastinha dura até uma semana na geladeira em um recipiente com fechamento hermético. Não descarte as cascas assadas: elas podem acrescentar mais sabor ao seu próximo caldo (página 122).

Hortaliças do dia a dia   161

Legumes salteados

RENDE 4 PORÇÕES

Para o molho

½ xícara de Caldo de galinha da minha mãe (página 124) ou Caldo de legumes (página 122)

3 colheres (sopa) de molho tamari

1 colher (chá) de vinagre de maçã

1 colher (chá) de óleo de gergelim torrado

1 colher (chá) de fécula de araruta

2 dentes de alho picados

½ colher (chá) de sal marinho refinado

Para os legumes

2 colheres (sopa) de óleo de coco virgem, *ghee* ou óleo de abacate

110 g de cogumelos frescos, com os talos duros removidos e as cabeças fatiadas

2 cenouras médias, cortadas finamente

1 talo de aipo, cortado finamente

½ cebola branca pequena, fatiada

3 xícaras de legumes sortidos picados, por exemplo:

• Pequenos floretes de brócolis americano ou couve-flor

• Aspargos, com as pontas duras aparadas

• Ervilhas-tortas aparadas

• Vagem aparada

• Abobrinha pequena ou abóbora amarela

1 colher (sopa) de sementes de gergelim torradas

Quase todos os legumes combinam bem com este molho rico em sabor e umami. Brócolis, vagem, cenoura e aipo são presença quase cativa na minha geladeira, mas você pode usar tudo o que estiver disponível na feira, com os produtores locais ou na sua geladeira. É importante que os legumes fiquem com a cor vibrante e *al dente*, para reter mais nutrientes.

Faça o molho Em uma tigela pequena, misture todos os ingredientes.

Hora de saltear Leve uma wok ou uma frigideira grande ao fogo médio a alto e, quando estiver bem quente, acrescente 1 colher (sopa) do óleo. Depois vão os cogumelos e uma pitada de sal. Cozinhe por 2 a 3 minutos sem parar de mexer, até estarem brilhantes e levemente amolecidos. Reserve em um prato.

Coloque a outra colher de óleo na wok e acrescente a cenoura, o aipo, a cebola e uma pitada de sal. Cozinhe por 2 a 3 minutos, mexendo sempre, até a cebola começar a amolecer. Acrescente os outros legumes e continue mexendo por 2 a 3 minutos, até sentir que estão ligeiramente macios. Volte com os cogumelos para a wok e acrescente o molho. Misture bem até distribuir o molho pelos ingredientes por cerca de 3 minutos, até o líquido engrossar e os legumes estiverem besuntados e macios.

Transfira o preparo para uma tigela ou travessa grande. Decore com sementes de gergelim, se desejar, e sirva imediatamente.

MACARRÃO FRITO COM LEGUMES

Cozinhe 230 g de macarrão de arroz em água morna, até ficar macio (confira as instruções do fabricante na embalagem). Escorra e lave. Prepare uma porção dupla de molho e acrescente ao macarrão e os legumes salteados, mexendo sem parar por 3 minutos, até aquecer bem.

SALTEADO COM FRANGO OU CARNE

Prepare uma porção dupla do molho. Deixe 230 g de carne em tiras ou peito de frango em cubos marinando em metade do molho por 15 a 20 minutos. Acrescente 1 colher do óleo à wok e aqueça em fogo médio a alto. Retire a carne ou o frango da marinada e sele no óleo quente por 3 a 5 minutos. Reserve em um prato e continue a receita. Acrescente a carne ao refogado com o molho fresco, mexendo sem parar por 2 a 3 minutos, até aquecer bem.

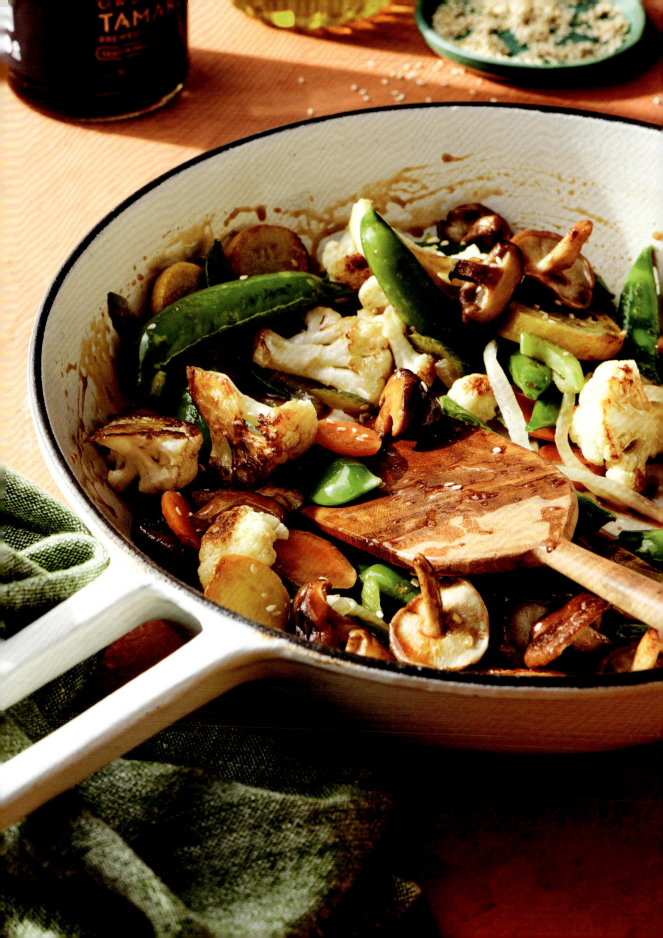

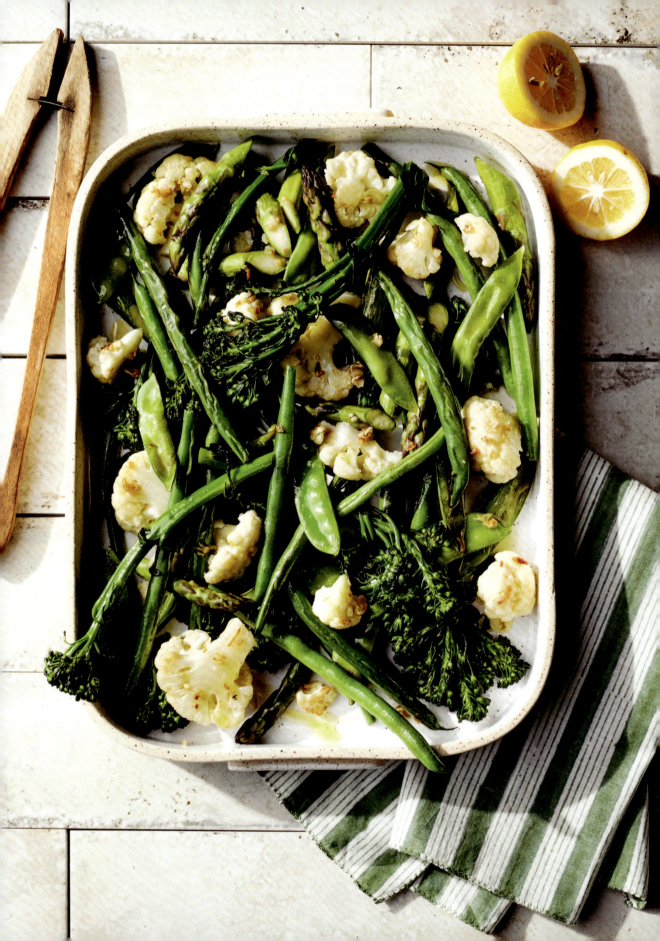

Refogado fácil de verduras
com alho

RENDE 4 PORÇÕES

2 colheres (sopa) de óleo de abacate ou *ghee*

4 dentes de alho, picados ou ralados

500 g de verduras frescas da estação, por exemplo:

• 1 cabeça de brócolis americano ou couve-flor cortada em pequenos floretes (ver Observação, página 144)

• Brócolis ramoso, com as pontas duras aparadas

• Vagem, aparada

• Aspargos, cortados em pedaços pequenos e com as pontas duras aparadas

• Ervilhas-tortas, aparadas e com os fiapos removidos

½ colher (chá) de sal marinho refinado

½ xícara de Caldo de galinha da minha mãe (página 124) ou Caldo de legumes (página 122)

Tenho uma preferência natural por refeições bem simples: uma bela posta de peixe cozida no vapor, verduras branqueadas com azeite e sal, uma salada simples, suco fresco e caldo caseiro. Essa receita é ótima para quando quero algo um pouco diferente. Acrescento um pouco de alho e caldo às minhas verduras preferidas (sugiro brócolis, ervilha-torta, vagem ou aspargos), dando um pouco mais de sabor, mas sem ofuscar a essência dos alimentos.

Aqueça o óleo em uma frigideira grande em fogo médio. Acrescente o alho e refogue por cerca de 1 minuto, até dourar e ficar perfumado. Acrescente as verduras e o sal, começando pelas que demoram mais para cozinhar e finalizando com as de cozimento mais rápidos: primeiro o brócolis americano ou a couve-flor por 4 minutos; depois o brócolis ramoso, aspargos ou vagem por 2 minutos; e, por fim, as ervilhas-tortas por 1 minuto.

Junte o caldo à panela e ferva por mais 1 minuto, até que as verduras estejam macias, tomando cuidado para não cozinhar demais. Acerte o sal.

Transfira tudo para uma travessa e sirva.

DÊ O SEU TOQUE

Combinações fartas Coloque as verduras refogadas sobre uma base de Homus (página 180) e cubra com um pouco de Grão-de-bico crocante (página 213). Sirva porções das verduras em pratos e cubra com Ragu de lentilha francesa com cogumelos (página 183). Use como acompanhamento para o Peixe em papilote (página 188).

Para as crianças Sirva como acompanhamento para o Paillard de frango ao alecrim e limão (página 197).

Espaguete de abobrinha
com molho pesto cremoso

RENDE 4 PORÇÕES

1 colher (sopa) de óleo de abacate
ou *ghee*

1 chalota pequena, picada em
cubinhos, ou 2 colheres (sopa) de
cebola branca, picada em cubinhos

1 dente de alho, picado ou ralado

2 xícaras de pequenos floretes
de brócolis americano (ver
Observação, página 144)

1 xícara de vagem, picada em
pedaços pequenos (aprox. 1 cm)

1 abóbora amarela média, cortada
em cubinhos

½ colher (chá) de sal marinho refinado

Creme de castanha-de-caju
(página 221)

¼ de xícara de Molho pesto
(página 224) ou industrializado
de boa qualidade

3 abobrinhas médias passadas
no espiralizador ou 8 xícaras
de abobrinhas em espiral
industrializadas

Pode ter certeza: se eu estiver na Itália, vou comer massa; se estiver em Paris, um croissant — e vou realmente *saborear*. Mas restrinjo muito o consumo de glúten, porque o trigo não me faz bem. Dá para entender por que o espaguete de abobrinha — abobrinha passada no espiralizador ou em um fatiador próprio — é tão popular na minha casa. Fica delicioso com um molho cremoso ao estilo Alfredo, feito com creme de castanha-de-caju em vez de creme de leite. É um prato muito nutritivo, especialmente com brócolis, vagem e abóbora. Bom para o corpo, delicioso e reconfortante!

Aqueça o óleo em uma panela de ferro fundido em fogo médio. Acrescente a cebola e o alho e refogue por cerca de 2 minutos, até ficarem levemente dourados e perfumados. Acrescente o brócolis e a vagem, junto com 3 colheres (sopa) de água filtrada. Tampe a panela e cozinhe por 1 minuto para amolecer os legumes. Depois, junte a abóbora e o sal, tampe e cozinhe por mais 1 minuto, até que todos os vegetais estejam macios.

Acrescente o creme de castanha-de-caju e o pesto aos legumes e misture bem. Abaixe o fogo e acrescente a abobrinha, mexendo bastante até fazê-la murchar e amolecer, por 4 a 6 minutos. Ajuste o sal e sirva imediatamente.

DÊ O SEU TOQUE

Combinações leves Sirva com Cogumelos shiitake assados crocantes (página 214) ou rale queijo Midnight Moon, queijo de cabra ou manchego sobre o prato.

Combinações fartas Adicione frango cozido desfiado ou Legumes assados (página 144) ao molho.

Para as crianças Sirva com Almôndegas de frango (página 194).

Trocas simples Para um molho mais simples ao estilo Alfredo, deixe o pesto de fora. Você também pode trocar o creme de castanha-de-caju e o pesto por Molho tamari (página 228). Para poupar tempo, pode substituir o brócolis e a vagem por uma porção de Hortaliças branqueadas (página 155) e cozinhar somente até aquecer.

166   Nutrir

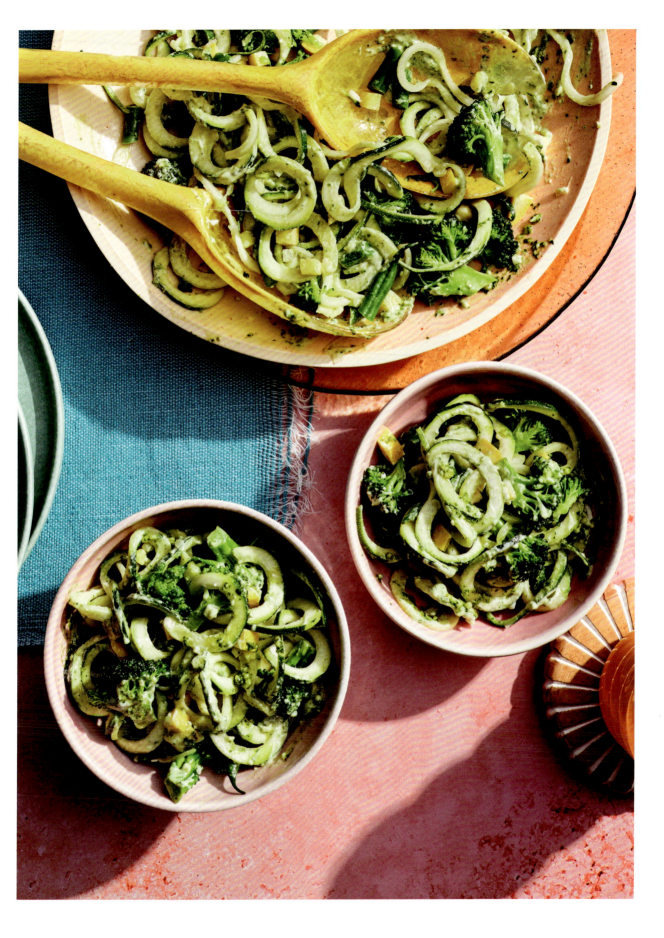

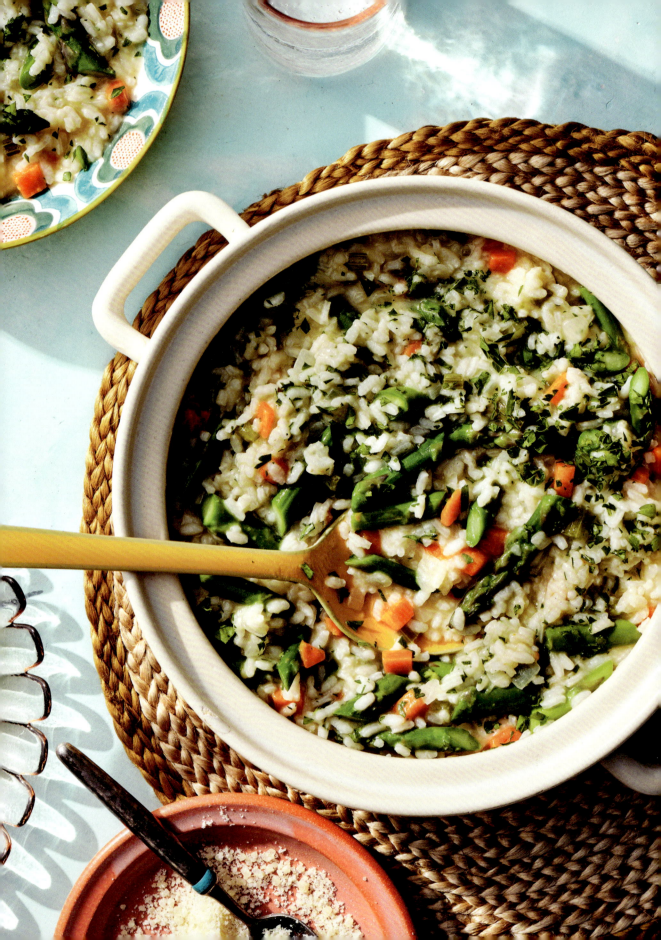

Risoto de forno
com aspargos

RENDE 4 PORÇÕES

3 ½ xícaras de Caldo de galinha da minha mãe (página 124) ou Caldo de legumes (página 122)

3 colheres (sopa) de manteiga sem sal

2 chalotas médias ou 1 cebola branca, pequena picada

1 cenoura média, cortada em cubos

1 talo de aipo, cortado em cubos

¼ de colher (chá) de sal marinho refinado

1 ½ xícara de arroz arbóreo

1 dente de alho, picado

500 g de aspargos frescos, com as pontas duras aparadas, cortados em pedaços pequenos

¼ de xícara de queijo parmesão ralado, e mais para servir (opcional)

¼ de xícara de salsinha, picada grosseiramente

Azeite

O risoto é a refeição perfeita para servir aos amigos: levemente sofisticado, especial e, acima de tudo, delicioso. Quem resiste? A parte chata é ficar no fogão mexendo por meia hora... Mas, felizmente, esta versão é preparada no forno, em uma panela tampada, por isso o trabalho é mínimo. Os aspargos são acrescentados só no final, para cozinhar no vapor do arroz. E há uma última etapa crucial para um resultado supercremoso: finalizar o risoto com manteiga, queijo e um pouco mais de caldo, mexendo bem por 1 ou 2 minutos. Hora de usar os músculos! Ah, e um fiozinho de azeite deixa tudo ainda melhor.

Preaqueça o forno a 180°C. Em uma panela média, coloque o caldo e aqueça suavemente em fogo médio-baixo, com a tampa.

Leve uma panela de ferro fundido ao fogo médio e, quando estiver bem quente, acrescente metade da manteiga. Depois, coloque a chalota, a cenoura, o aipo e uma pitada de sal e cozinhe por cerca de 5 minutos, mexendo de vez em quando, até estar tudo brilhando e começando a amolecer. Adicione o arroz e o alho e toste na frigideira por 2 a 3 minutos, mexendo sempre, até os legumes estarem perfumados e levemente translúcidos.

Junte 3 xícaras de caldo quente e o sal. Quando o líquido estiver borbulhando levemente, tampe e transfira a panela para o forno.

Asse o arroz por 15 minutos. Retire a panela do forno, destampe e acrescente os aspargos em uma única camada por cima do arroz, sem mexer. Tampe novamente e retorne a panela ao forno por 3 a 4 minutos, até que os aspargos estejam macios. Retire do forno.

Acrescente a outra metade da manteiga, o queijo (se for usar) e o caldo quente restante. Mexa com uma espátula ou colher de pau por 1 a 2 minutos, até o arroz estar bem cremoso. Acerte o sal e acrescente mais caldo quente para fazer um risoto menos denso, se preferir. Por último, coloque a salsinha. Sirva imediatamente com um fio de azeite e mais queijo, se desejar.

DÊ O SEU TOQUE

Trocas simples Os aspargos podem ser substituídos por outras verduras como feijão-fava, ervilhas frescas, ervilhas-tortas, brócolis ou abobrinhas baby cortadas em cubos. Coloque por cima do arroz e cozinhe no vapor até que estejam macios.

Couve-flor assada
com mostarda e missô

RENDE 4 PORÇÕES

1 couve-flor média a grande (aprox. 1 kg)

¼ de xícara de óleo de abacate

¼ de xícara de Caldo de galinha da minha mãe (página 124), Caldo de legumes (página 122) ou água filtrada

2 dentes de alho, ralados ou bem picados

1 colher (sopa) de missô (vermelho ou branco)

1 colher (sopa) de mostarda Dijon com grãos

1 colher (chá) de vinagre de arroz ou vinagre de vinho branco

½ colher (chá) de sal marinho refinado

Uma couve-flor inteira assada causa uma baita impressão: é linda, simples e natural. Este é um ótimo prato principal para um jantar vegetariano, especialmente quando servido com o Ragu de lentilha francesa com cogumelos (página 183), que acrescenta suculência e complexidade, além de proteína. O tempero usado na couve-flor – missô, mostarda e alho – leva cerca de 30 segundos para preparar e pode ser aplicado em outras verduras, até mesmo em peixe ou frango, antes de grelhar ou assar. Fácil, vegano e muito gostoso!

Preaqueça o forno a 200°C. Forre uma assadeira com papel-manteiga.

Lave a couve-flor e escorra. Descarte as folhas e remova um pouco do talo, tomando cuidado para não cortar os ramos dos floretes (queremos que a couve-flor permaneça intacta).

Em uma tigela grande, misture os outros ingredientes. Coloque a couve-flor na tigela e distribua a marinada sobre ela.

Transfira a couve-flor marinada para a assadeira. Asse por 50 a 60 minutos (a depender do tamanho da unidade), passando o restante da marinada sobre a couve-flor na metade do cozimento. Ela estará pronta quando estiver macia, mas não mole (um palito de madeira deve perfurar os floretes com facilidade). Termine de assar utilizando a função grill do forno por alguns minutos para dourar. Deixe esfriar um pouco e corte-a em quatro pedaços.

DÊ O SEU TOQUE

Combinações leves Salpique a couve-flor com folhas de brotos ou cebolinha. Você também pode servir com Creme de castanha-de-caju (página 221). Um simples purê de ervilhas-tortas ou aspargos branqueados (página 155) faz uma base deliciosa e bonita.

Combinações fartas Essa receita fica maravilhosa com Abóbora e grão-de-bico assados (página 151). Outra opção é servir em cima de Homus (página 180), com um pouco de aspargos branqueados ou outras verduras (ver página 155), Cogumelos shiitake assados crocantes (página 214) e Molho de tahine (página 220).

Trocas simples Esta marinada funciona muito bem com brócolis ou cenouras assadas inteiras. Outra opção é usá-la como tempero para frango ou peixe antes de grelhar. Você também pode usar a mesma técnica para marinar com Molho tamari (página 228) ou com o Molho de amêndoas com gergelim (página 223).

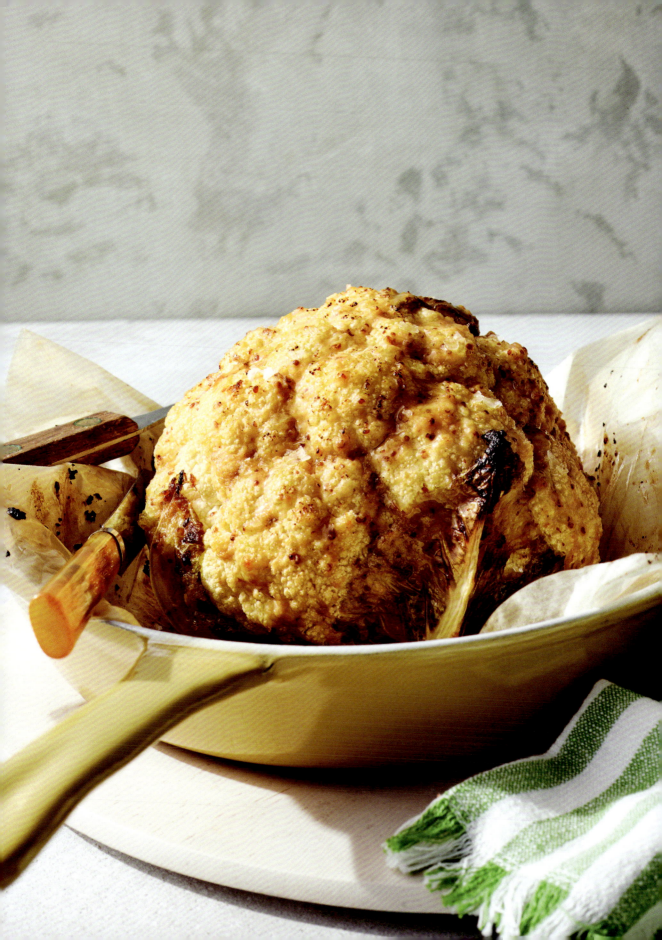

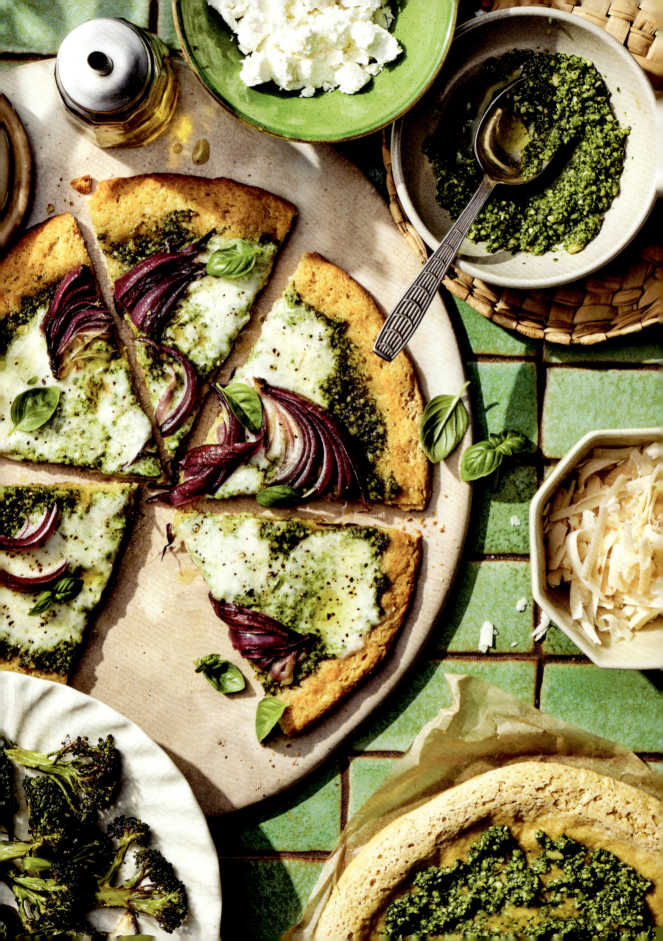

Noite da pizza

RENDE 2 PIZZAS (30 CM)

3 xícaras de mix pronto de farinha sem glúten

1 pacote, ou 2 ¼ colheres (chá), de fermento instantâneo

2 colheres (chá) de casca de psyllium em pó

1 colher (chá) de sal marinho refinado

2 ovos grandes

1 xícara de água filtrada morna

1 colher (sopa) de mel

Óleo de abacate

Coberturas sugeridas

Molho pesto (página 224) e queijo de cabra

Fatias de queijo minas e uma pitada de orégano seco, regada com azeite depois de assada

Muçarela de búfala e manjericão fresco

Legumes assados (página 144) e queijo manchego ralado

Cogumelos shiitake assados crocantes (página 214) e queijo Midnight Moon ou outro queijo de cabra ralado

Pizza é uma ótima pedida tanto para receber convidados quanto para uma noite em família. Nós amamos! É uma daquelas refeições que deixa todo mundo na expectativa e que pode ser feita de mil maneiras. Usando mix pronto de farinha sem glúten, fermento e casca de psyllium em pó (que cria um gel que ajuda na fermentação), esta receita simples rende duas pizzas, então sugiro fazer as duas massas, mas montar e assar apenas uma e congelar a outra. Ter sempre uma massa pronta no freezer é bastante útil para dias mais corridos: o jantar pode estar na mesa em um piscar de olhos e todo mundo vai ficar feliz!

Em uma batedeira com o batedor plano encaixado, misture a farinha, o fermento, a casca de psyllium em pó e o sal.

Em um copo medidor grande, misture os ovos, a água morna e o mel.

Com a batedeira em velocidade baixa, vá acrescentando lentamente a mistura de ovos aos ingredientes secos e bata por 2 a 3 minutos, até que a massa esteja homogênea, espessa e levemente pegajosa. Cubra a tigela com um pano de prato limpo e reserve em temperatura ambiente por 30 minutos. (Se não tiver uma batedeira, pode misturar os ingredientes à mão, mas vai precisar de um pouco de força. Use uma colher ou uma espátula resistente e vá mexendo a massa por 3 a 4 minutos, até que fique espessa e um pouco pegajosa.)

Preaqueça o forno a 230°C. Forre duas assadeiras com papel-manteiga e passe um pouco de óleo de abacate no centro de cada uma.

Divida a massa ao meio. Coloque cada metade no centro de cada assadeira e, em seguida, com as mãos bem untadas, amasse até formar um disco de cerca de 30 cm de diâmetro com a borda ligeiramente mais grossa. Regue a superfície de cada disco com um pouco mais de óleo e use os dedos para espalhá-lo por toda a superfície. Deixe a massa descansar por mais 30 minutos, até ficar levemente inchada e macia.

Leve as assadeiras ao forno por 12 minutos, girando as assadeiras na metade do tempo de cozimento, até que a massa esteja levemente dourada e crocante, mas macia por dentro. Retire as massas do forno, mas mantenha o forno ligado. (Se preferir, deixe uma esfriar, embrulhe bem e congele em um saco que possa ir ao freezer para usar em outra ocasião. A massa congelada dura 2 meses.)

Adicione os ingredientes que desejar sobre a(s) massa(s) e volte ao forno para assar por mais 10 minutos, até o queijo estar borbulhando e as bordas levemente crocantes. Fatie e sirva imediatamente.

Hortaliças do dia a dia

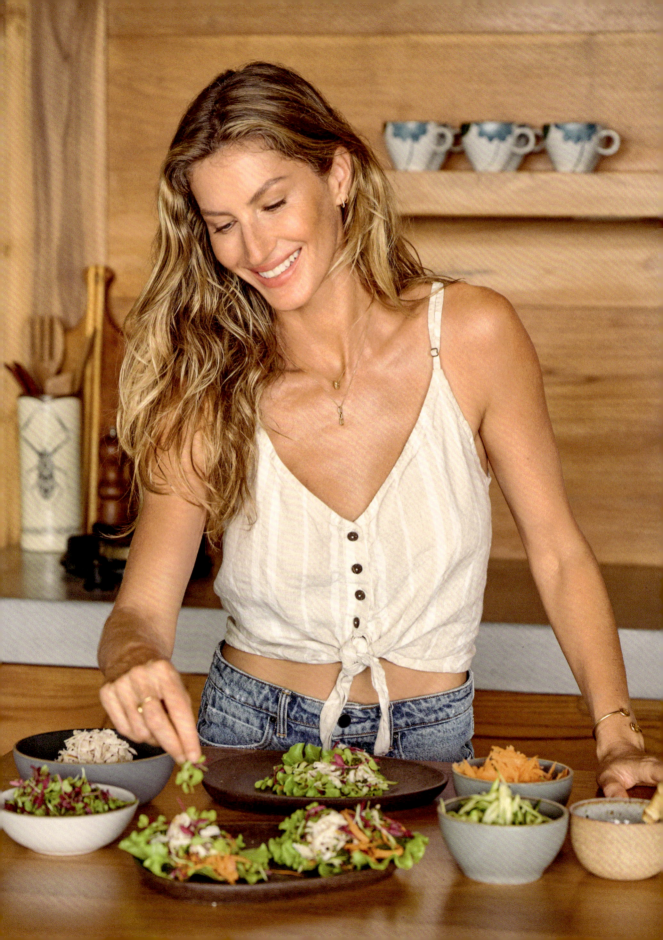

Proteínas favoritas

Proteínas são importantíssimas para obter e manter um corpo saudável: elas ajudam no ganho de massa muscular, além de fornecer vários nutrientes importantes, como o ferro. Seja em uma carne de boa procedência, seja em vegetais como feijão ou grão-de-bico, faço questão de ingeri-las algumas vezes por semana.

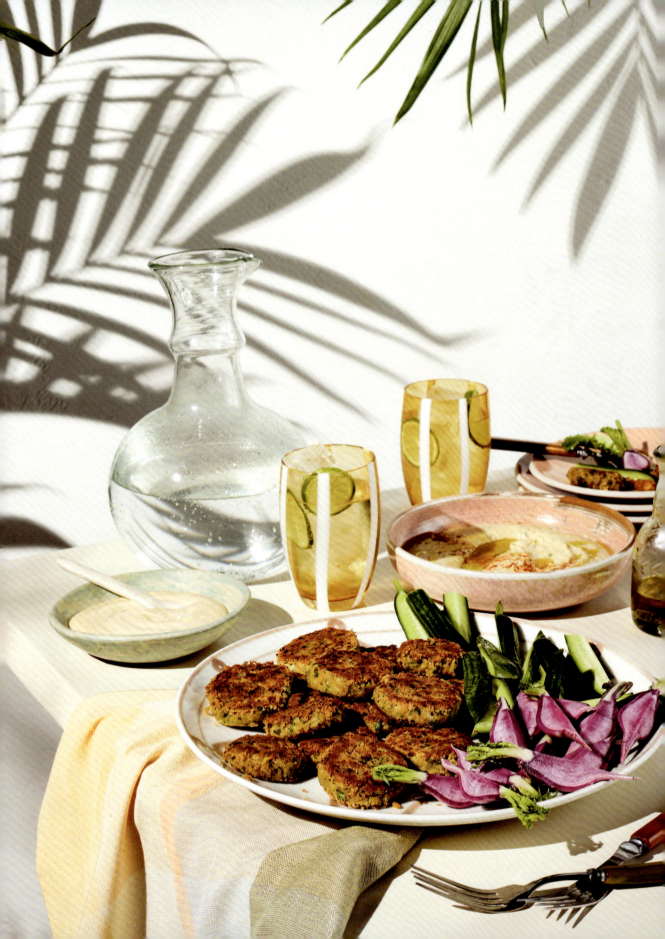

Faláfel de frigideira

RENDE 16 FALÁFEIS

2 xícaras de Grão-de-bico do zero (página 179) ou grão-de-bico em conserva (em vidro), escorrido e lavado

1 cebola branca pequena, cortada em cubinhos (ver Observação)

1 xícara de salsinha fresca

1 colher (sopa) de cominho moído

1 colher (chá) de sal marinho refinado

3 colheres (sopa) de farinha de grão-de-bico (e mais conforme necessário)

Pimenta-do-reino moída na hora

Óleo de abacate

Molho de tahine (página 220), para servir

Eu adoro grão-de-bico. É um alimento cheio de proteínas e fibras, além de vitaminas e minerais como ferro, potássio e ácido fólico. Uma das minhas formas favoritas de usá-lo é para preparar esses bolinhos simples. O delicioso molho de tahine é sempre servido como acompanhamento. O faláfel tradicional é preparado da seguinte forma: coloca-se grão-de-bico cru de molho na água; uma vez amolecido, vai ao processador com ervas e temperos e depois, para a frigideira. Aqui, uso grão-de-bico cozido e trituro no processador com salsinha fresca e cominho. (Se não for possível cozinhar o grão-de-bico, compre pronto e de origem orgânica, evitando a versão enlatada. A qualidade em geral é inferior e pode conter BPA.)

Aqui vão algumas dicas. Quando tenho tempo, gosto de descascar primeiro o grão-de-bico para tirar a textura áspera, depois triturar e moldar os bolinhos. Também descobri que refrigerar os bolinhos por uma hora evita que eles se desfaçam durante a fritura. Por último, congelo uma parte para usar em um futuro almoço ou jantar rápido.

Siga as instruções da página 179 para retirar a casca do grão-de-bico, se desejar. Seque-os em um pano de prato limpo.

Coloque o grão-de-bico, a cebola, a salsinha, o cominho e o sal no processador. Pulse de 15 a 20 vezes, por 1 segundo, raspando as laterais algumas vezes com uma colher até tudo ficar bem picado e homogêneo, porém não deixe virar uma pasta.

Vá acrescentando aos poucos a farinha ao processador, uma colher de cada vez, e pulse até engrossar, levemente úmida e maleável, mas que não grude nos dedos. Se necessário, acrescente mais farinha, uma colher de cada vez, para atingir essa consistência. Prove, acrescente a pimenta e acerte o sal.

(continua)

DÊ O SEU TOQUE

Combinações leves Adoro faláfel com verduras, um pouco de pepino picado e Molho de coentro com hortelã (página 221). Outra possibilidade é usá-lo como recheio de um wrap sem glúten com um pouco de cenoura ralada.

Para as crianças Faça um festival do faláfel! Coloque os bolinhos em uma travessa grande, distribua legumes e vegetais branqueados e crus como se fosse um arco--íris com os legumes e verduras branqueados e crus de que seus filhos gostem, e coloque o Molho de tahine ou Homus (página 180) no meio.

Proteínas favoritas   177

Forre uma assadeira com papel-manteiga. Despeje a massa do faláfel em uma tábua e molde em um rolo de 40 cm de comprimento. Corte o rolo em 16 fatias de 2,5 cm de espessura e molde cada uma em um bolinho de 2 a 2,5 cm de espessura. Coloque os bolinhos na assadeira preparada. Cubra com um pano de cozinha limpo e leve à geladeira por pelo menos 1 hora (se fizer com 1 dia de antecedência, é melhor ainda). (Se for refrigerar a massa por mais de 1 hora, armazene em um recipiente de vidro com fechamento hermético, separando os bolinhos com papel-manteiga.)

Aqueça uma frigideira média em fogo médio. Cubra o fundo da panela com óleo de abacate e, em seguida, quantos faláfeis couberem em uma única camada. Frite por 2 a 3 minutos de cada lado, virando uma vez, até obter um aspecto crocante e dourado. Mantenha os bolinhos prontos em um prato coberto, para que fiquem aquecidos, limpe a frigideira e repita o processo até fritar todos os bolinhos.

Sirva o faláfel quente, morno ou em temperatura ambiente, acompanhado do molho. Guarde o que sobrar em um recipiente de vidro com fechamento hermético na geladeira por até 2 dias ou no freezer por até 1 mês. Reaqueça (congelados mesmo, se for o caso) no forno a 180°C por 6 a 12 minutos, até que fiquem bem quentinhos e crocantes.

Observação Pique bem a cebola antes de colocá-la no processador, para evitar que o faláfel fique cheio de pedaços ou úmido.

A IMPORTÂNCIA DA GORDURA BOA

A gordura é importante para a saúde. Gosto de ter uma boa variedade de óleos e gorduras saudáveis na minha cozinha, e a maioria das receitas deste livro oferece opções baseadas em preferência ou disponibilidade.

Particularmente prefiro o sabor do óleo de coco virgem em qualquer coisa com batata-doce, pipoca ou doces. Quando quero dar um sabor mais marcante para um prato, uso *ghee*, que é a manteiga clarificada. Óleo de abacate é ótimo e tem sabor neutro, podendo ser usado em preparos crus ou cozidos. O azeite é a minha gordura favorita, mas não costumo usá-lo para cozinhar, já que o calor elimina alguns dos seus benefícios. Adoro usá-lo para regar legumes e verduras cozidos, saladas e peixe cozido. Também misturo ao Purê de couve-flor (página 161) e ao Homus (página 180) para deixar mais saboroso. E o mais importante: tenho sempre à mesa uma garrafa de um azeite de altíssima qualidade para regar aqueles pratos que precisam de um pouco mais de amor.

Essas gorduras saudáveis, especialmente o azeite, ajudam a lubrificar o sistema digestivo e proporcionam excelentes benefícios à saúde. Sem falar que deixam tudo ainda mais delicioso, é claro.

Grão-de-bico do zero

**RENDE 3 XÍCARAS DE
GRÃO-DE-BICO COZIDO**

1 xícara de grão-de-bico cru

Água filtrada fria

**1 colher (chá) de bicarbonato
de sódio**

1 colher (chá) de sal

Cozinhar grão-de-bico do zero vale a pena, especialmente se estiver usando um produto de boa qualidade, que não ficou anos na prateleira do supermercado. Além de ter um sabor melhor, esse grão-de-bico provavelmente está livre de conservantes ou não tem tanto sódio. Descascar os grãos pode ser um pouco chato (se você não tem tempo ou energia, não se preocupe com isso), mas a textura supercremosa compensa.

Use esse grão-de-bico caseiro para fazer Faláfel de frigideira (página 177) ou Sopa de feijão com verduras (página 135) e principalmente Homus (página 180). Lembre-se de que o grão-de-bico precisa ficar de molho de um dia para o outro para cozinhar por igual.

Em uma tigela grande, coloque o grão-de-bico e cubra com pelo menos 7 cm de água fria. Deixe de molho de um dia para o outro ou por até 24 horas.

Escorra e lave o grão-de-bico. Leve uma panela grande ao fogo alto e cubra os grãos com água filtrada. Assim que levantar fervura, acrescente o bicarbonato de sódio e o sal, deixe em fogo baixo e cozinhe por 35 a 40 minutos, sempre retirando a espuma. Para checar se o grão-de-bico está cozido, use as costas de uma colher para esmagar um grão na lateral da panela . (Observação: Quanto mais velho o grão-de-bico, mais tempo levará.) Você pode deixar que esfrie na panela antes de guardar; então, leve à geladeira, ainda com a água do cozimento, por até 5 dias ou congele por até 3 meses.

Para retirar a casca, logo após o cozimento, escorra o grão-de-bico e lave em água fria. Transfira para uma tigela grande e cubra com água. Esfregue levemente os grãos para soltar a casca, que subirá à superfície. Use uma escumadeira ou peneira para coletá-las. Escorra e repita conforme necessário até que todos estejam descascados.

Proteínas favoritas   179

Homus

RENDE 4 XÍCARAS

3 xícaras de Grão-de-bico do zero (página 179) ou grão-de--bico em conserva (em vidro), escorrido

½ xícara da água do cozimento ou de água filtrada

1 xícara de tahine de boa qualidade

¼ de xícara de suco de limão--siciliano fresco

4 cebolinhas, apenas as partes brancas, picadas

2 a 4 dentes de alho

1 punhado de salsinha fresca (opcional)

1 colher (chá) de sal marinho refinado

1 colher (chá) de cominho em pó ou 1 colher (chá) de *ras el hanout*, pasta harissa ou outra mistura de especiarias do norte da África (opcional)

2 colheres (sopa) de azeite e mais para regar

Todo mundo aqui em casa ama homus, principalmente a receita que nosso chef James Kelly me ensinou. É bem suave e cremoso e leva bastante alho, ou seja: uma delícia! Além disso, é supernutritivo porque o grão-de-bico é cheio de proteínas, fibras e muitas vitaminas e minerais, como ácido fólico, ferro e magnésio.

Se você está tentando comer mais legumes, comece por esta receita. Você vai se surpreender com sua animação para passar homus em aipo cru, cenoura, pepino, erva-doce, rabanete ou qualquer outra coisa que encontrar. Minha filha adora especialmente com vagem crua – qualquer quantidade de homus desaparece feito mágica quando ela está por perto!

Siga as instruções da página 179 para retirar a casca do grão-de-bico, se desejar.

Adicione o grão-de-bico, o tahine, o suco do limão-siciliano, a cebolinha, o alho, a salsinha (se usar), o sal e o cominho em um processador e processe por 1 minuto. Raspe as laterais com uma colher e bata por mais 1 minuto, até a mistura ficar homogênea.

Com o processador ligado, acrescente o azeite, a água do cozimento do grão--de-bico e processe até obter a consistência desejada. Costumo acrescentar um pouco mais da água, porque gostamos da pasta menos consistente (e ela vai engrossar na geladeira).

Para servir, coloque um pouco de homus em um prato pequeno, use as costas de uma colher para fazer uma pequena cavidade no centro e regue com azeite. Armazenado em um recipiente de vidro com fechamento hermético, dura até 5 dias na geladeira. Se o creme ressecar com o resfriamento, regue com um pouco de azeite e misture antes de servir.

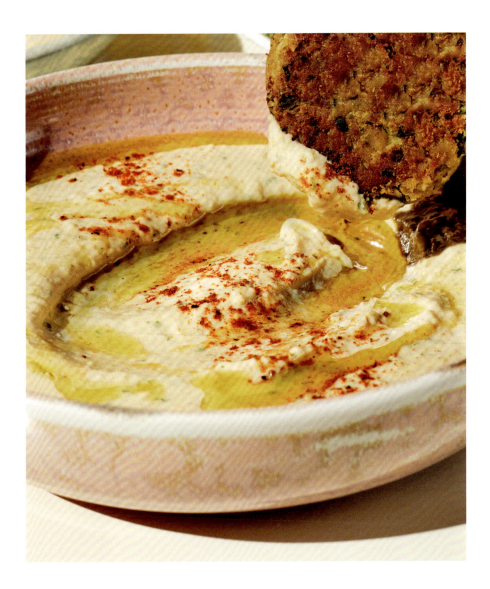

DÊ O SEU TOQUE

Combinações fartas É ótimo com Grão-de-bico crocante (página 213) por cima. Você também pode montar uma tigela (ou um wrap) repleta de nutrientes, com homus, alguns Legumes assados (página 144), pedaços de couve, duas unidades de Faláfel de frigideira (página 177) ou frango cozido desfiado e Molho de tahine (página 220).

Para as crianças Meus filhos adoram comer homus com cenoura, pepino, aipo, vagem e pimentão vermelho (ou qualquer legume ou verdura cru ou branqueado) ou com Biscoito de sementes (página 218).

Trocas simples Experimente substituir o grão-de-bico por outros grãos cozidos, como o feijão-branco. Você também pode adicionar 1 ou 2 beterrabas assadas (ver na página 105) ao fazer a pasta, mas comece com apenas ¼ da água do cozimento para não ficar ralo demais.

Proteínas favoritas

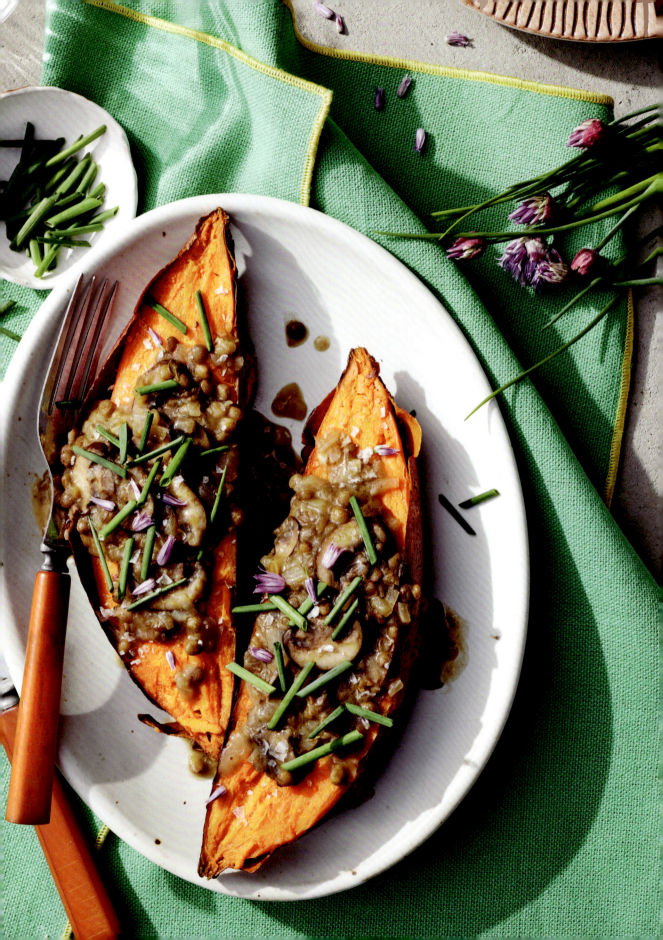

Ragu de lentilha francesa
com cogumelos e batata-doce assada

RENDE DE 2 A 4 PORÇÕES

4 xícaras de Caldo de legumes (página 122) ou água

½ colher (chá) de sal marinho refinado

½ xícara de lentilha francesa (ou marrom, caso não encontre a primeira)

1 colher (sopa) de óleo de abacate ou *ghee*

1 cebola pequena branca ou amarela, cortada em cubinhos

1 dente de alho, picado

8 a 12 cogumelos shiitake ou cremini, com talos e cabeças fatiados em lâminas

Folhas de 1 raminho de tomilho fresco

1 colher (chá) de mostarda Dijon

1 colher (chá) de molho tamari

1 colher (sopa) de fécula de araruta ou tapioca

Cebolinhas frescas picadas ou folhas de estragão

2 Batatas-doces assadas inteiras (página 147), cortadas na metade

Este ragu suculento com um toque de mostarda leva cogumelos salteados e lentilhas francesas – uma leguminosa verde rica em proteínas –, que continuam com textura e sustância mesmo após um cozimento longo. Fica parecendo um molho e um ensopado ao mesmo tempo. Este é um prato vegano bem-servido e bem equilibrado por si só, mas você pode servi-lo de várias formas. Coloque por cima de batatas-doces assadas para uma refeição do dia a dia ou sirva sob uma Couve-flor assada com mostarda e missô (ver página 170) quando receber visitas.

Em uma panela média, leve 3 xícaras de caldo para ferver em fogo médio a alto. Acrescente o sal e as lentilhas e, quando voltar a ferver, abaixe o fogo e cozinhe por cerca de 20 minutos, até ficarem macias. Escorra se necessário e reserve em uma tigela. (Se você gosta de uma textura mais cremosa, faça um purê com metade das lentilhas e misture com o restante.) Limpe a panela.

Volte a panela para fogo médio a alto e adicione o óleo e a cebola. Refogue por cerca de 2 minutos, mexendo sempre, até começar a amolecer. Acrescente o alho e refogue por mais 1 minuto, mexendo. Acrescente os cogumelos e o tomilho e cozinhe por aproximadamente 3 minutos, mexendo de vez em quando, até dourar e ficar macio.

Junte ⅔ de xícara do caldo, a mostarda e o tamari à panela e leve para ferver. Volte a lentilha cozida, mexa bem, reduza o fogo para médio e deixe fervilhar.

Em uma tigela pequena, misture a fécula de araruta com o restante do caldo. Junte a araruta às lentilhas e deixe fervilhar delicadamente por 2 a 3 minutos, até engrossar um pouco. Finalize com as ervas frescas. Sirva sobre a batata-doce assada cortada ao meio.

Proteínas favoritas 183

Salmão crocante

RENDE 2 PORÇÕES

2 filés (aprox. 170 g cada) de salmão selvagem com pele

Sal marinho refinado

1 colher (sopa) de suco de limão-siciliano fresco

1 colher (sopa) de azeite

1 a 2 colheres (sopa) de óleo de abacate

2 colheres (sopa) de ervas frescas, picadas

Um dos vários benefícios de consumir proteína animal uma ou duas vezes por semana é poder investir em produtos de melhor qualidade. O salmão selvagem e pescado de forma sustentável é delicioso. Um filé bem selado fica com a pele crocante e a carne macia e malpassada. Minha forma preferida de desfrutar desse presente da natureza é servi-lo com limão-siciliano, azeite e ervas frescas (gosto de uma mistura de salsinha, endro e estragão).

Enxugue os filés dando tapinhas com folhas de papel-toalha. Tempere generosamente com sal.

Em uma tigela pequena, bata o suco de limão-siciliano, o azeite e uma pitada de sal até formar um molho.

Leve uma frigideira antiaderente ao fogo médio a alto e, quando estiver bem quente, regue com óleo de abacate suficiente até cobrir o fundo da panela. Coloque os filés com cuidado, deixando a pele em contato com o óleo. Sele por 3 minutos, até que a pele fique crocante e dourada e se solte facilmente da frigideira. Evite mexer no peixe enquanto ele cozinha. Para olhar o ponto da pele, você pode deslizar uma espátula fina por baixo e levantar um pouco. Vire os filés e cozinhe do outro lado (3 minutos para malpassado ou 5 minutos para bem passado) até que o peixe comece a desmanchar quando pressionado suavemente.

Transfira os filés com a pele para cima para pratos individuais e salpique as ervas frescas. Despeje um pouco do molho ao lado do peixe (mas não em cima da pele, pois ela perderá a crocância). Sirva imediatamente.

DÊ O SEU TOQUE

Combinações leves Adoro este salmão com uma salada simples de rúcula ou qualquer uma das Hortaliças branqueadas (ver página 155).

Combinações fartas O salmão é delicioso por cima do Ragu de lentilha francesa com cogumelos (página 183), com os Legumes salteados (página 162) ou o Risoto de forno com aspargos (página 169). Sirva também com o Purê de couve-flor (página 161) e os aspargos refogados (ver página 165).

Para as crianças Meus filhos adoram esse salmão com arroz selvagem, regado com um pouco de Molho tamari (página 228) ou com Salada do Benny (página 102).

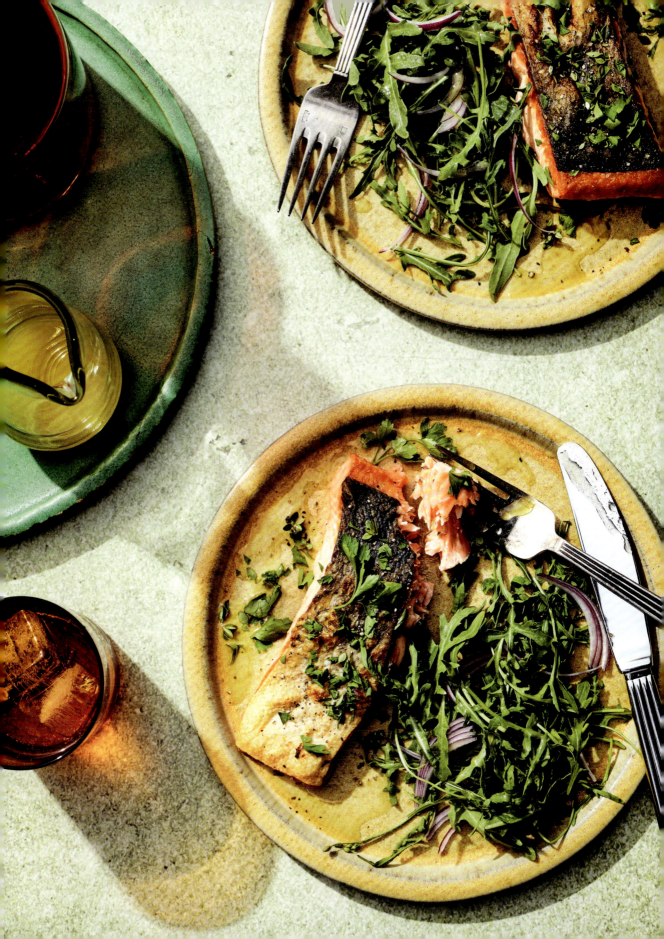

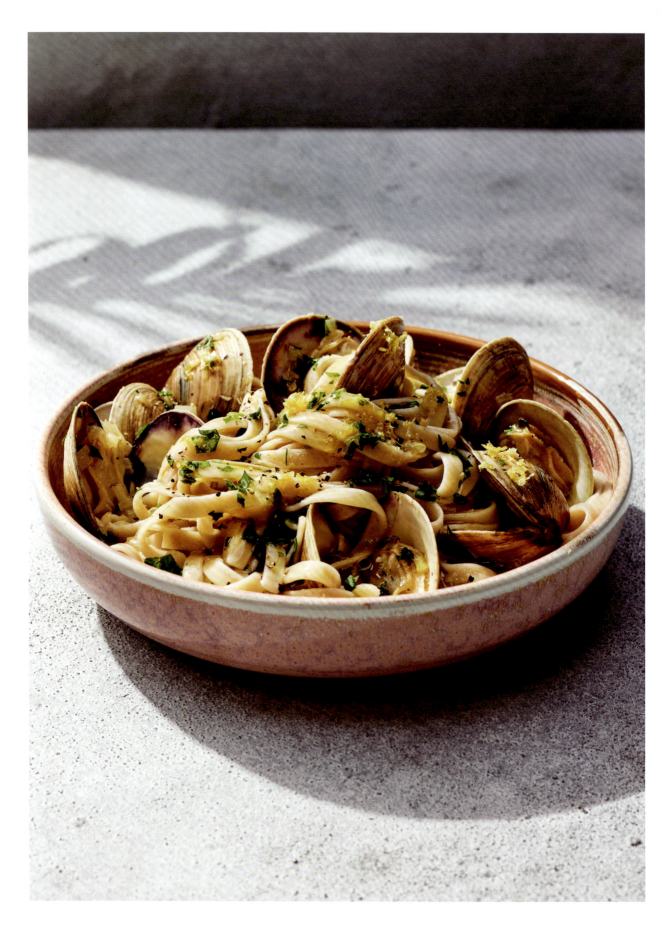

Amêijoas ao alho com macarrão de arroz

RENDE 4 PORÇÕES

350 g de linguini de arroz ou espaguete de arroz

1 kg de amêijoas (cerca de 24 unidades)

2 colheres (sopa) de manteiga sem sal

5 dentes de alho, cortados em lascas

1 chalota média, cortada em cubos

½ colher (chá) de sal marinho refinado

1 ½ xícara de Caldo de galinha da minha mãe (página 124), Caldo de legumes (página 122) ou caldo de peixe

Raspas e suco de 1 limão-siciliano

¼ de xícara de salsinha fresca picada grosseiramente

Pimenta-do-reino moída na hora

Azeite

DÊ O SEU TOQUE

Combinações leves Refogado fácil de verduras com alho (página 165) é um bom acompanhamento. Também adoro servir esta receita com aspargos ou brócolis. Ou sirva com as Minhas verduras favoritas refogadas (página 152) como acompanhamento ou misturadas ao macarrão cozido.

Combinação farta Sirva com Salada de beterraba e rúcula com queijo de cabra com ervas (página 105).

Trocas simples Use outra massa sem glúten ou sirva as amêijoas cozidas e o molho por cima de um arroz selvagem. Ou troque as ervas frescas e o suco de limão por 2 a 3 colheres (sopa) de Molho pesto (página 224).

Gosto que minha alimentação esteja em harmonia com o planeta — no caso desta receita, escolho apenas mariscos de boa procedência e alta qualidade. As amêijoas são uma das melhores escolhas em matéria de frutos do mar sustentáveis, pois são colhidas de forma responsável e sem risco para nenhuma outra espécie.

Sinto como se estivesse na Itália ao comer este prato suculento. Lá, adoro me deliciar com pasta alla vongole, um dos meus pratos favoritos de todos os tempos. Em casa, faço uma versão sem glúten, usando macarrão de arroz. O sabor fica por conta das amêijoas, que têm um leve gosto de mar, porém com um pouco de doçura, e de uma mistura de ervas, limão e manteiga. É maravilhoso e fica pronto rapidinho!

Em uma tigela larga e rasa, coloque o linguini de arroz e cubra com água quente. Deixe de molho por 20 a 30 minutos, até o macarrão hidratar, depois escorra e lave em água fria.

Coloque as amêijoas em uma tigela grande e cubra com água fria. Deixe de molho por pelo menos 20 minutos ou até 1 hora, para que liberem a areia presa dentro das conchas. Lave cada uma, limpando qualquer sujeira que esteja por fora, se necessário. Descarte qualquer unidade que esteja com a concha rachada ou quebrada.

Leve uma frigideira grande ou uma panela de ferro ao em fogo médio. Acrescente a manteiga e, quando a espuma diminuir, é a vez do alho, da cebola e do sal. Cozinhe por cerca de 2 minutos, mexendo sempre, até ficar perfumado, e acrescente o caldo. Assim que levantar fervura, acrescente as amêijoas, tampe a panela e cozinhe por 4 a 6 minutos, até as conchas abrirem.

Use um pegador para transferi-las para uma tigela, descartando as que não se abriram, e coloque o macarrão na frigideira. Misture bem as amêijoas no molho por cerca de 2 minutos, até que estejam bem cobertas. Acrescente as raspas de limão e metade do suco e polvilhe com salsinha e um pouco de pimenta. Prove o tempero e acrescente mais suco de limão e sal se necessário.

Divida o macarrão em quatro tigelas e cubra com as amêijoas. Sirva imediatamente, regando com azeite.

Peixe em papilote

RENDE 2 PORÇÕES

1 limão-siciliano pequeno, cortado em fatias finas

2 filés (aproximadamente 170 g cada) de peixe fresco (como linguado, bacalhau, garoupa, robalo ou salmão)

Sal marinho refinado e pimenta-do-reino moída na hora

4 colheres (chá) de óleo de abacate

4 raminhos de tomilho fresco

São muitos os motivos que tornam maravilhosa uma temporada na Costa Rica, onde tenho uma casa desde os meus vinte e poucos anos. Adoro estar cercada pela natureza: a paisagem exuberante, as montanhas e o mar alimentam a minha alma. Todo brasileiro é mais feliz onde há sol. Na Costa Rica, a proteína preferida costuma ser peixe fresco, porque as opções locais são todas deliciosas. Pode parecer sofisticado, mas assar um peixe embrulhado em folha de bananeira (que são abundantes na Costa Rica) ou em papel-manteiga é um preparo rápido e fácil.

Basicamente, tempero o peixe com rodelas de limão, tomilho fresco, azeite e sal. O peixe cozinha no vapor em cerca de 15 minutos. A trouxinha não deixa o sabor natural da carne escapar, e o filé fica macio, suculento e delicioso. Se for servir mais de duas pessoas, basta dobrar ou triplicar a receita para fazer mais trouxinhas.

Preaqueça o forno a 200°C. Dobre um quadrado de papel-manteiga de 30 cm ao meio, na transversal, depois abra sobre uma bancada.

Coloque metade das rodelas de limão no centro do papel e, por cima, o filé de peixe. Tempere com sal e pimenta, regue o filé com metade do óleo de abacate e cubra com metade dos raminhos de tomilho. Faça uma trouxinha com o papel em forma de meia-lua. Repita o processo para o outro filé.

Transfira as duas trouxinhas para uma assadeira e leve ao forno. Asse por 10 a 12 minutos (para filés finos) ou até 16 (para filés grossos), até que o peixe esteja desmanchando ao ser pressionado suavemente com uma espátula. Caso acabe abrindo a trouxinha antes da hora, você pode selar o peixe em uma frigideira até dar o ponto.

Coloque cada trouxinha em um prato e abra com cuidado para não se queimar com o vapor. Retire os raminhos de tomilho e sirva imediatamente.

DÊ O SEU TOQUE

Combinações leves Adoro servir com Salada de palmito, avocado e pepino (página 98). Ou regue o peixe assado com Chimichurri (página 224).

Combinações fartas O peixe assado vai bem com uma Salada de vagem (página 119) ou qualquer legume assado (página 144).

PEIXE ASSADO EM FOLHA DE BANANEIRA

Hora de acender a churrasqueira. Nesta receita, o peixe deve cozinhar no calor da churrasqueira, e não diretamente sobre a brasa. Para isso, deixe a brasa somente em metade da churrasqueira. Coloque o peixe no lado da grelha que não estiver sobre a brasa para obter um cozimento indireto: aqueça um lado da grelha em fogo médio a alto e não aqueça o outro lado.

Embrulhe cada filé de peixe em uma folha de bananeira. Asse no lado da grelha que não estiver sobre a brasa e abafe. Sirva de acordo com as instruções da receita.

CINCO ALTERNATIVAS FÁCEIS PARA PEIXE EM PAPILOTE

Para variar um pouco, inclua mais alguns ingredientes na trouxinha antes de embrulhar:

• Acrescente ½ abobrinha pequena sem sementes e cortada em fatias finas.

• Em vez do tomilho, sirva com 1 colher (chá) de Molho pesto (página 224) por cima de cada filé.

• Troque o azeite, o tomilho e o limão por um punhado de folhas de acelga chinesa ou brócolis branqueado (página 155). Depois regue o peixe com 1 colher (sopa) de Molho tamari (página 228).

• Acrescente alguns talos de aspargos frescos, partidos ao meio no sentido do comprimento, por cima de cada filé.

• Coloque 5 azeitonas Kalamata sem caroço e 1 colher (chá) de alcaparras por cima de cada filé.

TAMANHO DA PORÇÃO

Talvez você já tenha notado que a porção da maioria destas receitas de proteínas é pequena. É porque minhas refeições levam mais legumes e verduras e a proteína é sempre só um toque. Um jeito ótimo de transformar um pequeno pedaço de proteína em uma refeição completa é servi-lo com saladas, legumes cozidos no vapor, verduras salteadas ou o que tiver reservado de algum preparo vegetariano anterior. Ter muitos legumes e verduras no prato nos ajuda a comer uma variação maior de nutrientes e consumir menos proteína animal.

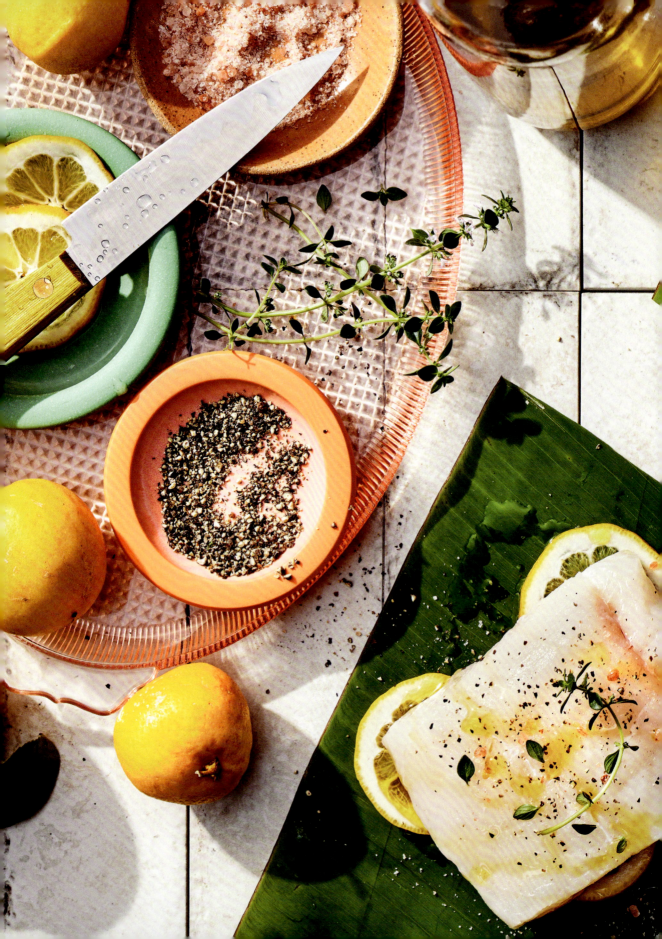

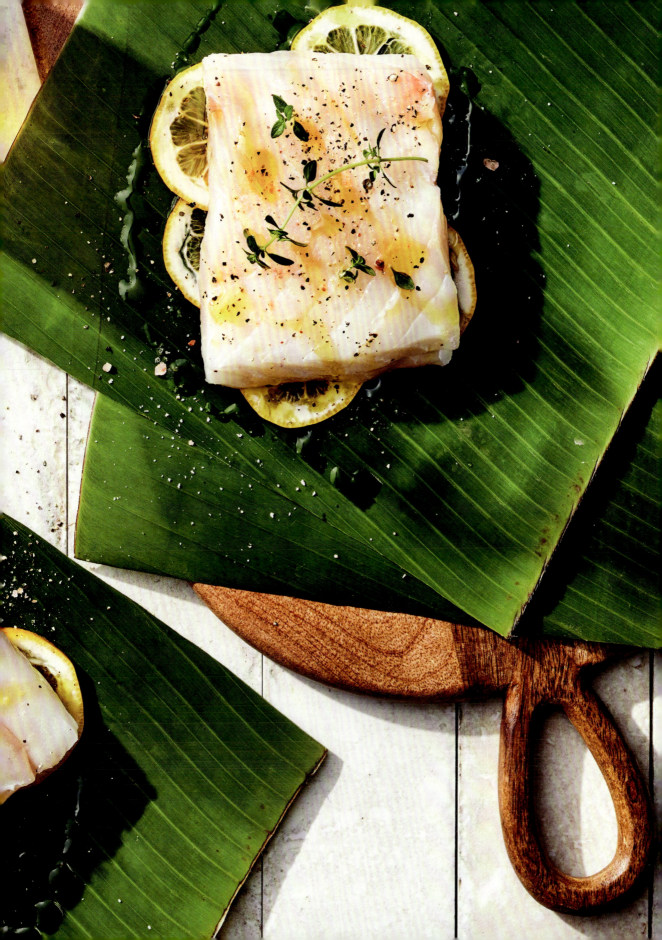

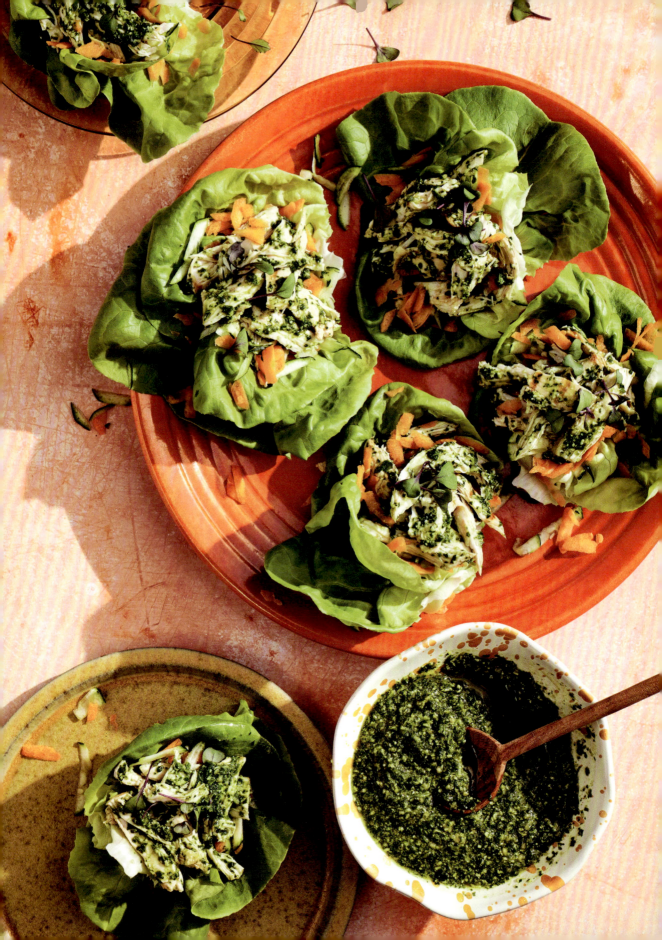

Wraps de alface com frango ao pesto

RENDE 2 PORÇÕES

2 xícaras de frango cozido desfiado ou em fatias finas

3 colheres (sopa) de Molho pesto (página 224), caseiro ou pronto

Azeite

12 folhas grandes de alface lisa (aproximadamente 2 cabeças)

1 cenoura média, ralada grosseiramente

1 abobrinha média, ralada grosseiramente

1 ½ colher (chá) de vinagre de maçã

Sal marinho refinado e pimenta-do-reino-preta moída na hora

½ xícara de folhas de brotos (opcional)

Meus filhos se alimentam muito bem, mas Benny, meu primogênito, deu sorte porque eu me dedicava muito à alimentação dele na infância, sempre preparando as refeições mais nutritivas e naturais possíveis. Quando nossa família aumentou, percebi que as refeições que eu idealizava nem sempre eram práticas ou para todos os gostos. Eu queria comer pratos simples vegetarianos, mas às vezes meus filhos não queriam. Entra em cena o wrap de alface! Para as crianças, é divertido ouvir que se deve comê-lo com as mãos, e, como mãe, fico muito feliz por meus filhos gostarem de folhas de alface recheadas com cenoura ralada e abobrinha, frango e outros ingredientes bons para a saúde. Esta é uma receita supernutritiva e convidativa para crianças, então todo mundo sai ganhando.

Em uma tigela média, misture bem o frango com 2 colheres (sopa) do pesto. Em uma tigela pequena, dilua o restante do pesto em 1 a 2 colheres (sopa) de azeite, só até ficar parecido com um molho.

Separe as folhas de alface em 6 pilhas de 2 folhas sobrepostas. Distribua a cenoura e a abobrinha em cada pilha e tempere com um pouco de vinagre e pitadas de sal e pimenta.

Distribua o frango temperado sobre os legumes e regue com um pouco de pesto. Decore com algumas folhas de brotos, se quiser, e sirva em seguida.

DÊ O SEU TOQUE

Combinações fartas Colocar algumas fatias de avocado deixa o wrap com uma cremosidade deliciosa.

Troca simples Substitua o pesto pelo Molho de gengibre com castanha-de-caju (página 223) ou pelo Molho de tahine (página 220).

Almôndegas de frango

RENDE 12 ALMÔNDEGAS

Óleo de abacate

½ kg de frango não magro moído

½ xícara de salsinha fresca picada

¼ de xícara de Caldo de galinha da minha mãe (página 124) ou Caldo de legumes (página 122)

¼ de xícara de farinha de amêndoas ou de farinha de rosca sem glúten

1 ovo grande levemente batido

1 ½ colher (chá) de cebola em pó

1 ½ colher (chá) de alho em pó

1 colher (chá) de orégano seco

1 colher (chá) de sal marinho refinado

Por que as crianças gostam tanto de almôndegas? Não faço a menor ideia, mas, para ser sincera, eu também adoro! Estas suculentas almôndegas de frango são temperadas com alho e orégano e encorpadas com farinha de amêndoas, que é rica em proteínas e não tem glúten. É o ingrediente secreto que torna essa refeição saudável irresistível para as crianças e uma excelente pedida para servir com macarrão ou salada, em uma sopa ou como recheio de um wrap. Gosto de fazer em dobro e conservá-las em caldo de galinha, na geladeira, o que preserva a umidade.

Preaqueça o forno a 190°C. Forre uma assadeira com papel-manteiga e unte com um pouco de óleo de abacate.

Em uma tigela grande, misture com as mãos todos os ingredientes exceto o óleo de abacate. Leve a mistura à geladeira por 20 a 30 minutos.

Divida a mistura em aproximadamente 12 porções iguais (mais ou menos do tamanho de uma bola de golfe). Costumo usar uma colher de sorvete pequena. Em seguida, com as mãos molhadas, forme bolinhas lisas e coloque na assadeira.

Asse por 12 minutos, vire as almôndegas e continue assando por mais 12 minutos, até ficarem totalmente cozidas. As almôndegas cozidas duram até três dias na geladeira (de preferência em caldo de galinha para manter a umidade) ou congeladas em recipiente de vidro com fechamento hermético por até um mês.

DÊ O SEU TOQUE

Combinações leves Cozinhe alguns vegetais e almôndegas em Caldo de galinha (página 124) para uma sopa simples.

Combinações fartas Fatie ou desfaça as almôndegas em uma Sopa de feijão com verduras (página 135). Use para rechear uma tortilha de amêndoas ou couve-flor (ou folha de alface) junto com Legumes assados (página 144), salada de verduras e queijo manchego ralado. Também é possível usar como recheio de pizza, desfeita ou fatiada (página 173).

Para as crianças Faça minissanduíches com as almôndegas, queijo derretido e pão sem glúten. Acrescente-as ao Espaguete de abobrinha com molho pesto cremoso (página 166) ou faça macarrão de arroz com molho de tomate para um espaguete com almôndegas nutritivo.

Trocas simples Substitua a salsinha por coentro fresco ou endro, ou troque o orégano por cominho ou coentro em pó.

194 Nutrir

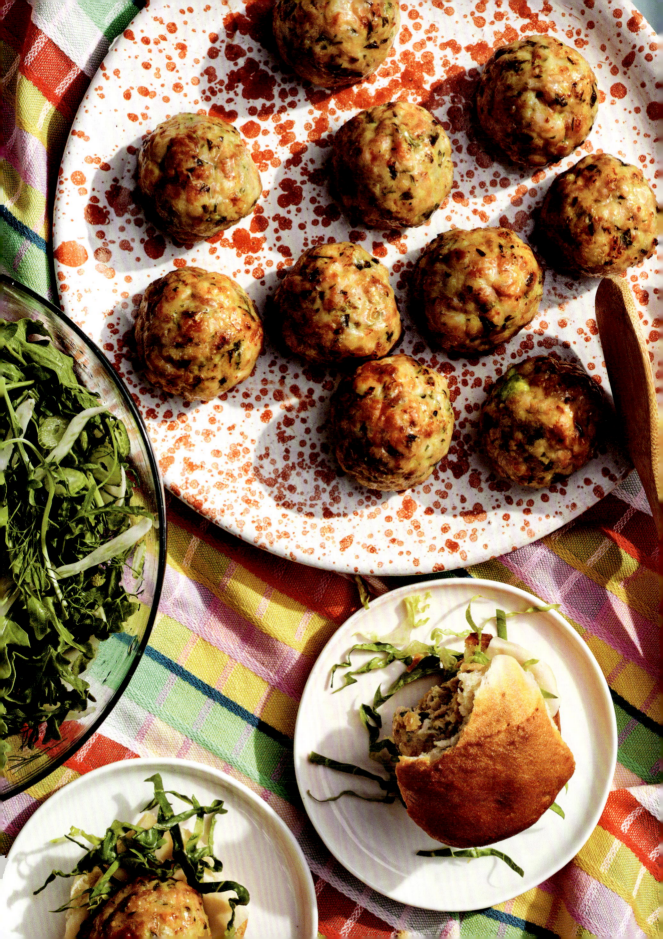

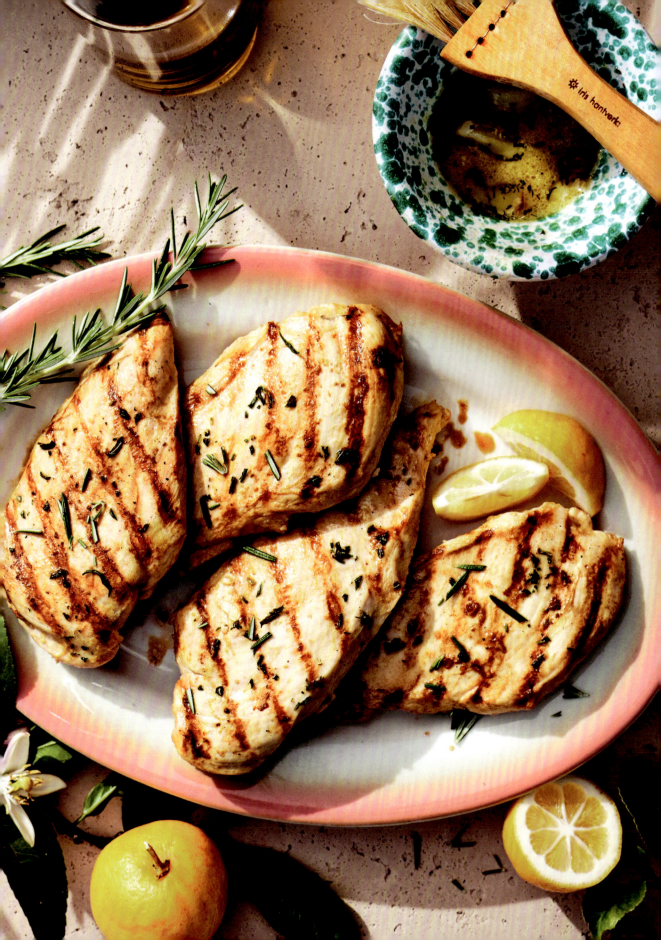

Paillards de frango ao alecrim e limão

RENDE 4 PORÇÕES

900 g de filé de peito de frango (aproximadamente 4 unidades)

½ xícara de azeite

¼ de xícara de vinagre de vinho tinto

1 limão-siciliano, fatiado

Suco de 1 limão-siciliano

3 dentes de alho, amassados

2 colheres (sopa) de alecrim fresco, picado

1 colher (sopa) de mostarda Dijon

Sal marinho refinado

Óleo de abacate

Ter uma casa integrada com a natureza é um dos benefícios de morar na Flórida, onde o clima ameno e ensolarado combina muito comigo. Adoro estar ao ar livre, por isso usar a churrasqueira é um dos meus jeitos favoritos de cozinhar. (Embora uma churrasqueira elétrica também faça pratos deliciosos.) A marinada com limão e mostarda que uso nesta receita deixa o frango macio, suculento e cheio de sabor. Achato os filés em paillards, que funcionam muito bem para jantares rápidos no meio da semana. Esta é uma das nossas receitas favoritas de Susan Ryan, uma chef maravilhosa que cozinhou para nós por anos. Meus filhos adoram.

Caso você prefira os cortes mais gordurosos do frango, a marinada funciona igualmente bem, até mesmo em uma ave inteira (ver Observação). O excedente pode ser fatiado ou desfiado para uso futuro em sopas, saladas e muito mais – então faça bastante!

Disponha os filés sobre uma tábua e cubra com uma folha de papel-manteiga. Usando o lado liso de um martelo de carne, vá amassando os peitos de frango até obter uma espessura uniforme, entre 0,5 e 1 cm.

Em uma tigela média, misture o azeite, o vinagre, o suco de limão, o alho, o alecrim e a mostarda. Adicione o frango e o limão fatiado e misture bem. Cubra e deixe o frango marinar em temperatura ambiente por 30 minutos ou leve à geladeira por até 2 horas.

Preaqueça uma frigideira grill em fogo alto ou acenda uma churrasqueira americana, deixando espaço para cozimento indireto (ver página 189 para mais detalhes).

Retire o frango da marinada e enxugue o excesso com batidinhas de papel-toalha. Tempere com uma pitada de sal.

DÊ O SEU TOQUE

(continua)

Combinações leves Sirva com Legumes assados (página 144) ou as Minhas verduras favoritas refogadas (página 152). As sobras podem ser raladas ou fatiadas e adicionadas a uma salada, especialmente a Salada de rúcula com frango (página 115) ou uma sopa, ou para rechear Wraps de alface com frango ao pesto (página 193) ou do Rolinhos de verão crocantes (página 156).

Para as crianças Desfie o frango cozido e acrescente à Sopa estilo ramen com legumes cozidos no vapor (página 136). Ou corte o frango em tiras para fazer Tacos (página 202). Ou sirva com Batata-doce frita (página 146) e vagem branqueada (página 155) como acompanhamento.

Trocas simples Substitua o alecrim por tomilho fresco ou 1 colher (sopa) de ervas de Provence.

Se estiver cozinhando no fogão, abaixe para fogo médio, pincele a grelha com um pouco de óleo de abacate e arrume o frango em uma única camada. Se necessário, divida em duas levas.

Se estiver ao ar livre, pincele a grelha com óleo, asse o frango no calor indireto e abafe.

Em ambos os casos, cozinhe sem mexer por 3 a 4 minutos. Em seguida, use uma espátula para checar se o frango já está soltando da grelha e com aquelas marquinhas. (Se o frango não soltar, ainda não está pronto para ser virado. Aguarde.) Vire o frango e continue cozinhando por mais 3 minutos, até que fique com marquinhas.

Transfira o frango cozido para uma tábua ou prato. Deixe descansar por pelo menos 5 minutos e sirva em seguida. O frango pode ser armazenado na geladeira em recipiente de vidro com fechamento hermético por até dois dias.

FRANGO ASSADO

Escolha um frango inteiro de 1,5 a 2 kg. Em uma tigela grande, cubra o frango com a marinada, tampe e deixe por 30 minutos em temperatura ambiente ou até 2 horas na geladeira. Preaqueça o forno a 200°C. Quando estiver pronto para cozinhar, seque o frango, tempere com sal e recheie a cavidade com meio limão e um ramo de alecrim fresco. Leve para assar em uma assadeira grande por 60 a 80 minutos, até a pele ficar dourada e crocante. (Se quiser, cheque a temperatura interna da parte mais grossa da coxa com um termômetro de leitura instantânea; se estiver 75°C, está no ponto.) Deixe o frango descansar por pelo menos 10 minutos antes de destrinchar.

COXA, SOBRECOXA OU PEITO ASSADOS

Use 1,5 a 2 kg de coxa, sobrecoxa ou peito com osso. Em uma tigela grande, cubra o frango com a marinada e deixe por 30 minutos em temperatura ambiente ou até 2 horas na geladeira, tampado. Preaqueça o forno a 200°C. Quando estiver pronto para cozinhar, seque o frango, tempere com sal e leve para assar em uma assadeira forrada com papel--manteiga por 30 a 45 minutos, até a pele ficar dourada e crocante. (Se quiser, cheque a temperatura interna da parte mais grossa do frango com um termômetro de leitura instantânea; se estiver 75°C, está no ponto.) Deixe descansar por pelo menos 10 minutos antes de servir.

Ancho grelhado
com chimichurri

RENDE DE 4 A 6 PORÇÕES

1 bife de ancho grande com osso (900 a 1,3 kg, 3 cm de espessura) em temperatura ambiente

1 ½ colher (chá) de sal grosso

Óleo de abacate

2 colheres (sopa) de manteiga sem sal

Chimichurri (página 224)

Se você vem do sul como eu, sabe que comer carne bovina faz parte da nossa cultura. Meu pai fazia churrasco praticamente todo domingo. A gente adorava. Eu sentia muita falta disso quando seguia a alimentação vegetariana ou vegana. Além disso, o ferro que a carne vermelha oferece é ótimo para a minha saúde, por isso voltei a comer carne. Hoje em dia, priorizo cortes de altíssima qualidade, de preferência vindos de pequenos produtores, mas ainda não consumo carne com tanta frequência.

É um prato delicioso para um dia de sol, principalmente se você puder assar em uma churrasqueira americana, mas também é possível preparar no fogão. O chimichurri é um ótimo acompanhamento, mas você pode servir o bife só com sal – se a carne for de boa qualidade, não precisa de muito mais que isso!

Leve a carne a uma assadeira e seque com papel toalha. Tempere todos os lados com sal e massageie o sal na carne com os dedos — esse é o segredo para um bife saboroso e suculento! Reserve por pelo menos 30 minutos. (Se tiver tempo, reserve em um recipiente de vidro com tampa na geladeira de um dia para o outro. Quando for cozinhar, retire o bife da geladeira e deixe voltar à temperatura ambiente.)

Acenda uma churrasqueira americana com brasa forte, reservando áreas para cozimento direto e indireto (ver página 189). Pincele a carne com um pouco de óleo e coloque na grelha sobre a brasa. Abafe e asse por aproximadamente 3 minutos, até que o bife comece a formar uma crosta marrom-escura. Use um

(continua)

DÊ O SEU TOQUE

Combinações leves Espinafre refogado (ver página 159) e aspargos grelhados são clássicos por bons motivos.

Combinações fartas Purê de couve-flor (página 161) é um acompanhamento delicioso.

Trocas simples Molho pesto (página 224) diluído em um pouco de azeite extravirgem ou Molho de coentro com hortelã (página 221) são ótimos substitutos para o chimichurri.

pegador para virar a carne e asse por mais 3 minutos, até obter uma crosta marrom-escura do outro lado.

Transfira o ancho para a grelha fora da brasa. Abafe novamente e deixe assar por mais 3 a 6 minutos — 3 minutos se quiser o ponto malpassado e até 6 minutos para bem passado. Para verificar o ponto da carne, faça um pequeno corte com uma faca na parte mais grossa do bife.

Ao fim do cozimento, transfira o bife para uma tábua ou travessa, cubra com pequenas porções de manteiga e deixe descansar por 10 minutos. Retire o osso da carne e corte em fatias finas no sentido contra a fibra. Sirva quente, regando o bife com os sucos que tiverem escorrido, com o chimichurri ao lado.

ANCHO REGADO NA MANTEIGA

Tempere e deixe o bife marinar conforme as instruções. Coloque uma frigideira de ferro fundido grande em fogo médio alto e preaqueça por 5 a 10 minutos. Acrescente cerca de 3 colheres (sopa) de óleo até cobrir o fundo da panela e adicione o ancho. Cozinhe por 4 a 6 minutos, usando um pegador para girar (não virar) o bife para que doure de maneira uniforme, até obter uma crosta marrom. Repita o processo do outro lado.

Adicione 2 colheres (sopa) de manteiga sem sal à frigideira, junto com 2 dentes de alho amassados e alguns raminhos de tomilho ou alecrim se desejar. Incline a frigideira em sua direção e use uma colher regar o bife com a manteiga derretida. Continue cozinhando e regando o ancho por todos os lados por 3 a 6 minutos (dependendo do ponto da carne de sua escolha), até que esteja bem dourado. Para checar o ponto, faça um pequeno corte com uma faca na parte mais grossa do bife. Deixe descansar por 10 minutos e depois corte no sentido contrário à fibra.

RESERVE TEMPO PARA MARINAR

É o que eu sempre digo: "Não deixe para amanhã o que você pode fazer hoje." Esse é um dos motivos de eu adorar marinadas. Marinar é algo tão simples e faz uma diferença enorme — a carne e o frango ficam mais suculentos e saborosos. Além disso, quando deixo uma carne marinando com antecedência, significa que o cardápio do jantar está escolhido e o trabalho já começou. E aí tudo o que tenho que fazer é colocar a carne na churrasqueira ou na frigideira e cozinhar alguns vegetais para acompanhar.

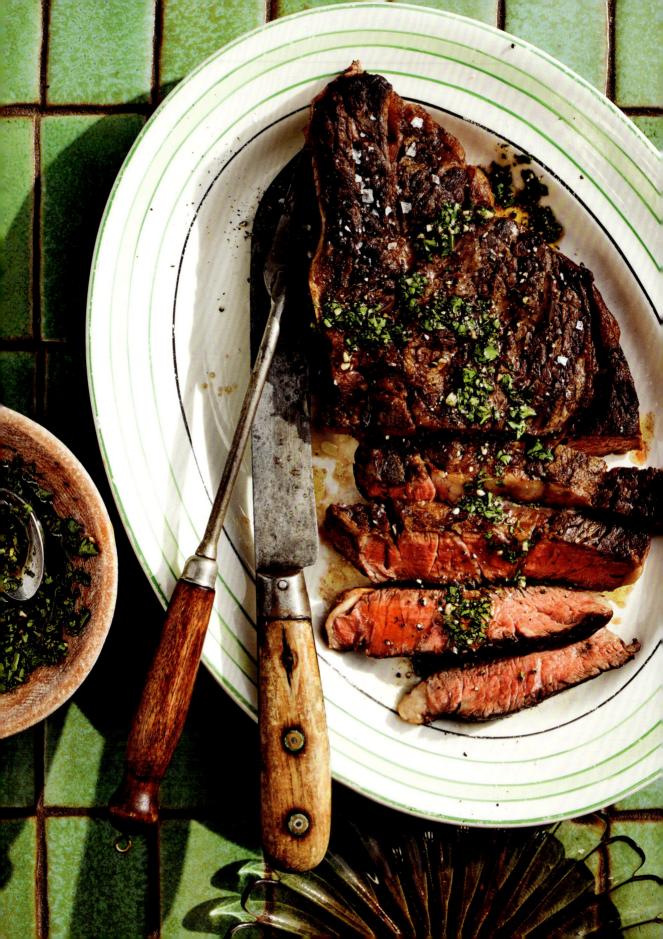

Noite do taco

Na nossa casa, a Noite do taco é um evento muito esperado. É uma refeição divertida (e prática!) para oferecer quando os amigos vão visitar, pois nunca se sabe qual é o gosto de cada um, o quanto comem ou se têm alguma alergia. As receitas a seguir são de frango grelhado e fraldinha — você pode preparar as duas, só uma ou nenhuma delas e rechear suas tortilhas com muitos outros ingredientes (confira na lista na página seguinte alguns de nossos recheios favoritos). Não importa como você prefere comer tacos, estes têm ingredientes saudáveis e garantem muita diversão — o que todos nós adoramos!

Tacos de frango com milho

RENDE DE 4 A 6 PORÇÕES

¼ de xícara de óleo de abacate

Suco de 1 limão-taiti

1 colher (chá) de folhas de tomilho fresco

1 colher (chá) de sal grosso

700 g de sobrecoxas de frango desossadas e sem pele (4 a 6 pedaços)

2 espigas de milho sem palha e fiapos

8 a 12 tortilhas (de farinha de amêndoas ou farinha de grão-de-bico)

DÊ O SEU TOQUE

Trocas simples Substitua o frango grelhado por Paillards de frango ao alecrim e limão (página 197). Ou experimente peixe grelhado em vez de frango.

Em uma tigela grande, misture o óleo de abacate, o suco de limão, o tomilho e o sal. Adicione o frango e misture. Cubra a tigela e deixe marinar por 20 a 30 minutos em temperatura ambiente ou por até 2 horas na geladeira.

Enquanto o frango estiver marinando, cozinhe o milho em uma panela grande com água filtrada fervente por 3 a 4 minutos até ficar macio. Retire da panela e deixe esfriar.

Segure uma espiga na vertical sobre uma tábua de corte, com a base voltada para baixo, e use uma faca afiada para debulhá-la por completo. Repita o processo com a outra espiga. Separe os grãos e transfira para uma tigela.

Prepare a churrasqueira com brasa forte ou coloque uma frigideira grande antiaderente ou frigideira grill em fogo médio alto. Quando estiver bem quente, disponha o frango nas grelhas sobre a brasa ou no fogão. Se necessário, cozinhe em duas levas. De qualquer maneira, cozinhe por 6 a 8 minutos sem mexer e, em seguida, use uma espátula para checar se o frango já está soltando da grelha (e se tem aquelas marquinhas) ou da frigideira. (Se o frango não soltar, quer dizer que ele não está pronto para ser virado — aguarde.) Vire e continue assando por cerca de 8 minutos, até que a parte externa do frango esteja caramelizada e o caldo tenha uma cor clara ou até que, ao checar a temperatura interna com um termômetro de leitura instantânea, ela esteja 75°C.

Transfira o frango para um prato ou tábua e deixe descansar por 10 minutos. Em seguida corte, pique ou desfie.

Aqueça as tortilhas e coloque-as sobre um pano de prato limpo e cubra em seguida. Separe todos os recheios que você vai servir (veja opções na próxima página). Incentive todos a montarem seus tacos como preferirem!

Tacos de fraldinha

RENDE DE 4 A 6 PORÇÕES

700 g de fraldinha

Sal grosso

Folhas de alecrim fresco (opcional)

Óleo de abacate

8 a 12 tortilhas (de farinha de amêndoas ou farinha de grão--de-bico)

Possíveis recheios

Salada de repolho simples (página 101)

Floretes de couve-flor assados (ver página 144)

Cubos de batata-doce assados (página 147)

Abóbora e grão-de-bico assados (página 151)

1 xícara de queijo manchego, Midnight Moon ou outro queijo de cabra ralado grosseiramente

1 xícara de milho tostado

Fatias de avocado

Sour cream ou iogurte de coco fermentado

½ xícara de Cogumelos shiitake assados crocantes (página 214)

A fraldinha é marinada e depois grelhada ou assada de acordo com a sua preferência.

Coloque a fraldinha sobre uma tábua e seque com papel toalha. Tempere com 1 colher (chá) de sal grosso. Se desejar, salpique alecrim. Massageie os temperos na carne. Cubra e deixe marinar por 20 a 30 minutos em temperatura ambiente ou por até 8 horas na geladeira. Leve à temperatura ambiente antes de cozinhar.

Se utilizar churrasqueira americana Prepare para cozimento direto e indireto (veja a página 189 para mais detalhes), aquecendo um dos lados na brasa forte. Pincele a grelha com óleo de abacate e, quando estiver bem quente, coloque o bife na grelha acima da brasa e asse sem virar por 2 a 4 minutos, até que fique crocante nas bordas e com marquinhas. Repita do outro lado, assando por mais 2 a 4 minutos, dependendo do ponto desejado: 2 minutos para malpassado, 4 minutos para ao ponto a bem passado. Para verificar o ponto da carne, faça um pequeno corte com uma faca na parte mais grossa da fraldinha. (Se os bifes estiverem com marquinhas da grelha, mas ainda malcozidos, transfira para a grelha fora da brasa por mais alguns minutos.)

Se estiver usando um forno com gratinador Posicione a grade do forno próxima ao gratinador e preaqueça na potência máxima. Leve o bife para gratinar em uma assadeira. Asse sem virar por 3 minutos, até que esteja crocante nas bordas, depois vire e gratine o lado oposto por mais 2 a 4 minutos, até que esteja assado de acordo com sua preferência (ao ponto para mal leva cerca de 6 minutos no total). Para checar o ponto, faça um pequeno corte com uma faca na parte mais grossa do bife. Se necessário, asse por mais alguns minutos.

Transfira o bife para uma travessa e deixe descansar por 10 minutos. Corte o mais fino que puder contra o sentido da fibra. Regue com os sucos da carne que tiverem se acumulado na assadeira.

Aqueça as tortilhas e embrulhe-as em um pano de prato limpo. Separe todos os recheios que você vai servir. Incentive todos a montarem seus tacos como preferirem!

Proteínas favoritas   203

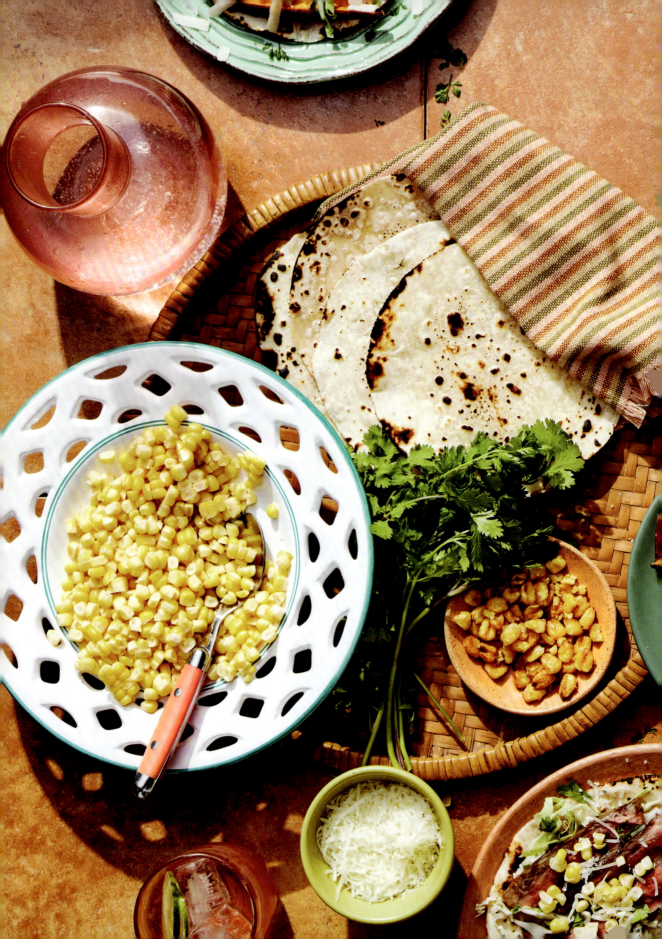

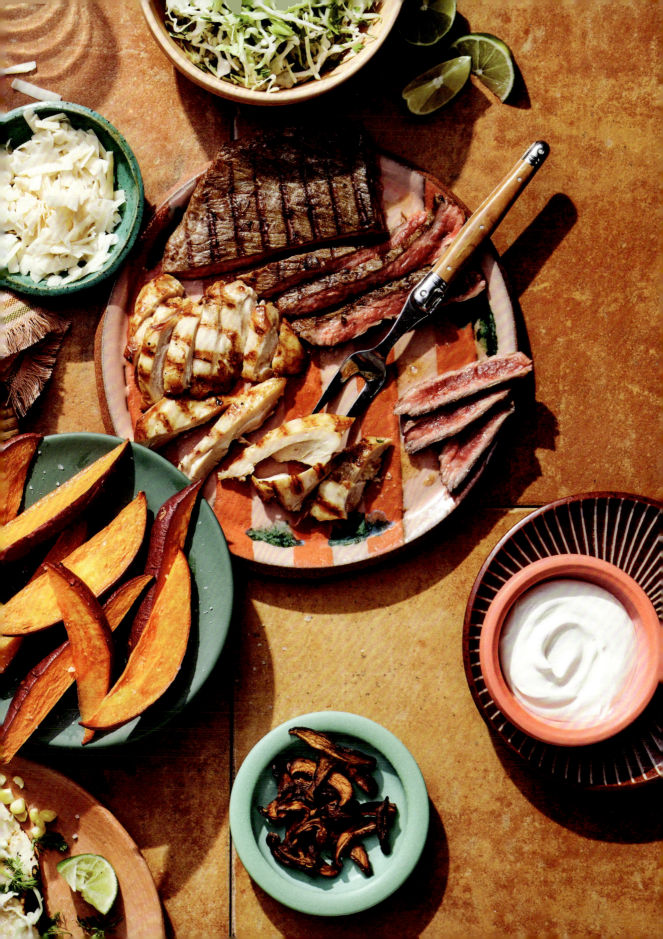

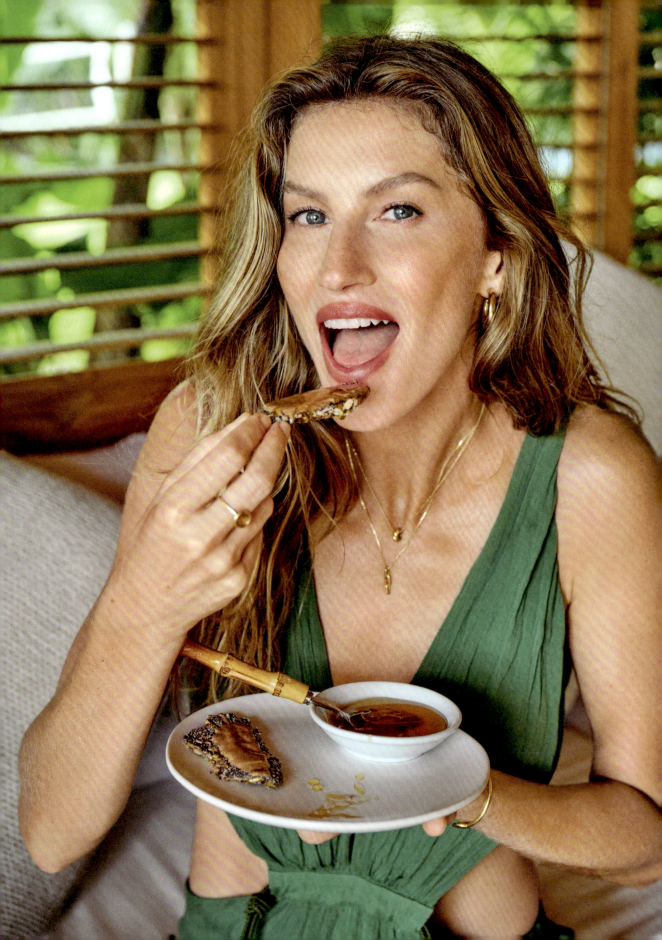

Crocantes e condimentos

Adoro comidas simples, por isso, variar nas texturas e nos molhos é
ótimo para dar um up em uma refeição básica. Aqui estão minhas
receitas preferidas de crocantes e molhos cheios de sabor e frescor e
que levam muita personalidade e diversão a qualquer prato.
Experimente e veja o que você mais gosta!

Castanhas-de-caju
com xarope de bordo e harissa

RENDE 4 XÍCARAS

4 xícaras de castanha-de-caju

2 a 3 colheres (sopa) de pasta harissa (ver Observação)

3 colheres (sopa) de xarope de bordo

1 ½ colher (sopa) de óleo de abacate

½ colher (chá) de sal marinho refinado

Não sou muito resistente para comidas picantes, mas abro uma exceção para essas castanhas-de-caju com harissa. A harissa pode ser comprada em pasta ou como mistura de especiarias. Nesta receita, uso a pasta de especiarias do norte da África, que geralmente inclui pimenta seca, alho, cominho e alcaravia — ela traz um calor agradável, que é equilibrado pela doçura do xarope de bordo. Acho a combinação irresistível. Costumo acrescentar essas nozes em saladas.

Como em outras receitas em que nozes e sementes demolhadas são assadas, é importante aguardar até que fiquem crocantes. Embora não pareçam tão crocantes ao sair do forno, conforme esfriam elas ficam ótimas. Você pode fazer meia receita se preferir.

Em uma tigela grande adicione as castanhas-de-caju, cubra com água em temperatura ambiente e deixe de molho por 2 a 24 horas (ou consulte a página 244 para um método de imersão rápida).

Preaqueça o forno a 180°C. Forre uma assadeira com papel-manteiga.

Lave as castanhas em um escorredor ou peneira. Espalhe as nozes na assadeira em uma camada uniforme e asse por 15 a 20 minutos até que estejam secas ao toque e comecem a dourar levemente.

Enquanto isso, em uma tigela pequena, misture a harissa, o xarope de bordo, o óleo e ½ colher (chá) de sal.

Retire as castanhas do forno e passe a pasta harissa nelas. Retorne ao forno e continue assando por 30 a 40 minutos até que as nozes estejam secas e douradas (para checar, quebre uma ao meio e veja seu interior). Tire do forno e tempere com mais sal. As castanhas continuarão a ganhar uma textura crocante enquanto secam. (Se não estiverem crocantes como você gostaria depois de esfriarem, devolva-as ao forno e asse por mais 5 a 10 minutos.) Armazenadas em um recipiente de vidro com fechamento hermético, elas duram até sete dias.

Observação Se você preferir usar uma mistura de especiarias harissa seca, use apenas 1 colher (sopa) e adicione mais 1 colher (sopa) de água filtrada ao restante dos ingredientes.

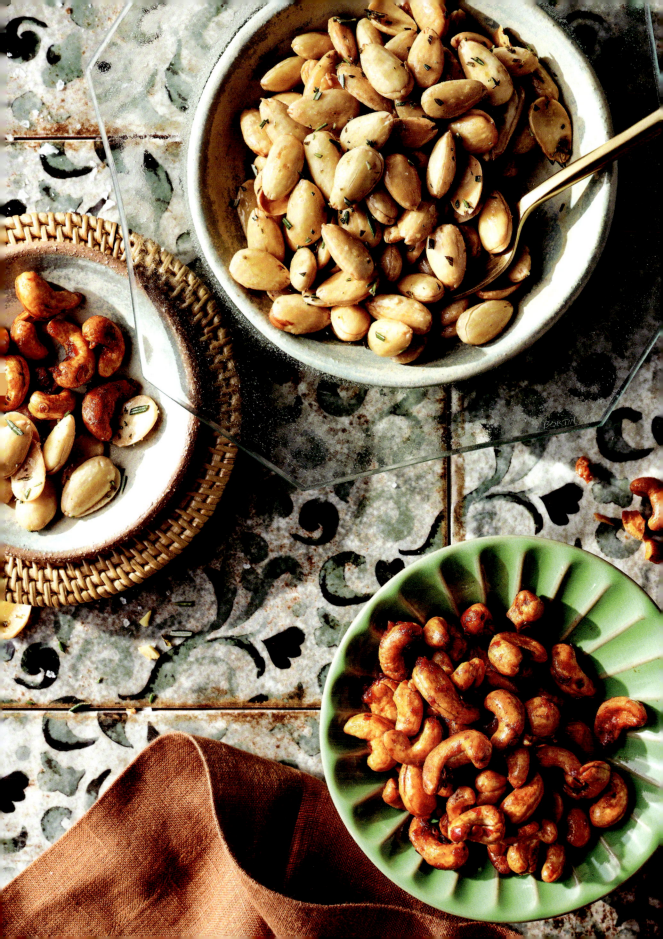

Amêndoas aromatizadas com alecrim

RENDE 4 XÍCARAS

4 xícaras de amêndoas sem casca (cerca de 500g)

2 colheres (sopa) de óleo de abacate

2 a 3 colheres (sopa) de alecrim fresco picado grosseiramente ou 2 a 3 colheres (chá) de alecrim seco

¾ de colher (chá) de sal marinho refinado

Eu costumava beliscar muito, principalmente coisas bem crocantes, como biscoitos, nozes, grão-de-bico temperado – adoro todos! Mas, nos últimos anos, aprendi que é importante fazer pausas de quatro a cinco horas entre as refeições para que o corpo tenha a chance de fazer uma digestão adequada – mesmo que os lanches entre as refeições sejam saudáveis. Eu me esforço ao máximo para respeitar esse intervalo.

Por isso, hoje em dia, não belisco essas amêndoas torradas com ervas (você também pode usar nozes ou sementes de abóbora) e uso para incrementar a textura e a proteína de uma refeição – como uma salada ou vegetais assados, por exemplo. Primeiro deixo as amêndoas de molho para tirar a casca e, embora isso seja ótimo para a digestão, leva mais tempo para assá-las no forno, então seja paciente. Fique à vontade para reduzir esta receita pela metade se preferir (mas já vou avisando: vai acabar bem depressa!).

Coloque as amêndoas em uma tigela grande, cubra com água em temperatura ambiente e deixe de molho por pelo menos 8 horas ou de um dia para o outro. (Se você não tiver tempo para deixá-las de molho, consulte a Observação.)

Preaqueça o forno a 160°C. Forre duas assadeiras com papel-manteiga.

Lave as amêndoas em um escorredor ou peneira. Aperte delicadamente cada uma para soltar a pele e depois retire. (Eu aproveito as cascas para fazer compostagem.)

Espalhe as amêndoas nas assadeiras em uma camada uniforme e leve ao forno por 15 a 20 minutos até estarem secas ao toque e começarem a dourar levemente.

Retire as amêndoas do forno, mas deixe o forno ligado. Em uma tigela, misture as amêndoas, o óleo, o alecrim e o sal, cobrindo as nozes uniformemente. Volte ao forno e asse por 20 a 30 minutos, mexendo a cada 10 minutos (ver Observação) até dourar completamente e o alecrim ficar crocante. Prove e corrija o sal se necessário.

Transfira as amêndoas para um prato e deixe esfriar completamente. Se elas não estiverem tão crocantes quanto você gostaria, leve de volta no forno e cozinhe por mais 5 a 10 minutos. Armazenadas em um recipiente de vidro com fechamento hermético de vidro, as amêndoas duram até sete dias.

Observação Depois de ficar de molho, as amêndoas demoram mais para ficar crocantes no forno. Aguarde e lembre-se de que elas vão ficar ainda mais crocantes depois de assadas, à medida que esfriam. Se você não tiver tempo para deixá-las de molho, pode usar amêndoas branqueadas, mas fique atento, pois elas vão torrar mais rápido. Pule a etapa da secagem no forno e comece a assá-las com a mistura de temperos conforme detalhado nas instruções anteriores.

DÊ O SEU TOQUE

Combinações leves Estas amêndoas dão um incremento delicioso para qualquer sopa ou salada, ou mesmo para legumes assados ou refogados (ver páginas 144 ou 165).

Trocas simples Experimente outras ervas no lugar do alecrim, como tomilho ou ervas de Provence.

SEMENTES AROMATIZADAS COM ALECRIM

Quando como abóbora, gosto de assar as sementes. Para isso, primeiro coloque as sementes em uma tigela grande e cubra com água. Com os dedos, retire e separe a polpa das sementes. Escorra. Leve ao fogo uma panela grande com água e sal e deixe ferver. Adicione as sementes e cozinhe por 10 minutos, depois escorra em uma peneira. Transfira as sementes para um prato forrado com toalha para secar por completo. Em seguida, calcule a quantidade: para cada 1 xícara, você precisará de cerca de 2 colheres (sopa) de óleo de abacate e 1 colher (sopa) de folhas de alecrim fresco picadas ou 1 colher (chá) de alecrim seco.

Preaqueça o forno a 180°C. Forre uma assadeira com papel-manteiga. Adicione as sementes, misture com o óleo e espalhe uniformemente na assadeira. Asse por 10 minutos, em seguida acrescente o alecrim e continue assando por mais 5 a 10 minutos, até dourar levemente e ficar crocante. Prove e corrija o sal se necessário.

COMIDA PARA LEVAR

Gosto de planejar as minhas refeições com antecedência, para que, mesmo durante viagens ou compromissos, eu tenha sempre algo nutritivo para comer (assim nunca fico com fome e sem opções!). Aqui estão algumas das minhas opções preferidas para levar em voos, no carro ou em qualquer outro momento em que estou fora de casa.

Barrinhas de castanha-de--baru (página 233) — com uma dessas e uma xícara de chá, com certeza vou ficar satisfeita.

Pudim de chia com coco (página 80) — costumo prepará-lo em potinhos, para pegar um na geladeira e sair para meu compromisso (não se esqueça da colher!).

Biscoito de sementes (página 218) — com abacate amassado.

Grão-de-bico crocante (página 213) ou **Amêndoas aromatizadas com alecrim** (página 210).

Rolinhos de verão crocantes (página 156) — com um pouco de **Molho de gengibre com castanha-de-caju** (página 223) para acompanhar.

Salada do Benny (página 102) — geralmente com um pouco de frango.

Hortaliças branqueadas (página 155) — ou cenouras cruas e aipo não precisam ficar na geladeira e são ótimos em temperatura ambiente; um pouquinho de **Homus** (página 180) sempre cai bem para acompanhar!

Uma salada em pote de vidro — Coloco o molho por baixo, depois alguns vegetais branqueados, seguidos de verduras e finalizado com **Amêndoas aromatizadas com alecrim** (página 210) ou **Grão-de-bico crocante** (página 213). Quando for comer, sacuda e divirta-se! Ou adicione os mesmos ingredientes a um wrap.

Quando não tenho opções caseiras, procuro alimentos integrais simples ou com o mínimo de ingredientes possível, como **frutas orgânicas**. Comida de verdade sempre será a melhor escolha.

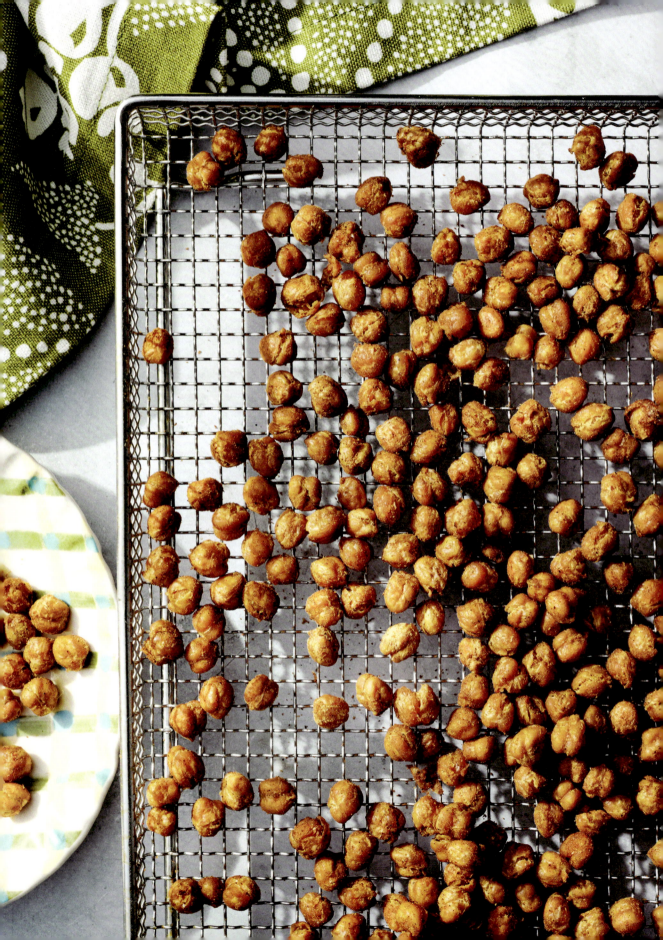

Grão-de-bico crocante

**RENDE CERCA DE
3 XÍCARAS**

3 xícaras de Grão-de-bico do zero (página 179) ou grão-de-bico em conserva (em vidro), lavado e escorrido (casca opcional)

2 colheres (sopa) de óleo de abacate

1 ½ colher (chá) de *ras el hanout*

1 colher (chá) de sal marinho refinado

O grão-de-bico torrado e temperado é um dos meus crocantes favoritos, mas muitas versões caseiras podem perder a textura rapidamente. Para ficar o mais crocante possível, seco o grão-de-bico com um pano de prato e, antes mesmo de temperar, levo para assar. Isso faz evaporar ainda mais umidade. Depois de totalmente secos, misturo com óleo e uma das minhas especiarias favoritas do Marrocos, chamada *ras el hanout* — uma mistura de sabores quentes como coentro, cominho, pimenta-do-reino, gengibre e canela —, e continuo assando. Assim que ficam dourados e crocantes, tempero com sal. Você também pode preparar em uma air fryer (veja a alternativa a seguir)!

Preaqueça o forno a 220°C. Forre uma assadeira com papel-manteiga. Espalhe o grão-de-bico em um pano de prato grande e seque até absorver o máximo de umidade. É importante deixar o grão-de-bico o mais seco possível para ficar mais crocante!

Espalhe o grão-de-bico na assadeira e leve ao forno por cerca de 15 minutos, até secar ainda mais e murchar ligeiramente. Retire a assadeira do forno e acrescente a mistura de óleo e temperos, mexendo com uma espátula para cobrir os grãos uniformemente. Retorne ao forno e continue assando por mais 30 a 35 minutos, mexendo ou sacudindo suavemente a assadeira a cada 10 minutos, até que o grão-de-bico esteja bem crocante.

Retire o grão-de-bico do forno e tempere imediatamente com sal, mexendo para cobrir uniformemente. Prove e corrija o sal ou o tempero se necessário.

Deixe esfriar completamente na assadeira e transfira para um recipiente de vidro com fechamento hermético. O grão-de-bico dura até três dias.

DÊ O SEU TOQUE

Combinações leves Salpique o grão-de-bico em uma salada ou sopa em vez de croutons.

Trocas simples Use qualquer mistura de especiarias (outra marroquina, uma italiana, cinco especiarias chinesas em pó, curry indiano em pó, ou garam masala) no lugar do *ras el hanout*.

GRÃO-DE-BICO CROCANTE NA AIR FRYER

Seguindo as instruções do fabricante, preaqueça a fritadeira a 200°C. Em uma tigela média, misture bem o grão-de-bico, a mistura de especiarias e o óleo. Adicione metade do grão-de-bico no cesto da air fryer, sacudindo-os de leve até formar uma camada uniforme, e cozinhe por 10 a 15 minutos, mexendo o cesto a cada 5 minutos, até que estejam bem crocantes e dourados por igual. Transfira para uma tigela ou prato e tempere com metade do sal. Repita o processo, cozinhando e temperando o restante do grão-de-bico.

Crocantes e condimentos 213

Cogumelos shiitake assados crocantes

**RENDE APROXIMADAMENTE
1 XÍCARA**

**300 g de cogumelos shiitake
frescos**

**2 colheres (sopa) de óleo de
abacate**

**½ colher (chá) de molho
tamari**

**½ colher (chá) de sal marinho
refinado**

Este cogumelo torrado é fino e crocante como batata frita. Jogue em qualquer sopa, salada ou outro prato que possa se beneficiar de um pouco de textura e sabor. Só um pouco já é suficiente para causar impacto, pois o sabor está bem concentrado.

Preaqueça o forno a 180°C. Forre uma assadeira com papel-manteiga. Corte o talo dos cogumelos (guarde para caldo de frango ou de legumes, páginas 124 ou 122) e fatie as cabeças em tirinhas de 3 milímetros de espessura. Coloque em uma tigela média e misture com o óleo, o tamari e o sal, cobrindo bem. Espalhe em uma camada uniforme na assadeira.

Leve ao forno e asse por 35 a 45 minutos, mexendo a cada 10 minutos, até escurecer e a maioria ficar crocante. (Observe com atenção nos minutos finais — os cogumelos passam de crocantes a queimados muito depressa.) Eles vão ficar um pouco mais crocantes à medida que esfriam.

Quando tiverem esfriado, guarde em um recipiente de vidro com fechamento hermético em temperatura ambiente por até 3 dias (eles amolecerão um pouco). Para voltar a ficar crocante, coloque em uma assadeira no forno a 180°C por 5 a 7 minutos.

DÊ O SEU TOQUE

Combinações leves Ficam deliciosos salpicados na Salada do Benny (página 102) ou em sopas, como a Sopa cremosa de couve-flor (página 131).

Combinações fartas Adicione aos Wraps de alface com frango ao pesto (página 193) ou em tacos (ver página 202).

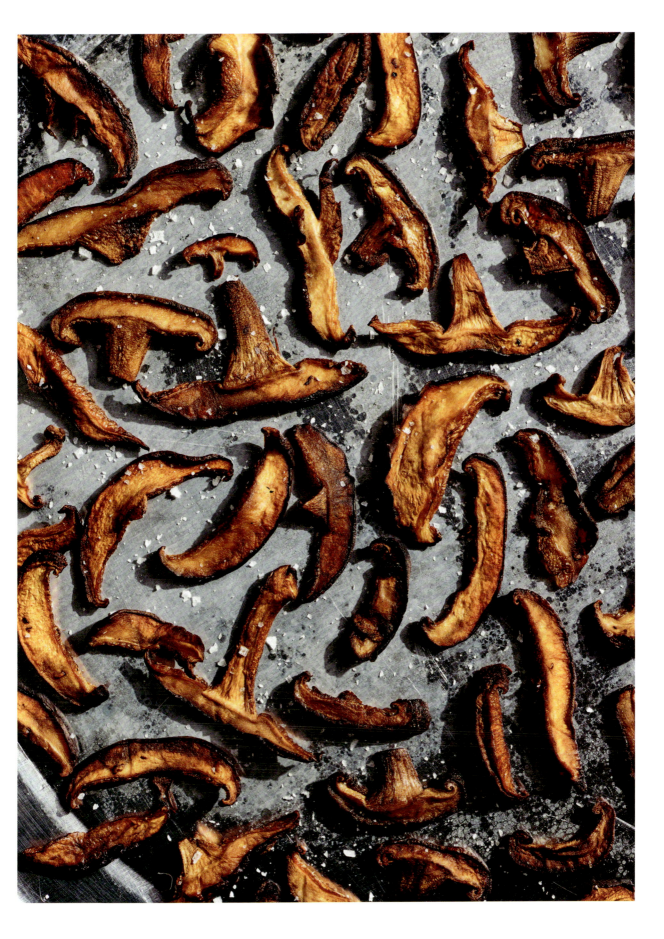

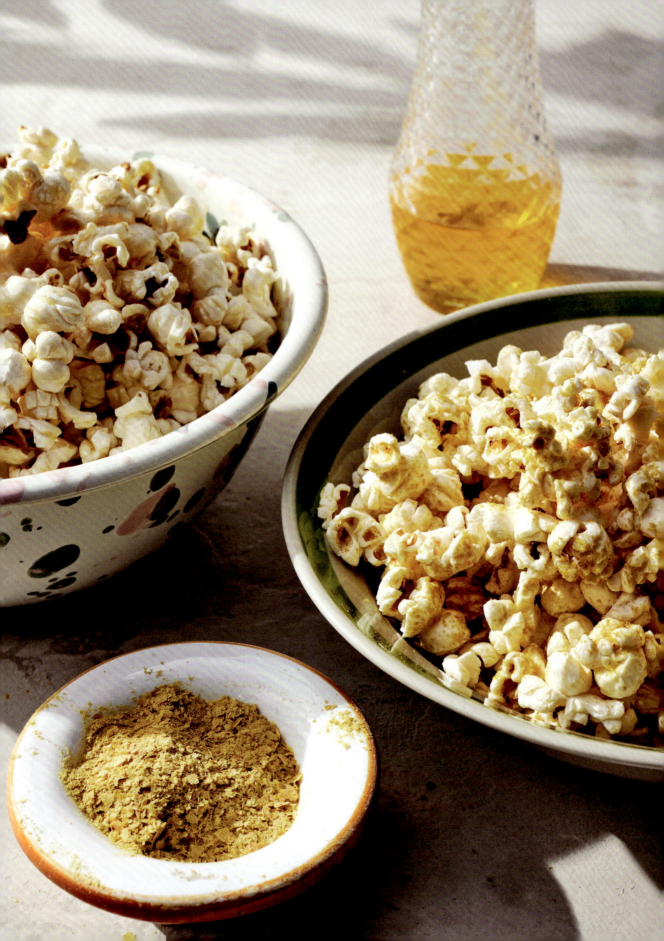

Pipoca com manteiga

RENDE 15 XÍCARAS

4 colheres (sopa) de manteiga sem sal

½ xícara de milho para pipoca

Sal marinho refinado

A pipoca tem uma má reputação. É verdade que a pipoca industrializada pode ser muito prejudicial à saúde — por exemplo, a "manteiga" da pipoca de cinema não é, na verdade, manteiga; ela contém corantes e aromatizantes artificiais e óleo de soja OGM hidrogenado! Mas, se você fizer pipoca em casa, pode incrementá-la com ingredientes de boa qualidade, como mais manteiga (minha opção preferida — gosto de derreter a manteiga e colocar em um borrifador para cobrir uniformemente a pipoca), e desfrutar de um lanche que pode ser saborizado de várias formas. As alternativas incluem uma versão doce feita com mel e uma outra rápida com aroma de "queijo" da levedura nutricional, mas também fique à vontade para acrescentar ervas, temperos ou outros aromas que desejar.

Coloque uma panela de ferro fundido grande ou outra panela grande de fundo grosso em fogo alto. Adicione 2 colheres de manteiga e o milho, mexendo sempre com uma colher de pau até que a manteiga tenha derretido e o milho adquira uma cor mais clara. Adicione as colheres restantes de manteiga e continue mexendo por cerca de 3 a 5 minutos, até o primeiro grão estourar. Tampe imediatamente a panela (o ideal é que a tampa seja de vidro) e deixe em fogo médio-alto. Quando a panela começar a encher de pipoca, com a ajuda de luvas térmicas, gire e sacuda ocasionalmente a panela tampada sobre o fogo a fim de redistribuir os grãos que não estouraram. Continue cozinhando até que o estouro desapareça. Apague o fogo.

Adicione sal a gosto e divirta-se.

PIPOCA COM MANTEIGA E "QUEIJO"

Polvilhe a pipoca com 3 a 4 colheres (sopa) de levedura nutricional para obter um sabor de queijo, além de proteínas, vitamina B, ácido fólico e aminoácidos essenciais.

PIPOCA DOCE

Para um gostinho de caramelo, pule o sal e substitua a manteiga por óleo de coco. No final, regue a pipoca com 3 a 4 colheres (sopa) de mel aquecido e misture.

Crocantes e condimentos   217

Biscoito de sementes

**RENDE 2 ASSADEIRAS
GRANDES DE BISCOITOS**

1 ⅓ xícara de sementes de
girassol cruas

1 xícara de sementes de
abóbora cruas

½ xícara de sementes de
linhaça

½ xícara de sementes de
gergelim cruas

2 colheres (sopa) de casca de
psyllium em pó

2 colheres (sopa) de farinha
de amêndoas

1 colher (chá) de sal marinho
refinado

2 xícaras de água filtrada em
temperatura ambiente

2 colheres (sopa) de sementes
de papoula

Sal grosso ou em flocos

Minhas cinco irmãs moram no Brasil, por isso não consigo vê-las tanto quanto gostaria. Mas fazemos questão de nos reunir pelo menos uma vez por ano e, desde que me mudei para Miami, às vezes tenho a sorte de receber a visita de algumas delas. Costumo preparar uma tábua de queijos para beliscarmos antes do jantar, enquanto estamos reunidas em roupas confortáveis botando a conversa em dia. É um prazer para mim em todos os sentidos.

Estes biscoitos – naturalmente sem glúten, feitos de sementes nutritivas e com um pouco de farinha de amêndoas para dar liga – estão sempre na tábua de queijos. Ficam supercrocantes e deliciosos com meu queijo de cabra preferido. Eles também ficam ótimos junto com qualquer sopa ou salada – sempre temos alguns prontos.

Preaqueça o forno a 160°C. Forre duas assadeiras grandes com papel-manteiga.

Em uma tigela grande, misture as sementes de girassol, as sementes de abóbora, as sementes de linhaça, as sementes de gergelim, a casca de psyllium em pó, a farinha de amêndoas e o sal, certificando-se de distribuir o psyllium uniformemente. Acrescente a água. A massa vai ficar rala no início, mas depois vai engrossar consideravelmente.

Divida a massa em duas assadeiras. Usando uma espátula ou as mãos levemente umedecidas, espalhe ou aperte a massa em uma camada fina, cobrindo o máximo possível do papel-manteiga. Salpique as sementes de papoula e um pouco de sal grosso ou em flocos. Deixe descansar por 5 minutos.

Asse por 1 hora ou 1 hora e 10 minutos, girando as assadeiras na metade do cozimento, até que a massa esteja levemente dourada e seca ao toque e crocante. Deixe a placa de biscoito esfriar na assadeira e, em seguida, solte cuidadosamente do papel-manteiga.

Quando esfriar, quebre cada placa em pedaços grandes. Guarde os biscoitos em um recipiente de vidro com fechamento hermético em temperatura ambiente por até 1 semana.

DÊ O SEU TOQUE

Combinações leves Mergulhe os biscoitos em Homus (página 180) ou passe abacate amassado por cima.

Combinações fartas Em um prato, travessa ou tábua de madeira, disponha alguns tipos de queijo. (Eu como principalmente queijos de leite de cabra e ovelha; alguns favoritos meus são Midnight Moon e manchego.) Adicione algumas azeitonas, Castanhas-de-caju com xarope de bordo e harissa (página 208), Amêndoas aromatizadas com alecrim (página 210) ou Grão-de-bico crocante (página 213).

Para as crianças Sirva os biscoitos com manteiga de amêndoas e regue com mel.

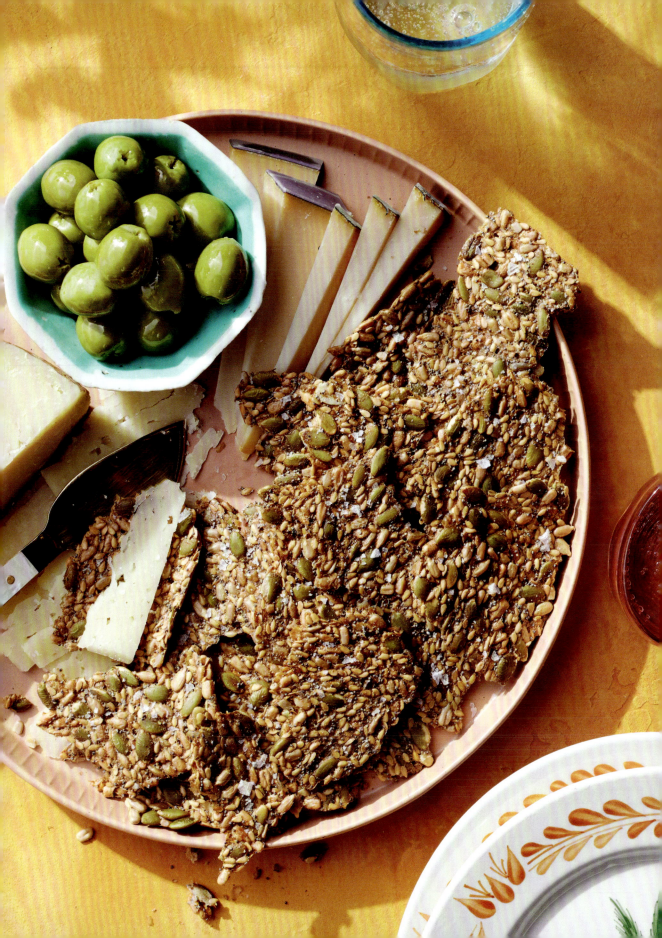

Molho de mostarda e mel do meu pai

RENDE APROXIMADAMENTE ⅔ DE XÍCARA

6 colheres (sopa) de azeite extravirgem

2 colheres (sopa) de vinagre de maçã

1 colher (sopa) de mel

1 colher (sopa) de mostarda

½ colher (chá) de sal marinho refinado

Pimenta-do-reino moída na hora

Enquanto minha mãe era responsável pela maioria das nossas refeições na infância, meu pai era o churrasqueiro oficial. É uma função importante, já que fazíamos churrasco todo domingo. Esse era um momento de reunião com a família e os amigos. A única exceção eram os molhos para salada que ele preparava – e esta receita de molho mostarda e mel é a dele. Meu pai gosta de sabores fortes, e este molho é um pouco picante e doce – e por causa disso, meus filhos também adoram.

Quando quero um molho para salada com um pouco mais de personalidade do que um vinagrete leve de limão-siciliano ou do que o simples azeite e sal, que combinam com tudo, é esta receita que eu faço. Eu uso uma mostarda orgânica sem aditivos ou conservantes. Minha favorita é a Dijon, mas todos os tipos funcionam muito bem para esta receita.

Adicione todos os ingredientes em um pote com tampa e agite até emulsionar. (Ou bata os ingredientes em uma tigela pequena.) Leve à geladeira, tampado, em um pote ou recipiente de vidro com fechamento hermético por até duas semanas (embora eu prefira consumir a maioria dos alimentos em até três dias, pois o sabor é muito mais fresco).

Molho de tahine

RENDE 1 XÍCARA

½ xícara de tahine

½ xícara de água filtrada

3 colheres (sopa) de suco de limão-siciliano fresco

¼ de colher (chá) de sal marinho refinado

Saboroso e com um toque de nozes, este molho simples é um favorito dos meus filhos para acompanhar o Faláfel de frigideira (página 177).

Em uma tigela média, misture todos os ingredientes. O tahine vai engrossar à medida que você bate, mas continue até que o molho fique homogêneo, adicionando mais água se necessário, uma colher de cada vez, até obter uma consistência líquida e cremosa.

Prove e corrija o sal se necessário. Leve à geladeira, tampado, em um pote ou recipiente de vidro com fechamento hermético por até cinco dias. Misture antes de consumir.

Molho de coentro com hortelã

**RENDE APROXIMADAMENTE
²/₃ DE XÍCARA**

¼ de xícara + 1 colher (sopa) de Leite de coco (página 72) ou leite de coco integral

½ a 1 pimenta serrano ou jalapeño, sem o miolo (opcional)

1 dente de alho picado

1 pedaço (2,5 cm) de gengibre fresco, descascado e picado grosseiramente

2 colheres (sopa) de suco de limão fresco

1 colher (chá) de coentro em pó

½ colher (chá) de sal marinho refinado

1 xícara de folhas de coentro fresco

½ xícara de folhas de hortelã fresca

Este molho é meu mais novo favorito: uso em tudo! Tem um pouco do calor da pimenta serrano, um pouco da cremosidade do coco e muito sabor de gengibre e alho. O coentro e a hortelã (e o suco de limão) trazem um frescor, então este molho vai dar um up em qualquer coisa com que você combinar. Experimente com um bife ou filé de peixe grelhados, ou regue a Couve-flor assada com mostarda e missô (página 170) ou Abóbora e grão-de-bico assados (página 151). Você também pode acrescentá-lo em qualquer salada (especialmente a Salada de vagem, página 119) ou passar em um wrap. Faça esse molho e é possível que você queira adicioná-lo em todas as refeições.

No liquidificador, acrescente o leite de coco, a pimenta (se for usar), o alho, o gengibre, o suco de limão, o coentro em pó e o sal e bata até ficar homogêneo. Adicione as folhas de coentro e a hortelã e bata de novo até que tudo esteja bem misturado, raspando as laterais se necessário. Guarde na geladeira em um recipiente coberto por até três dias.

Creme de castanha-de-caju

RENDE 1 XÍCARA

1 ¾ de xícara de água filtrada, em temperatura ambiente

1 xícara de castanha-de-caju crua

1 dente de alho

1 colher (chá) de suco de limão--siciliano fresco

1 colher (chá) de levedura nutricional

½ colher (chá) de sal marinho refinado

Este molho untuoso e cremoso não requer cozimento e é uma delícia — vai muito bem com o Espaguete de abobrinha (página 166).

Em uma panela pequena, leve 1 xícara de água filtrada ao fogo e retire assim que ferver. Adicione as castanhas-de-caju e deixe de molho por 15 minutos. Escorra e lave em água corrente, em seguida escorra novamente.

Coloque as castanhas no liquidificador junto com o alho, o suco de limão, a levedura nutricional, o sal e o restante da água. Bata por 45 a 90 segundos, raspando as laterais do liquidificador, até ficar homogêneo e cremoso. Se quiser diluir o creme, adicione mais água aos poucos. Mantenha na geladeira em um recipiente de vidro com fechamento hermético por até cinco dias.

Crocantes e condimentos 221

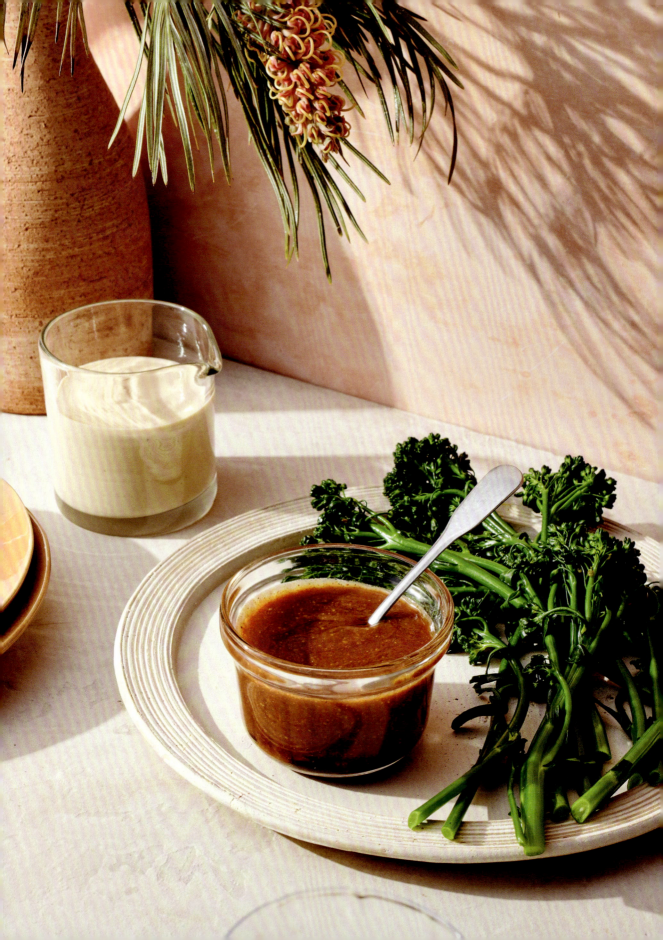

Molho de gengibre com castanha-de-caju

**RENDE APROXIMADAMENTE
1 ½ XÍCARA**

1 ½ xícara de castanha-de-caju crua

1 dente de alho

1 pedaço (5 cm) de gengibre
fresco, descascado e picado
grosseiramente

Suco de ½ limão

2 colheres (sopa) de molho tamari

2 colheres (chá) de suco de
limão yuzu (ou suco fresco de
limão-taiti ou limão-siciliano)

¾ de xícara de água filtrada

Sal marinho refinado

Eu poderia beber este molho – é uma combinação deliciosa e aveludada de castanha-de-caju, limão yuzu (uma fruta cítrica japonesa agridoce cujo suco compro engarrafado; suco de limão fresco é um ótimo substituto) e tamari misturado no liquidificador. Geralmente uso para acompanhar os Rolinhos de verão crocantes (página 156). Esta é uma receita bem fácil, porque não é necessário deixar as castanhas de molho com antecedência, mas se desejar você pode fazer isso, pois ajuda na digestão.

No liquidificador, adicione todos os ingredientes e bata até obter uma mistura bem cremosa. Se quiser diluir o molho, adicione outra colher de água. Prove e corrija o sal se necessário. Pode ser armazenado na geladeira em recipiente de vidro tampado por até três dias.

Molho de amêndoas com gergelim

**RENDE APROXIMADAMENTE
1 XÍCARA**

5 colheres (sopa) de manteiga
de amêndoas

¼ de xícara de tamari

¼ de xícara de óleo de abacate

¼ de xícara de óleo de gergelim
torrado

3 colheres (sopa) de xarope de
bordo

Este é o molho preferido da Vivi para acompanhar os Rolinhos de verão crocantes (página 156), principalmente a variação com abacate e pepino. É salgado e doce ao mesmo tempo e bem fácil de preparar.

Adicione os ingredientes em uma tigela pequena e bata até obter uma mistura homogênea. Guarde na geladeira em um recipiente de vidro com fechamento hermético por até cinco dias.

Molho pesto

**RENDE APROXIMADAMENTE
½ XÍCARA**

¼ de xícara de queijo parmesão ralado na hora (opcional)

2 colheres (sopa) de pinolis torrados ou nozes torradas

1 dente de alho picado grosseiramente

Sal marinho refinado

1 xícara de folhas frescas de manjericão

⅓ de xícara de azeite extravirgem

O pesto fresco e vibrante é figurinha carimbada na nossa casa durante o verão. Comemos com macarrão de arroz quando queremos um jantar rápido, com wraps de frango e como molho para pizza. Se você quiser uma opção vegana, o queijo é opcional. Fique à vontade para dobrar a receita para usar em outros preparos.

No liquidificador ou processador, triture o queijo (se for usar), os pinolis ou nozes, o alho e uma pitada de sal, pulsando até que a mistura esteja moída. Adicione o manjericão e processe, empurrando a mistura ou raspando as laterais algumas vezes, até que esteja picado uniformemente. Com o aparelho ainda ligado, adicione o azeite aos poucos até que o pesto esteja com a textura aveludada para o seu gosto.

Prove e corrija o sal se necessário. Armazene em um recipiente de vidro com fechamento hermético na geladeira, coberto por uma fina camada de azeite para evitar que escureça, por até quatro dias.

Chimichurri

**RENDE APROXIMADAMENTE
1 XÍCARA**

2 a 3 dentes de alho picados grosseiramente

2 colheres (sopa) de vinagre de vinho tinto

¼ de colher (chá) de sal marinho refinado

1 xícara de salsinha fresca (ou coentro)

¾ de xícara de azeite extravirgem

½ colher (chá) de orégano seco

¼ de colher (chá) de páprica defumada

Raspas de 1 limão-siciliano (opcional)

Este molho verde-esmeralda me lembra o Brasil, onde é um acompanhamento obrigatório para um bife grelhado. Cheio de salsinha fresca (ou coentro) e alho, é tão bonito quanto delicioso. Se você conseguir preparar com algumas horas de antecedência, o sabor será ainda melhor.

No liquidificador, acrescente o alho, o vinagre e o sal e bata bem. Adicione a salsinha e pulse até que esteja bem picada. Junte o azeite, o orégano, a páprica e as raspas de limão (se for usar) e pulse até incorporar bem. Não processe demais.

Deixe descansar em temperatura ambiente por pelo menos 15 minutos antes de servir. Guarde na geladeira em um recipiente de vidro com fechamento hermético por até três dias.

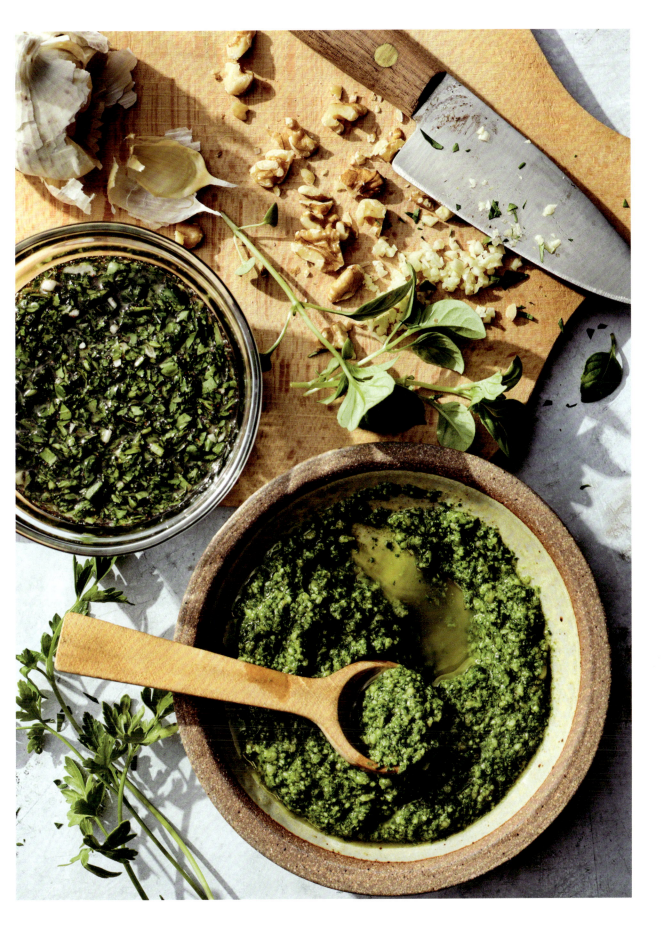

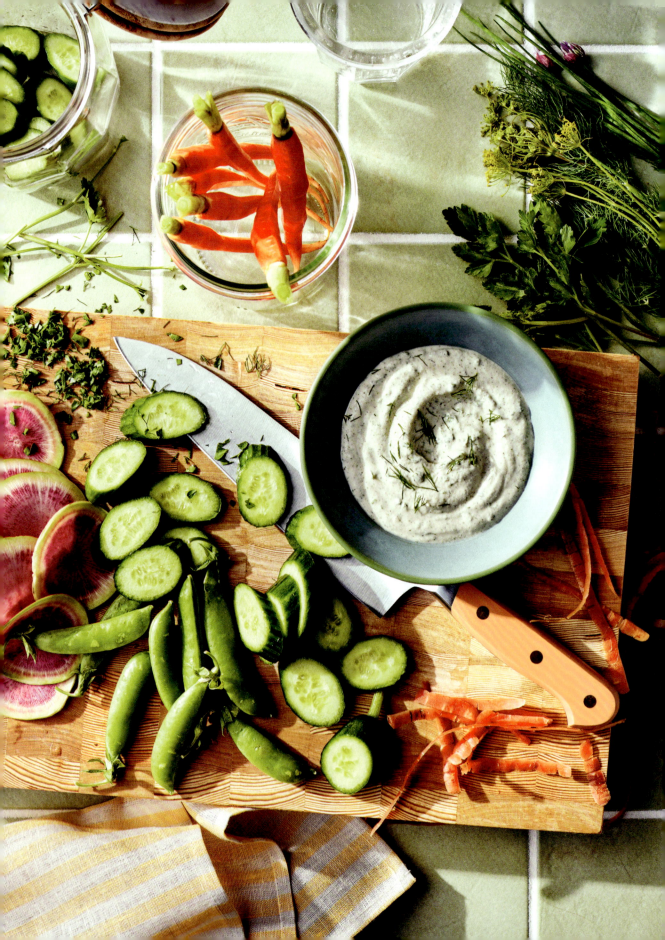

Molho ranch de castanha-de-caju

RENDE 1 ½ XÍCARA

1 xícara de castanha-de-caju

Água fervente

½ xícara de iogurte fermentado de coco (ou outra opção sem açúcar)

Suco de 1 limão-siciliano

2 colheres (sopa) de vinagre de maçã

2 colheres (chá) de cebola granulada ou 1 ½ colher (chá) de cebola em pó

1 ½ colher (chá) de endro seco

1 ½ colher (chá) de salsinha seca

1 ¼ de colher (chá) de sal marinho refinado

1 colher (chá) de alho em pó

¼ de colher (chá) de pimenta-do--reino moída na hora

¼ de xícara de água filtrada

½ xícara de salsinha ou endro fresco picado (ou uma mistura dos dois)

2 colheres (sopa) de cebolinha fresca picada

Se tivermos uma porçãozinha deste molho por perto, meus filhos e eu comemos uma montanha de vegetais crus ou branqueados — cenouras baby, pepino, ervilha-torta, vagem. Ele é feito com ingredientes simples da despensa (com exceção das ervas, que pego na minha horta), e as castanhas-de-caju precisam ficar de molho apenas por alguns minutos, então é fácil de preparar sempre que há alguma hortaliça na geladeira que precisa ser usada. As ervas secas dão o sabor característico de ranch, enquanto as frescas trazem viço. Faça um pouco e veja como ele some da mesa em pouco tempo.

Adicione as castanhas em uma tigela resistente ao calor ou em um copo medidor alto e cubra com água fervente. Deixe descansar por 15 minutos para amolecer, depois escorra e lave em água fria e escorra novamente.

Em um liquidificador, acrescente as castanhas, o iogurte, o suco de limão, o vinagre, a cebola, o endro, a salsinha, o sal, o alho em pó, a pimenta e a água filtrada. Bata bem por 30 segundos a 1 minuto até que a mistura esteja homogênea. Se necessário, adicione mais 4 colheres (sopa) de água, uma de cada vez, até obter a consistência desejada. Junte as ervas frescas e prove o tempero.

Armazene em um recipiente de vidro com fechamento hermético por até três dias. O molho vai engrossar com o tempo. Misture antes de servir e afine o molho se necessário, adicionando 1 colher (sopa) de água por vez.

MOLHOS E DIPS

Molhos são muito versáteis. Eles podem ser a estrela do prato ou levar uma receita simples a outro patamar. Experimente para descobrir que pratos vão bem com cada molho e descubra suas combinações preferidas!

Aqui estão algumas sugestões para você começar a usar qualquer um dos molhos deste capítulo:

• Use para mergulhar vegetais crus, cozidos no vapor ou branqueados ou para Batata--doce rústica (página 147).

• Use como molho para salada ou por cima de um avocado cortado ao meio; se necessário, dilua com um pouco mais de azeite.

• Use para regar Legumes assados (página 144), Couve-flor assada com mostarda e missô (página 170) ou Abóbora e grão--de-bico assados (página 151).

• Derrame em um taco (ver página 202), uma quesadilla (ver página 84), ou um wrap.

• Sirva com Rolinhos de verão crocantes (página 156), Faláfel de frigideira (página 177) ou Bolinhos de quinoa com vegetais (página 159).

• Use para incrementar o macarrão de arroz ou o espaguete de abobrinha, acrescentando proteína ou vegetais, se desejar.

• Sirva junto com peixe grelhado ou Peixe em papilote (página 188).

Molho tamari

RENDE 1 XÍCARA

½ xícara de tamari

⅓ de xícara de vinagre de arroz

2 colheres (sopa) de óleo de abacate

2 colheres (chá) de mel ou xarope de bordo

Este molho salgado e rico em umami, e todas as variações a seguir, é o favorito da família quando o cardápio é comida japonesa. A versão base pode ser usada como molho (como na Salada do Benny, página 102; nos Legumes salteados, página 162; ou na Sopa estilo ramen, página 136) ou mesmo como marinada para bife, frango ou salmão. Eu amo tanto esse molho que sempre estou aprimorando a receita e criando novas versões. A variação com cenoura fica incrível com aquela alface crocante!

Bata o tamari, o vinagre, o óleo e o mel em uma tigela pequena ou agite em uma jarra com tampa até emulsionar. Guarde na geladeira em um recipiente de vidro com fechamento hermético por até duas semanas.

MOLHO TAMARI CREMOSO PARA SALADA

Bata ou misture os ingredientes do molho junto com 5 colheres (sopa) de manteiga de castanha-de-caju ou amêndoas, ou ¼ de xícara de tahine, até ficar homogêneo.

MOLHO TAMARI COM CENOURA E GENGIBRE

No liquidificador, adicione os ingredientes do molho com 2 xícaras de cenoura crua, branqueada ou cozida no vapor (até ficar macia) e 2 colheres (chá) de gengibre fresco picado ou ralado. Bata até ficar completamente homogêneo.

MOLHO DE TAMARI COM GERGELIM E CEBOLINHA

Adicione 1 colher (sopa) de sementes de gergelim torradas, 1 colher (chá) de óleo de gergelim torrado, 1 dente de alho ralado e 1 cebolinha em fatias finas ao molho e agite até emulsionar.

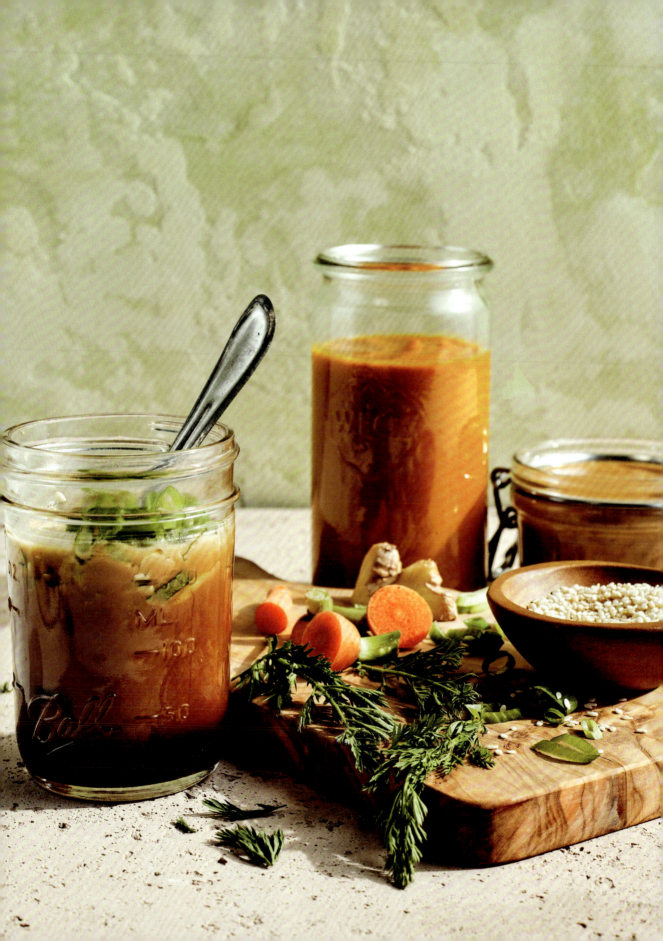

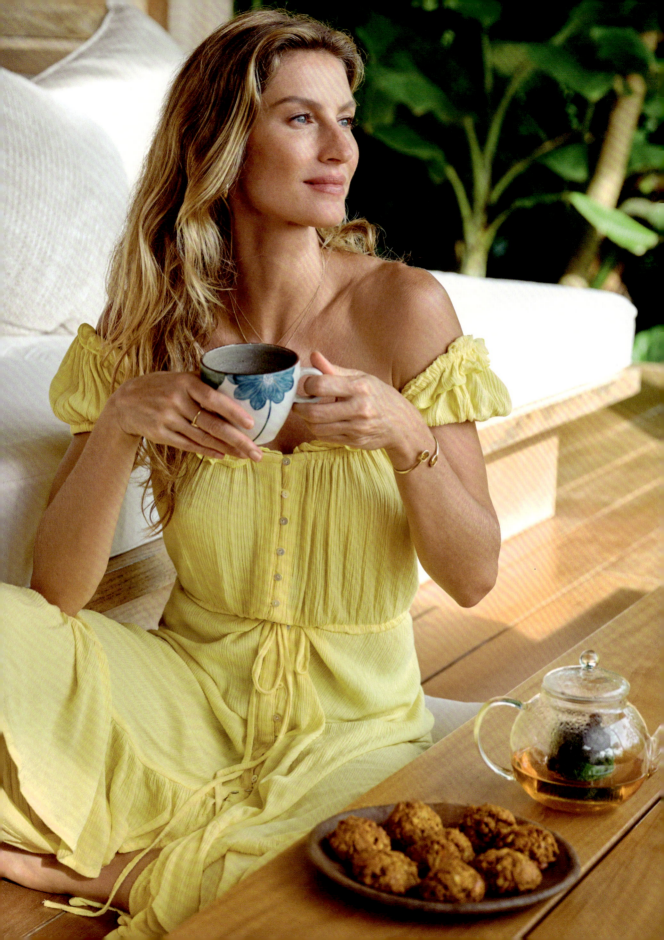

Doces

Não posso negar que amo um doce! Fazer o quê? Para continuar assim, ajustei algumas receitas para torná-las mais nutritivas. Preparadas com açúcares naturais, ingredientes minimamente processados e gorduras boas, elas me dão mais saciedade e realmente fornecem energia. Costumo preparar esses doces apenas aos fins de semana ou em ocasiões especiais e todo mundo adora sempre que isso acontece!

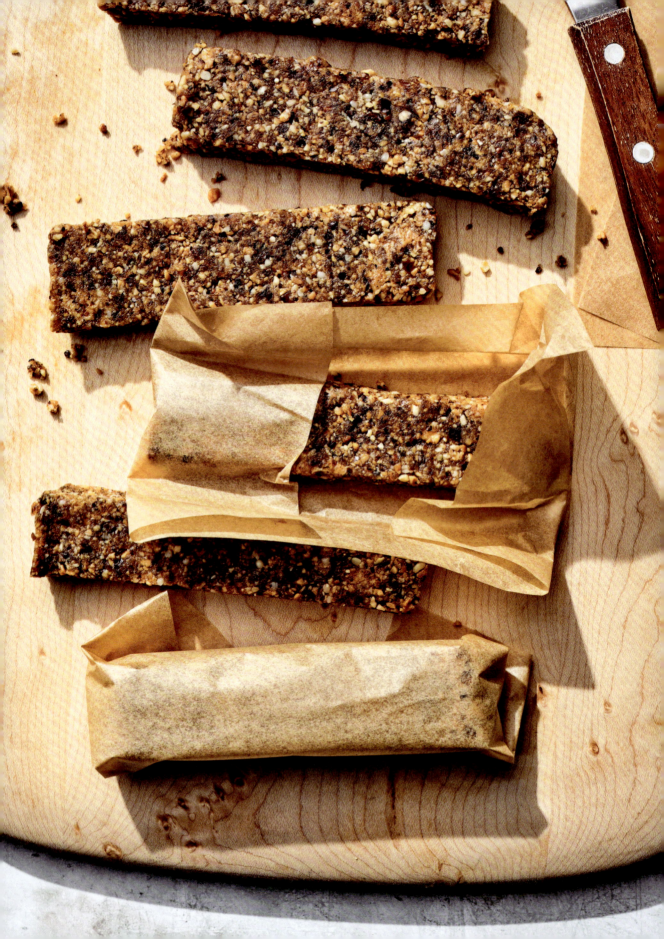

Barrinhas de castanha-de-baru

RENDE 8 BARRINHAS

1 xícara (aprox. 150 g) de
castanhas-de-baru

¾ de xícara de tâmaras
Medjool sem caroço (aprox. 5
unidades)

¼ de xícara de manteiga de
nozes (como de amêndoas ou
castanha-de-caju)

2 colheres (sopa) de sementes
de cânhamo

1 colher (sopa) de mel suave

1 colher (sopa) de óleo de coco
virgem derretido

1 colher (chá) de extrato de
baunilha

¼ de colher (chá) de sal
marinho refinado

Embora a castanha-de-baru seja nativa do Brasil e cresça na Mata Atlântica, que se estende ao longo da costa atlântica da América do Sul, eu só fui conhecê-la alguns anos atrás, quando minha amiga Mayara me trouxe algumas de uma feira brasileira. Descobrir o baru, que tem um gosto parecido com amendoim e castanha-de-caju, foi incrível, porque não como amendoim. Essas castanhas se tornaram uma das minhas oleaginosas favoritas. Ultimamente tem sido mais fácil encontrá-las nos Estados Unidos, o que é ótimo, porque a castanha-de-baru é saudável e contêm várias proteínas, fibras, ferro, zinco e antioxidantes, entre outras vitaminas e minerais. Se não conseguir encontrá-las, no entanto, pode substituí-las por avelãs ou amêndoas branqueadas.

Como tem menos gordura do que as outras oleaginosas, a castanha-de-baru fica seca e farinhenta quando triturada, em vez de pastosa. Nesta receita, trituro as castanhas no processador com tâmaras, um pouco de xarope de bordo para adoçar e um pouco de manteiga de nozes para dar liga. Nem precisa ir ao forno: é só transferir a massa para uma fôrma de pão e prensar em uma camada. Depois, basta cortar em barras e deixar firmar na geladeira. Estas barrinhas fornecem uma energia incrível. Embrulhe-as em papel-manteiga e você terá um lanche saudável para a merenda das crianças ou para levar na bolsa.

Forre uma fôrma de pão com papel-manteiga, deixando sobrar papel nas laterais.

Em um processador, triture as castanhas por 60 a 90 segundos, até obter uma textura de pó de café solúvel. Adicione as tâmaras e processe até formar uma mistura homogênea. Junte a manteiga de nozes, as sementes de cânhamo, o mel, o óleo de coco, a baunilha e o sal e pulse até incorporar. Prove e ajuste o sal. A mistura deve ter um aspecto farelento.

Transfira para a fôrma e alise até formar uma camada compacta e uniforme. Dobre o excesso de papel-manteiga por cima e use um copo ou espátula larga para achatar ainda mais a mistura. Leve à geladeira para firmar de 30 minutos a 1 hora.

Retire a barra da fôrma usando o papel-manteiga e corte em 8 barrinhas. Armazenadas em um recipiente de vidro com fechamento hermético, elas duram até uma semana na geladeira.

Barrinhas de noz-pecã

RENDE 25 BARRINHAS

Para a cobertura

5 colheres (sopa) de manteiga
sem sal ou óleo de coco
virgem derretido (mais extra
para a frigideira)

¾ de xícara de mix pronto de
farinha sem glúten

⅓ de xícara de açúcar de coco

¼ de xícara de araruta em pó
ou amido de tapioca

2 colheres (sopa) de farinha
de linhaça

¼ de colher (chá) de sal
marinho refinado

1 clara de ovo grande batida (reserve
a gema para usar no recheio)

Para o recheio

4 colheres (sopa) de manteiga
sem sal ou óleo de coco virgem

¼ xícara de mel suave e líquido

¼ xícara de açúcar de coco

1 colher (sopa) de goma de
tapioca ou araruta em pó

1 colher (sopa) de extrato de
baunilha

¼ colher (chá) de sal marinho
refinado

1 ovo grande + 1 gema (reservada
do preparo da cobertura)

1 ½ xícara de nozes-pecãs
torradas cortadas ao meio ou
em pedaços

4 tâmaras Medjool sem
caroço, fatiadas ou picadas

Uma barrinha de noz-pecã comum, que parece uma minitorta de nozes, geralmente leva bastante manteiga, açúcar mascavo e refinado, glucose de milho e leite condensado, e só um pouquinho das nozes. Mas esta receita é diferente! As tâmaras, o mel e a quantidade moderada de açúcar de coco resultam em um recheio viscoso por excelência, com uma dose generosa de nozes torradas (e alto valor nutricional). Costumamos prepará-las no Dia de Ação de Graças e todo mundo elogia. O que não for consumido na hora pode ir para a geladeira ou freezer: basta tirar da geladeira e comer, porque elas vão continuar macias e igualmente incríveis.

Preaqueça o forno a 160°C. Unte uma assadeira quadrada de 20 cm com um pouco de manteiga derretida e forre com papel-manteiga, deixando o papel sobrar nas laterais.

Prepare a cobertura Misture a farinha sem glúten, o açúcar, a araruta em pó, a farinha de linhaça e o sal em uma tigela média. Acrescente a manteiga derretida e mexa com uma colher de pau até que a mistura fique farelenta e úmida.

Espalhe a massa na assadeira e pressione firmemente até formar uma camada uniforme, de pelo menos 1,5 cm de altura (para conter o recheio), no fundo e nas laterais. Asse por 30 minutos. Retire do forno e pincele generosamente a cobertura com a clara de ovo. Retorne ao forno por mais 5 minutos, até a cobertura ficar seca ao toque e amarronzada. Reserve enquanto prepara o recheio. Mantenha o forno a 160°C.

Prepare o recheio Derreta a manteiga em uma panela média em fogo baixo e retire do fogo. Acrescente o mel, o açúcar, o amido de tapioca, a baunilha e o sal e mexa até ficar homogêneo. Em seguida, acrescente o ovo e a gema. Retorne a panela ao fogo médio. Cozinhe por 4 a 6 minutos, mexendo sempre, até obter a consistência de uma calda de caramelo e começar a fervilhar nas bordas; tome cuidado para não deixar ferver. Retire do fogo e junte as nozes-pecãs e as tâmaras.

Despeje o recheio sobre a cobertura resfriada, certificando-se de não deixar escorrer por baixo. Use uma colher para deixar as nozes e as tâmaras em uma camada uniforme. Leve ao forno e asse por 12 a 15 minutos, girando a assadeira na metade do tempo de cozimento, até que o recheio esteja firme no centro. Deixe esfriar completamente.

Retire da assadeira usando as abas do papel-manteiga. Com uma faca de pão, corte em 25 quadrados (resfrie primeiro se quiser cortes mais certinhos). Armazenadas em um recipiente de vidro com fechamento hermético, as barrinhas duram até três dias em temperatura ambiente ou dois meses no freezer.

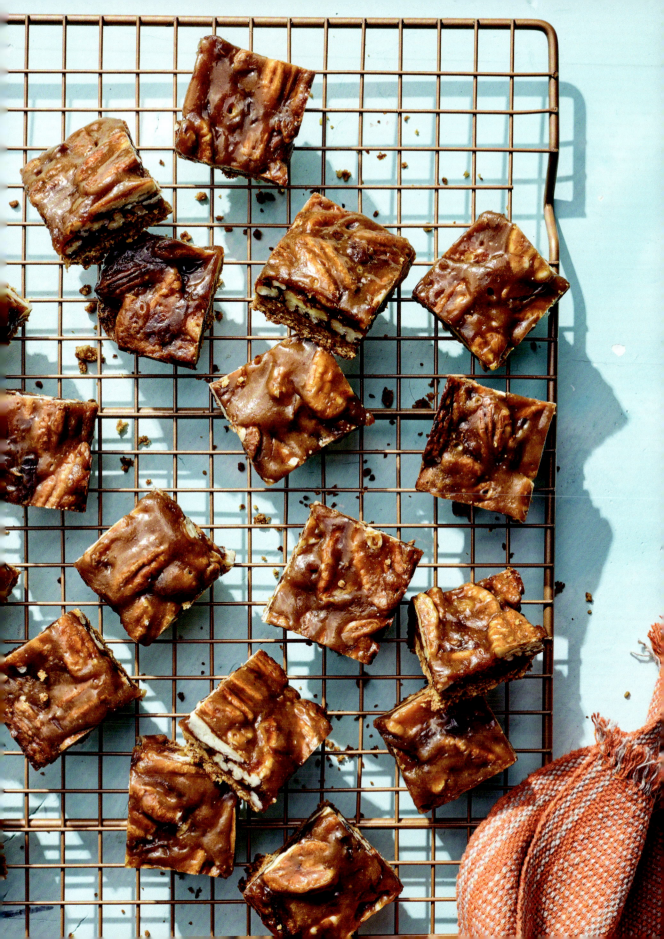

Muffins de cenoura

RENDE 12 MUFFINS

½ xícara de óleo de coco virgem derretido

¼ de xícara de xarope de bordo

¼ de xícara de açúcar de coco

1 colher (chá) de extrato de baunilha

2 ovos grandes

1 xícara de farinha de aveia

¾ de xícara de farinha de amêndoas

2 colheres (sopa) de farinha de linhaça

2 colheres (chá) de fermento em pó

1 ½ colher (chá) de canela em pó

¼ de colher (chá) de bicarbonato de sódio

¼ de colher (chá) de sal marinho refinado

3 ou 4 cenouras médias, raladas grosseiramente ou finamente

Mel, para cobertura (opcional)

Chantilly de coco (página 237), para cobertura (opcional)

Bolo de cenoura sempre foi uma das minhas sobremesas preferidas, e essa versão em muffin é uma opção muito mais saudável, que toda a família adora. Com muita cenoura ralada, farinha de aveia e de amêndoas, têm um aroma delicioso de canela e baunilha e matam aquela vontade de um docinho. Se quiser substituir o chantilly de coco, o Doce de leite de coco (página 239) é uma cobertura deliciosa.

Preaqueça o forno a 200°C. Adicione 12 forminhas de papel a uma fôrma metálica de cupcake.

Em uma tigela grande, misture o óleo de coco, o xarope de bordo, o açúcar de coco e a baunilha e acrescente os ovos, um por vez, até incorporar bem. Em uma tigela média, misture as farinhas, o fermento, a canela, o bicarbonato e o sal. Use uma colher de pau para misturar os ingredientes secos aos líquidos e, em seguida, acrescente a cenoura ralada.

Distribua aproximadamente ¼ de xícara de massa para cada forminha de papel (uma colher de sorvete ajuda bastante a porcionar). Leve ao forno por 20 a 26 minutos, até que os muffins cresçam um pouco e fiquem firmes no centro. Ao espetar o bolinho com um palito, ele deve sair limpo. Deixe esfriar completamente ainda na fôrma.

Se desejar, antes de servir, cubra cada muffin com um fio de mel ou um pouco de chantilly.

DÊ O SEU TOQUE

Para as crianças Misture 2 colheres (sopa) de açúcar de coco e 1 colher (chá) de canela em pó e polvilhe sobre os muffins antes de assar.

Chantilly de coco

RENDE CERCA DE ½ XÍCARA

1 lata (400 ml) de leite de coco integral ou creme de coco, refrigerado por pelo menos 8 horas

2 colheres (sopa) de mel ou xarope de bordo

1 colher (chá) de extrato de baunilha

Este chantilly também fica ótimo como cobertura para Waffles de banana (página 83), panquecas ou Torta de banana dos sonhos (página 245).

Resfrie a tigela de uma batedeira ou uma tigela de metal se estiver usando uma batedeira de mão, por 30 a 60 minutos na geladeira.

Abra o leite de coco ou creme de coco, tomando cuidado para não misturar as partes do conteúdo, e use uma colher para transferir a camada de coco para a tigela gelada. (Despeje o líquido do fundo da lata em um recipiente e leve à geladeira para outros preparos.) Bata por 1 a 2 minutos até obter um resultado denso e fofo. Junte o mel e a baunilha.

Mantenha o chantilly frio até a hora de servir, pois qualquer calor fará derreter. Pode ser armazenado em recipiente de vidro com fechamento hermético por até cinco dias na geladeira.

ZERO AÇÚCAR ÀS VEZES

Quando passo as festas de fim de ano com a família no Brasil, é possível que aquelas iguarias que comemos só de vez em quando — como Pão de queijo (página 89), brigadeiro e todos os tipos de sobremesas — estejam disponíveis 24 horas por dia (é o caso do Natal, por exemplo!). Embora tudo seja muito delicioso, eu sinto os efeitos da mudança de alimentação muito rapidamente. Fico com menos energia, meu sono piora e minha digestão fica desregulada; todos são sinais de que meu corpo precisa de cuidado. Uma maneira simples de fazer isso é cortar o açúcar por um tempo depois desse período sem regras.

Durante esse reset, evito comer até os açúcares de origem natural e minimamente processados, como xarope de bordo, mel, açúcar de coco e até frutas. Nessa semana zero açúcar, minha alimentação baseia-se em muitos legumes e verduras e quantidades modestas de carne e peixe, o que faz meu metabolismo voltar a funcionar bem. (Se você sentir vontade de comer um doce, coma alguma fruta de vez em quando para enganar o estômago.) Às vezes corto o açúcar só por alguns dias, mas em certas épocas isso dura umas semanas. O mais importante é ouvir seu corpo e observar os sinais de melhora — maior clareza mental, sono regulado, digestão normal. Saio desse período revigorada e preparada para tudo.

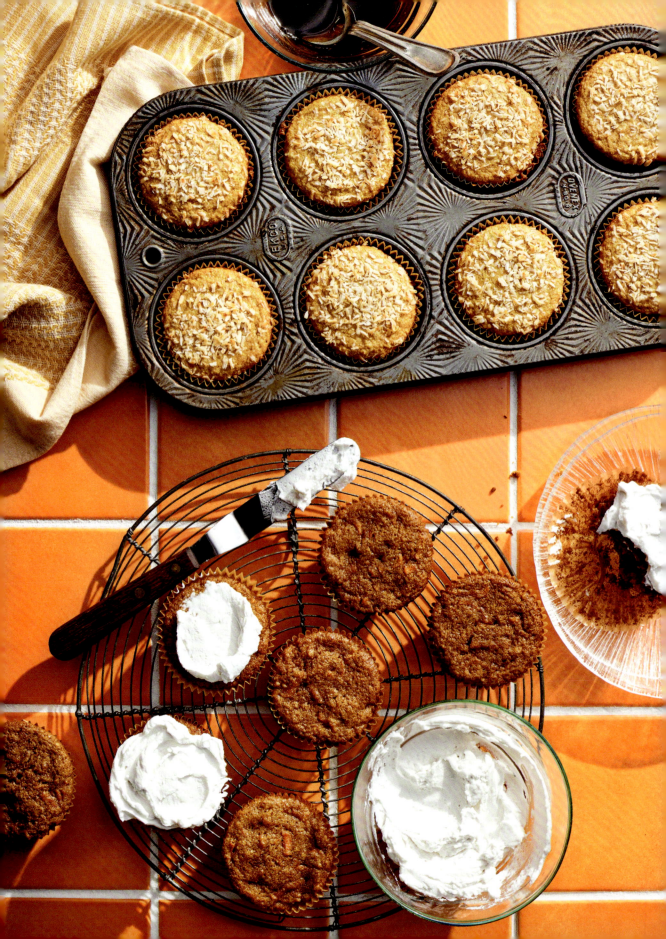

Muffins de coco
com doce de leite de coco

RENDE 12 MUFFINS

¾ de xícara de farinha de aveia (ver Observação)

¾ de xícara de farinha de amêndoas

2 ½ colheres (chá) de fermento em pó

¼ de colher (chá) de sal marinho refinado

1 lata (⅔ de xícara) de leite de coco condensado (ver Observação)

5 colheres (sopa) de óleo de coco virgem derretido

¼ de xícara de xarope de bordo

1 colher (chá) de extrato de baunilha

⅓ de xícara de leite (qualquer tipo) em temperatura ambiente (ver Observação)

3 ovos grandes em temperatura ambiente (ver Observação)

⅓ de xícara de coco ralado sem açúcar (mais uma quantidade extra para polvilhar)

Doce de leite de coco (receita abaixo), para cobertura

Estes muffins simples são a coisa mais parecida com um bolo que costumo preparar. A massa é feita com farinha de amêndoas e de aveia, e o sabor vem de diversos derivados do coco: leite de coco condensado, óleo de coco e coco ralado. Se quiser, faça primeiro o doce de leite de coco, que será nossa cobertura.

Preaqueça o forno a 190°C. Adicione 12 forminhas de papel a uma fôrma metálica de cupcake.

Em uma tigela grande, misture as farinhas, o fermento e o sal. Em uma tigela média, misture o leite de coco condensado, o óleo de coco, o xarope de bordo e o extrato de baunilha até que o conteúdo esteja homogêneo. Adicione o leite e os ovos em temperatura ambiente à mistura de coco e bata e, em seguida, use uma espátula ou colher para misturar os ingredientes líquidos aos secos. Junte o coco ralado.

Distribua a massa nas forminhas, deixando a mais ou menos 1 cm do topo (uma colher de sorvete ajuda bastante a porcionar). Leve ao forno por 18 a 22 minutos até dourar e até que um palito saia limpo após ser espetado na massa. Deixe esfriar completamente na fôrma. Se quiser, antes de servir, regue cada muffin com o doce de leite de coco e polvilhe coco ralado sem açúcar.

Observação Certifique-se de comprar farinha de aveia sem glúten se você for alérgico. E, se o leite de coco condensado estiver sólido ao abrir a lata, aqueça levemente em uma panela pequena com óleo de coco até derreter. Deixe esfriar por 5 minutos antes de acrescentar à massa. Por fim, verifique se o leite e os ovos estão em temperatura ambiente, para não endurecer o óleo de coco na massa.

Doce de leite de coco

RENDE APROXIMADAMENTE 1 XÍCARA

1 lata (400 ml) de leite de coco integral

6 colheres (sopa) de xarope de bordo

Misture o leite de coco e o xarope de bordo em uma panela pequena e leve ao fogo médio-baixo. Espera levantar uma leve fervura — com pequenas bolhas na superfície — e baixe o fogo. Cozinhe por 70 a 90 minutos, mexendo de vez em quando com uma espátula para evitar queimar o fundo da panela, até que o conteúdo reduza pela metade. Retire do fogo e deixe esfriar completamente. O doce de leite vai engrossar um pouco à medida que esfria e pode ser refrigerado em um recipiente de vidro com fechamento hermético por uma semana.

Pão de banana de liquidificador

RENDE 2 PÃES

½ xícara de óleo de coco virgem (mais um pouco para untar)

4 bananas médias ou 3 grandes, descascadas

3 ovos grandes

½ xícara de mel ou açúcar de coco

1 colher (sopa) de manteiga de amêndoas

1 ½ colher (chá) de extrato de baunilha

1 ½ xícara de farinha de amêndoas

½ xícara de mix pronto de farinha sem glúten

1 colher (sopa) de fermento em pó

¾ de colher (chá) de bicarbonato de sódio

¼ de colher (chá) de sal marinho refinado

¼ de xícara de amêndoas torradas em lascas (opcional)

Emanuel Jimenez, nosso chef na casa da Costa Rica, me ensinou este delicioso pão de banana, e eu e as crianças somos loucas por ele. É super fácil de preparar: basta bater tudo no liquidificador! A quantidade descrita rende dois pães, então fique à vontade para congelar um deles (embrulhado em papel--manteiga e dentro de um saco com fecho) ou presentear um amigo. Às vezes gosto de acrescentar amêndoas torradas para dar crocância.

Preaqueça o forno a 180°C.

Unte duas fôrmas de pão com um pouco de óleo de coco e forre com papel--manteiga, deixando sobrar papel nas laterais. Unte o papel-manteiga também.

Em um liquidificador adicione as bananas, os ovos, o óleo de coco, o mel (ou açúcar de coco), a manteiga de amêndoas e a baunilha e bata bem. Em seguida, acrescente as farinhas, o fermento, o bicarbonato e o sal e volte a bater, raspando as laterais do copo do liquidificador uma ou duas vezes, até que a massa esteja homogênea. Cuidado para não bater demais (nem deixe o liquidificador na velocidade máxima).

Despeje metade da massa em cada forma. Se desejar, acrescente a maior parte das amêndoas (reservando uma colher mais ou menos) em cada assadeira e use uma faca para incorporá-las à massa. Alise o topo da massa e polvilhe com as amêndoas reservadas, se desejar. Asse por 50 a 60 minutos, até que um palito inserido no centro da massa saia limpo (ou quase). Deixe esfriar antes de cortar.

Cookies de amêndoas com gotas de chocolate

RENDE APROXIMADAMENTE 20 COOKIES

8 colheres (sopa) de manteiga sem sal ou ½ xícara de óleo de coco virgem

¾ de xícara de açúcar de coco

2 colheres (sopa) de extrato de baunilha

1 ovo grande

2 xícaras de farinha de amêndoas

1 ½ colher (chá) de bicarbonato de sódio

1 colher (chá) de fermento químico

¾ de colher (chá) de sal marinho refinado

1 xícara de gotas de chocolate meio amargo de boa qualidade ou 110 g de chocolate meio amargo em barra picado grosseiramente

Flor de sal para finalizar

Muitas vezes, uma tâmara recheada com uma amêndoa é o bastante para matar minha vontade de comer um doce. Mas uma guloseima de vez em quando torna a vida mais feliz! Esses cookies com gotas de chocolate são mais saudáveis do que as receitas tradicionais, já que levam farinha de amêndoas e açúcar de coco. O óleo de coco é uma delícia, mas você pode substituir por manteiga tostada, que dá um gostinho de caramelo. Minha sugestão é que você não deixe esses cookies à vista para não comer tudo em um dia só — juro que isso acontece!

Se for usar manteiga, leve ao fogo médio em uma panela pequena, deixe ferver por 4 a 6 minutos, mexendo sempre, até que a manteiga escureça um pouco e libere um aroma amendoado e os sólidos do leite fiquem dourados. Deixe esfriar por 10 a 15 minutos. Se for usar óleo de coco, derreta em uma panela pequena.

Incorpore o açúcar de coco e a baunilha à manteiga tostada ou ao óleo de coco derretido. Em seguida, acrescente o ovo e bata até obter uma mistura homogênea.

Em uma tigela grande, misture a farinha de amêndoas, o bicarbonato de sódio, o fermento químico e o sal. Adicione a mistura de manteiga e açúcar aos ingredientes secos e use uma colher de pau ou espátula para incorporar os ingredientes. Acrescente as gotas de chocolate. Transfira a massa para um recipiente com fechamento hermético e reserve na geladeira por pelo menos 2 horas ou até 3 dias; se estiver usando óleo de coco, reserve pelo menos de um dia para o outro.

Preaqueça o forno a 160°C. Forre duas assadeiras com papel-manteiga.

Porcione a massa com uma colher de sorvete sobre a assadeira, deixando 5 cm de espaço entre cada cookie. (Se preferir, congele os cookies crus entre folhas de papel-manteiga em um recipiente com fechamento hermético, para levar direto do freezer para o forno quando quiser.) Polvilhe cada cookie com flor de sal.

Asse por 17 a 20 minutos até que estejam dourados e estufados. Os cookies ficam delicados assim que saem do forno, mas vão firmando conforme esfriam. Deixe descansar na assadeira por pelo menos 10 minutos antes de comer. Quando estiverem frios, armazene em um recipiente com fechamento hermético por até 3 dias.

Mousse de abacate com limão

RENDE 4 PORÇÕES

½ xícara de castanha-de-caju crua, demolhada e escorrida (ver Observação)

1 abacate grande maduro, cortado ao meio (casca e caroço descartados) (e mais se desejar)

⅓ de xícara de xarope de bordo

6 colheres (sopa) de Leite de coco (página 72) ou leite de coco integral pronto

Raspas e suco de 3 limões (cerca de ¼ de xícara de suco)

1 colher (sopa) de óleo de coco virgem

½ colher (chá) de extrato de baunilha

¼ colher (chá) de sal marinho refinado

Pitada de espirulina azul em pó (opcional)

Chantilly de coco (página 237)

Coco torrado em lascas sem açúcar, para a cobertura

DÊ O SEU TOQUE

Combinação leve Experimente qualquer uma dessas mousses como Picolé (página 62).

Combinação farta Biscoito maisena sem glúten não é lá tão saudável, mas você pode usá-los para assar uma massa simples de biscoito e despejar a mousse diretamente na massa resfriada antes de levar à geladeira.

Comíamos muito abacate quando eu era criança porque tínhamos uma árvore enorme no quintal de casa. Mas em vez de fazer guacamole ou comer com torradas, minha mãe costumava preparar vitaminas — afinal, abacate é uma fruta! Nesta receita, a polpa macia do abacate é transformada em uma mousse à base de castanha-de-caju e leite de coco.

Se você nunca comeu abacate assim, terá uma ótima surpresa. Uma pitada de espirulina azul em pó não acrescenta muito sabor, mas deixa a cor um pouco mais verde-limão, o que é divertido. Servida em porções individuais ou retirada de uma travessa, a mousse é cremosa, doce e perfeita para receber visitas (você pode até transformá-la em uma torta; veja abaixo).

Em um processador, triture as castanhas demolhadas até formar uma pasta lisa. Acrescente o abacate, o xarope de bordo, o leite de coco, as raspas e o suco de limão, o óleo de coco, a baunilha, o sal e a espirulina. Processe por 1 a 2 minutos, raspando as laterais do pote se preciso, até obter uma mistura homogênea. (Não processe demais, pois o abacate pode adquirir uma coloração amarronzada.) Prove e acrescente mais xarope de bordo se necessário.

Despeje a mousse em uma travessa grande ou em pratos individuais. Cubra e leve à geladeira por pelo menos 1 hora ou de um dia para o outro, até firmar. Sirva frio, com chantilly de coco e lascas de coco torradas, se quiser.

Observação Se você não tiver tempo para deixar as castanhas de molho, faça o processo acelerado, deixando ferver em uma panela com algumas xícaras de água; deixe esfriar na água por cerca de 1 hora e escorra.

MOUSSE DE ABACATE COM CHOCOLATE

Siga as instruções para fazer a mousse de limão, mas em vez do suco e das raspas de limão e da espirulina, acrescente ¼ de xícara de cacau em pó orgânico ao processador junto com 2 colheres (sopa) extras de xarope de bordo. Bata e leve à geladeira conforme as instruções. Se desejar, antes de servir, cubra a mousse com Chantilly de coco (página 237) ou com nibs de cacau, iogurte de coco e um fiozinho de mel.

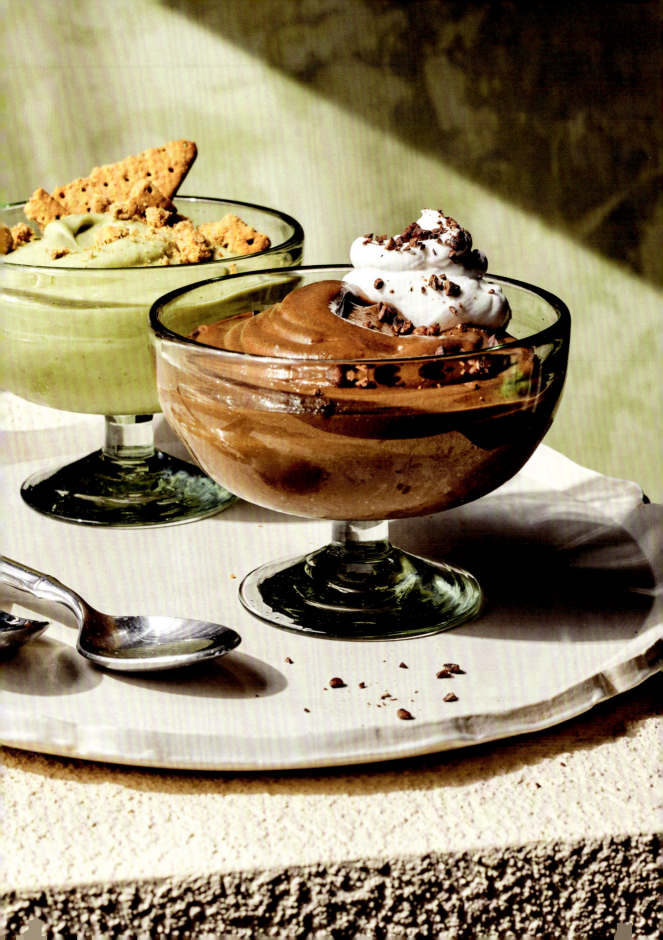

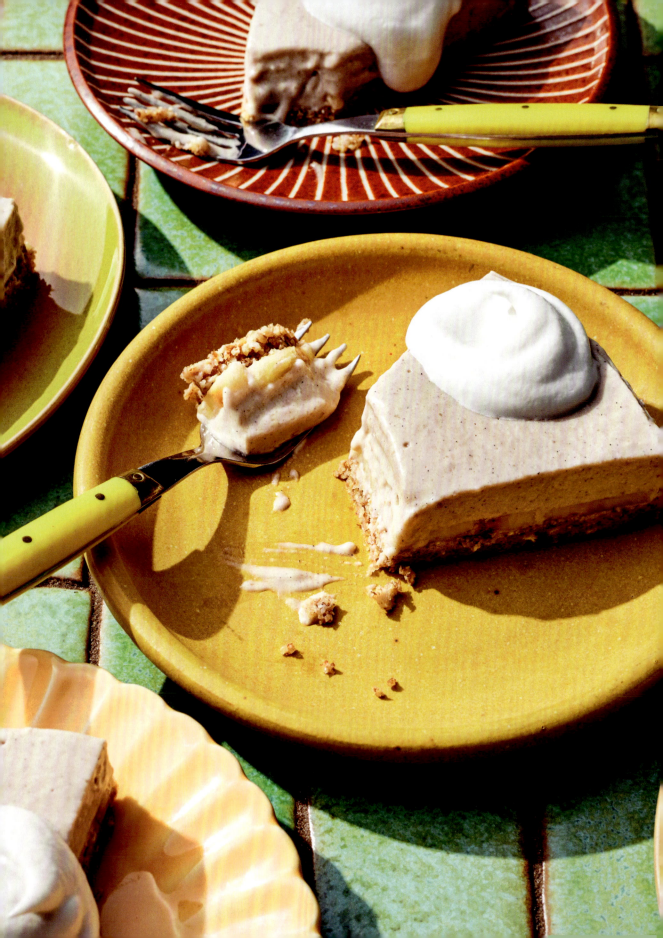

Torta de banana dos sonhos

RENDE DE 6 A 8 PORÇÕES

Para a massa

1 xícara de nozes, amêndoas (sem pele) ou nozes-pecã cruas, demolhadas e escorridas

1 colher (sopa) de óleo de coco virgem (mais extra para a fôrma)

½ xícara de tâmaras Medjool sem caroço

¼ de xícara de coco seco torrado sem açúcar

Pitada de flor de sal

Para o recheio

3 bananas maduras

½ xícara de castanha-de-caju demolhada e escorrida

⅓ de xícara de xarope de bordo

⅓ de xícara de iogurte vegetal de coco

3 colheres (sopa) de óleo de coco virgem

1 fava de baunilha ou 1 colher (chá) de extrato de baunilha

½ colher (chá) de sal marinho refinado

Chantilly de coco (página 237)

Eu e as crianças somos obcecados por esta torta gelada que encontrei no site Minimalist Baker. Fizemos algumas alterações na receita com o passar dos anos, mas continua sendo uma das nossas favoritas. O recheio de banana e castanha-de-caju é adoçado com xarope de bordo e tem uma textura bem suave e cremosa, que faz um contraste ótimo com a massa de tâmaras, nozes e coco (três alimentos sem os quais acho que não conseguiria viver). Cubra com chantilly de coco e aí você vai entender por que chamamos de torta dos sonhos. Planeje com antecedência. As nozes precisam ficar de molho de um dia para o outro; se for usar amêndoas, use sem pele. Esta torta precisa ficar na geladeira de um dia para o outro antes de ser servida.

Prepare a massa Preaqueça o forno a 180°C. Em uma assadeira, acrescente as nozes e leve ao forno por 12 a 15 minutos ou até secar completamente. Deixe esfriar. Unte o fundo e as laterais de uma fôrma de fundo removível de aproximadamente 20 cm de diâmetro com óleo de coco.

Em um processador, bata as tâmaras até formar uma pasta. Use uma espátula de silicone para transferir as tâmaras para uma tigela média. No processador acrescente as nozes, as lascas de coco, o óleo de coco e o sal e pulse até que as nozes e o coco estejam picados. Volte as tâmaras ao processador e pulse até misturar.

Usando um copo, pressione a massa na fôrma formando uma camada uniforme. Leve à geladeira para firmar por 10 a 15 minutos.

Prepare o recheio Em um liquidificador, acrescente 2 bananas, as castanhas-de-caju, o xarope de bordo, o iogurte, o óleo de coco, a baunilha e o sal. Bata até que a mistura esteja homogênea e cremosa.

Corte a banana que sobrou em rodelas de 0,5 cm. Disponha as rodelas sobre a massa em uma única camada e despeje o recheio por cima. Dê batidinhas suaves com a forma contra a bancada para eliminar bolhas de ar. Cubra a forma sem encostar na superfície e leve ao freezer de um dia para o outro.

Retire a torta do freezer 10 minutos antes de servir. Solte o fecho da forma e levante a lateral. Fatie a torta e sirva com chantilly de coco, se desejar.

Doces 245

Delícia de coco

RENDE 4 PORÇÕES

4 xícaras de polpa de coco fresca ou congelada (descongelar antes de usar)

½ xícara de xarope de bordo

½ fava de baunilha ou 1 colher (chá) de extrato de baunilha

1 xícara de morangos frescos, sem o cabinho

¼ de xícara de cacau em pó 100%

¼ de xícara de óleo de coco virgem derretido

Frutas inteiras para finalizar

Joanne Gerard Young, uma chef incrível de culinária crudívora, me ensinou esta sobremesa deliciosa anos atrás, e desde então ela continua sendo uma das minhas favoritas. O resultado fica com três camadas lindas – coco, morango e chocolate –, além de texturas e sabores diferentes. É cremosa e frutada, com uma cobertura que dá aquele toque crocante que eu adoro.

Em vez de usar cacau para fazer a camada de chocolate, você pode derreter sua barra de chocolate amargo preferida. Prepare pelo menos três horas antes de servir.

Em um liquidificador, bata a polpa do coco, metade do xarope de bordo e a baunilha até obter uma mistura homogênea. Divida o conteúdo entre quatro potes de vidro ou ramequins adicionando ¼ de xícara em cada um, alisando a superfície com uma colher.

Acrescente os morangos ao liquidificador com o que sobrar da mistura de coco e bata até ficar ao seu gosto. Com cuidado, despeje a mistura de morango sobre a camada de coco e alise a superfície com uma colher.

Em uma tigela, misture o cacau em pó, a outra metade do xarope de bordo e o óleo de coco derretido, mexendo até incorporar. Despeje a cobertura sobre a camada de morango, reservando um pouco.

Corte o cabinho dos morangos restantes e adicione os morangos em um prato forrado com papel-manteiga. Despeje a cobertura restante. Leve à geladeira junto com os potes por pelo menos 3 horas, mas o ideal é deixar de um dia para o outro.

Na hora de servir, finalize cada sobremesa com morangos com casquinha de chocolate e divirta-se!

DÊ O SEU TOQUE

Trocas simples Se preferir só coco e chocolate, pule o morango e use toda a mistura de coco para preparar a primeira camada. Ou fique à vontade para pular a cobertura de chocolate. Nesse caso, a sobremesa precisa resfriar por apenas 1 hora antes de servir.

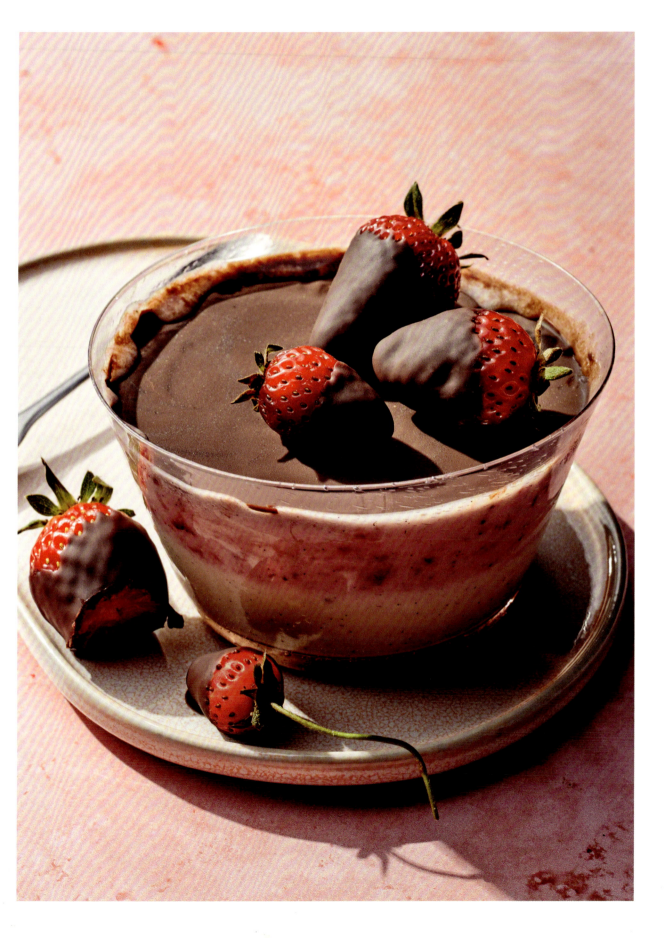

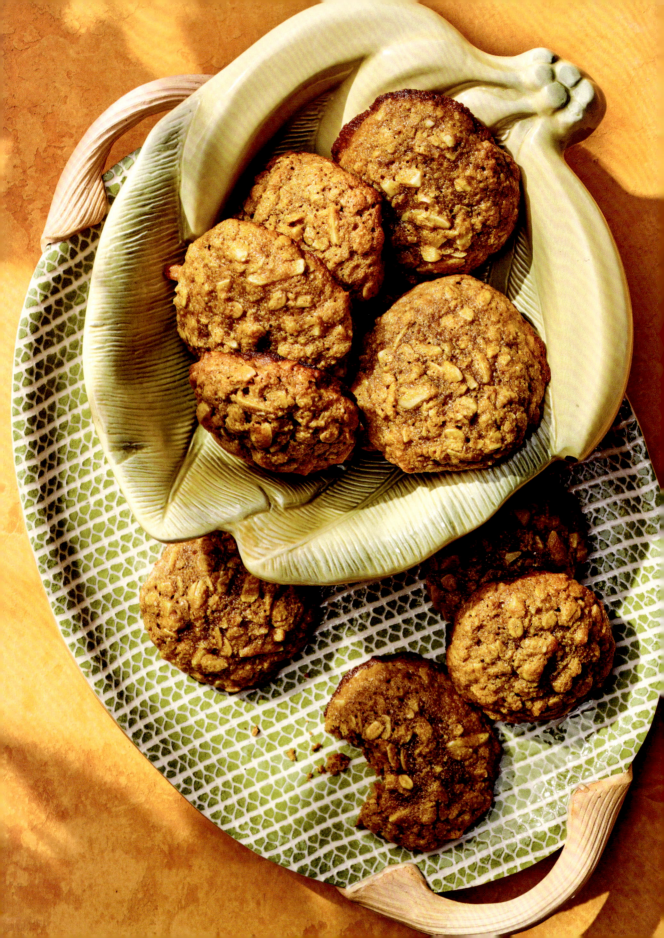

Cookies de aveia com Golden Milk

RENDE APROXIMADAMENTE 16 BISCOITOS

6 colheres (sopa) de manteiga sem sal derretida

½ xícara de açúcar de coco

1 ovo grande

1 colher (chá) de extrato de baunilha

2 colheres (sopa) de araruta em pó ou goma de tapioca

1 a 2 colheres (sopa) de Golden Milk (também conhecido como Leite dourado em pó)

½ colher (chá) de fermento em pó

¼ de colher (chá) de sal marinho refinado

⅔ de xícara de farinha de amêndoas

⅔ de xícara de aveia em flocos

½ xícara de amêndoas em lascas torradas ou nozes picadas grosseiramente (opcional)

Golden Milk ou leite dourado em pó (*haldi doodh*) é um mix de especiarias, frutas e raízes – como açafrão, pimenta-do-reino, ashwagandha, tâmaras, cardamomo e baunilha – frequentemente usado no preparo de chás ayurvédicos. Além dos benefícios do açafrão para a saúde, esse mix alivia o estresse e acalma. Gosto de usá-lo para fazer uma bebida quente, com mel e leite de amêndoas, mas amo acrescentar o pó aos cookies de aveia! Vivi também adora. Às vezes também coloco um pouco de nozes picadas para adicionar crocância, mas, quanto menos ingredientes, mais forte será o sabor do leite dourado – se você gosta, fique à vontade para usar até 2 colheres do pó.

Em uma tigela grande, misture a manteiga derretida e o açúcar e, em seguida, acrescente o ovo e a baunilha. Na sequência, acrescente a araruta em pó, o leite dourado em pó, o fermento e o sal até incorporar bem. Em seguida, vão a farinha de amêndoas, a aveia e as nozes (se for usar). Transfira a massa para uma tigela e congele por 30 a 60 minutos para firmar, ou transfira para um recipiente de vidro com fechamento hermético e leve à geladeira de um dia para o outro.

Preaqueça o forno a 200°C. Forre duas assadeiras com papel-manteiga.

Cada cookie deve conter mais ou menos 2 colheres (sopa) de massa. Porcione 8 cookies (uma colher de sorvete ajuda a porcionar) em cada assadeira, dando aproximadamente 10 cm de espaço entre cada cookie, pois a massa espalhará um pouco enquanto assa.

Leve ao forno por 11 a 14 minutos, girando as assadeiras na metade do cozimento, até que os cookies estejam dourados nas bordas e estufados no centro. Os cookies estarão um pouco moles assim que saírem do forno, então deixe esfriar completamente na assadeira antes de comer. Armazene em recipiente de vidro com fechamento hermético por até três dias.

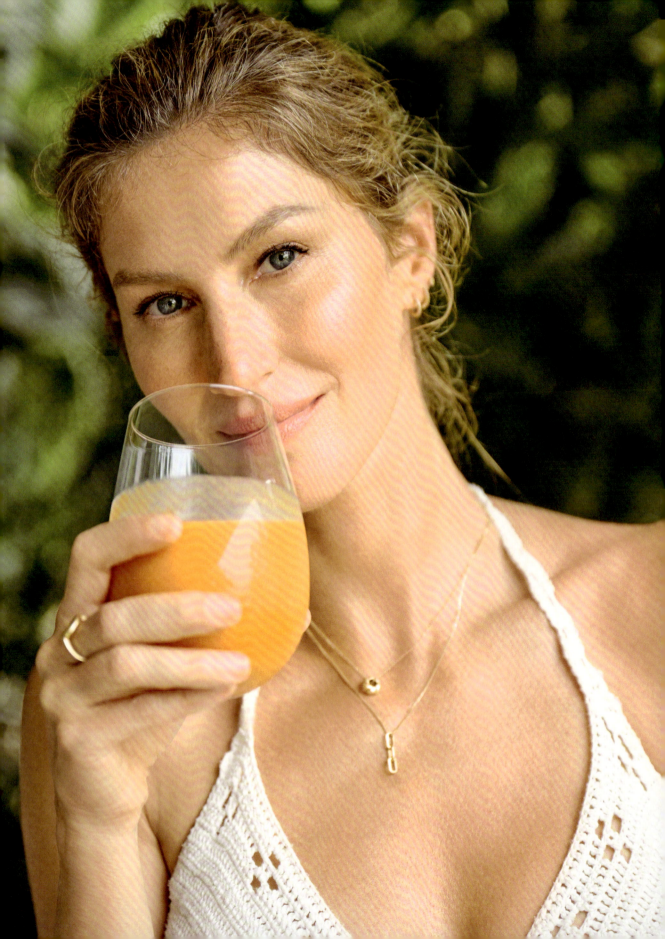

Agradecimentos

Minha verdadeira inspiração para este livro de receitas é minha maravilhosa mãe. Mesmo trabalhando muitas horas por dia e por muitos anos, ela sempre fez o possível e o impossível para cuidar bem de nós. Quando eu era criança, ela me ensinou a importância de se planejar, comprar com consciência e preparar com antecedência.

Para criar as receitas deste livro, tive a sorte de trabalhar com alguns chefs muito especiais. Um deles é o chef James Kelly, que cozinha para nós em nossa casa na Costa Rica há mais de 15 anos. Se você me conhece, sabe que sou uma formiguinha, e ele faz os doces mais saudáveis e deliciosos que já comi (como a Mousse de abacate com limão, página 242). Nos últimos anos, minha família também teve a sorte de contar com a chef Susan Ryan para criar refeições nutritivas e saborosas. Quando os amigos dos meus filhos ficam para jantar, as mães sempre perguntam como os convencemos a comer legumes e verduras – sempre são os Legumes assados que aprendi com a Susan (página 144). Lukas Volger me ajudou a criar a deliciosa Granola sem grãos (página 76), entre outras receitas deliciosas. Anos atrás, quando me interessei pela culinária crudívora, Joanne Gerrard Young me ensinou muito. Ainda uso algumas de suas técnicas em minhas receitas. Aprendi sobre o poder da digestão com os irmãos Valente (Pedro, Gui e Joaquim). O programa deles inclui técnicas especiais para sucos e combinações de alimentos que me abriram os olhos para novos hábitos alimentares tanto para mim quanto para meus filhos.

Kevin O'Brien, obrigada por ter tornado a sessão de fotos em casa com as crianças um momento tão tranquilo e divertido. Eva Kolenko, obrigada por fazer todas essas receitas deliciosas brilharem. E eu não teria escrito este livro sem Elinor Hutton, que foi uma parceira e confidente incrível, sempre muito paciente. Agradeço por ter sua companhia a cada passo do caminho.

Este trabalho foi feito com muito amor e sou muito grata a todos que ajudaram a criar este livro e fazê-lo nascer.

Obrigada!

Índice

A

Abacate(s), 109
Abençoar a comida, 132
Abóbora. Ver também Abobrinha
    e grão-de-bico assados, 151
    Espaguete de abobrinha com
       molho pesto cremoso, 166
    Legumes assados 144
    Sopa de abóbora-manteiga com
       alecrim, 132
    Sopa estilo ramen com legumes
       cozidos no vapor, 136-138
    Abobrinha
    Bolinhos de quinoa com vegetais,
       159-160
    Espaguete de abobrinha com
       molho pesto cremoso, 166
    Legumes salteados, 162
    Sopa cremosa de couve-flor, 131
    Sopa de ervilha com cubos de
       batata-doce assados, 128
    Wraps de alface com frango ao
       pesto, 193
Açúcar de coco e canela, 83
Água, 39
Alcachofras
    Salada de atum com azeitonas, 112
    Salada de vagem, 119
Álcool, 22
Alecrim
    Amêndoas aromatizadas com
       alecrim, 210
    Paillards de Frango ao alecrim e
       limão, 197
    Sementes aromatizadas com
       alecrim, 211
Alho
    Amêijoas ao alho com macarrão de
       arroz, 187
    assado, 161
    Chimichurri, 224
    Sopa espanta-gripe, 127
    Vegetais salteados fáceis com, 165
Alimentação consciente, 38
Alimentação local, 29
Alimentos não-GMO, 29
Alimentos orgânicos, 27-29
Alimentos processados, 26
Alimentos sazonais, 29
Almôndegas de frango, 194
Alongamento, 32
Amêijoas ao alho com macarrão de
    arroz, 187
Amêndoa(s), 109
    aromatizadas com alecrim, 210

Descascar, 69
    fazer creme de amêndoas com, 57
    Leite de, 69
    Pão de nozes e sementes, 92
    Salada de espinafre com queijo
       de cabra em crosta de
       amêndoas, 106
    Torta de banana dos sonhos, 245
Ansiedade, mudanças após a, 101
Arroz
    Risoto de forno com aspargos, 169
    Salada quente de arroz selvagem, 116
Aspargos
    Hortaliças branqueadas, 155
    Legumes salteados, 162
    Refogado fácil de verduras com
       alho, 165
    Risoto de forno com, 169
Aveia
    Cookies de aveia com Golden
       Milk, 249
    Granola de aveia com nozes, 79
    Leite de, 68
    Overnight oats, 80
    Pão de nozes e sementes, 92
Aves. Ver Frango
Azeitonas,
    Salada de atum com azeitonas, 112

B

Banana
    Calda de, 83
    Panquecas de, 83
    Pão de banana de liquidificador,
       240
    Smoothie de, 55
    Smoothie mais veloz, 55
    "Sorvete" de banana congelada, 65
    Torta de banana dos sonhos, 245
    Waffles de, 83
Barrinhas
    de castanha-de-baru, 233
    de noz-pecã, 234
Barrinhas de castanha-de-baru, 233
Batata(s)-doce
    Assada inteira, 147
    Cubos de batata-doce assados, 147
    Frita, 146
    Ragu de lentilha francesa com
       cogumelos e batata-doce
       assada, 183
    Rústica, 147
    Sopa de ervilha com cubos de
       batata-doce assados, 128
Bem-estar e alimentação, 125

Biscoito de sementes, 218
Biscoito, 218
Bolinho de quinoa com vegetais,
    159-160
Brócolis
    Espaguete de abobrinha com
       molho pesto cremoso, 166
    Hortaliças branqueadas, 155
    Legumes assados, 144
    Legumes salteados, 162
    Refogado fácil de verduras com
       alho, 165
    Salada do Benny, 102
    Sopa estilo ramen com legumes
       cozidos no vapor, 136
Brócolis ramoso
    Hortaliças branqueadas, 155
    Refogado fácil de verduras com
       alho, 165

C

Cafeína, 21
Caldo
    de galinha da minha mãe, 124-125
    de legumes, 122
Carne
    Ancho grelhado com chimichurri,
       199-200
    Ancho regado na manteiga, 200
    Marinar a, 200
    Salada com iscas de, 108-109
    Salteado com Frango ou, 162
    Tacos de fraldinha, 203
Castanha-de-caju
    com xarope de bordo e harissa, 208
    Creme de, 221
    Espaguete de abobrinha com
       molho pesto cremoso, 166
    Leite de, 71
    Molho de gengibre com, 223
    Molho ranch de, 227
    Mousse de abacate com
       chocolate, 242
    Mousse de abacate com limão, 242
    Salada do Benny, 102
    Sopa cremosa de couve-flor, 131
    Torta de banana dos sonhos, 245
Castanhas-de-caju com xarope de
    bordo e harissa, 208
Castanhas-de-caju com xarope de
    bordo e harissa, 208
Cenoura(s)
    Bolos de quinoa com vegetais, 159
    Legumes assados, 144
    Legumes salteados, 162

Minhas verduras favoritas
refogadas, 155
Molho tamari com cenoura e
Gengibre, 228
Muffins de, 236
Rolinhos de verão crocantes, 156
Salada quente de arroz selvagem, 116
Sopa de legumes com curry de
coco, 140
Sopa espanta-gripe, 127
Wraps de alface com frango ao
pesto, 193
Chá(s)
Curativo de gengibre com limão, 75
Hidratando-se com, 39
Meus favoritos, 49
Chantilly de coco, 237
Chia
Pão de nozes e sementes, 92-93
Picolés de morango com chia e
água de coco, 62
Pudim de chia com coco, 80
Chimichurri, molho de, 224
Chocolate
Cookies de amêndoas com gotas
de, 241
Delícia de coco, 246
Mousse de abacate com, 242
Coco, 109. Ver também Leite de coco
Delícia de, 246
Granola de aveia com nozes, 79
Granola sem grãos, 76
Muffins com doce de leite de coco,
239
Torta de banana dos sonhos, 245
Cogumelo(s)
Legumes salteados, 162
Ragu de lentilha francesa com
cogumelos e batata-doce
assada, 183
Shiitake assados crocantes, 214
Comida para levar, 211
Compostagem, 160
Cookies de aveia com Golden Milk, 249
Couve-flor
assada com mostarda e missô, 170
Legumes assados, 144
Purê de, 161
Sopa cremosa de, 131
Sopa de legumes com curry de
coco, 140
Couve-flor assada com mostarda e
missô, 170

D

Desintoxicação, 32
Desperdício de alimentos, 43, 160
Dietas crudívoras, 22-23
Dips
Homus, 180
Ideias para servir, 227

Doce de leite de coco, 239
Doença e alimentação, 125

E

Ervas. Ver ervas específicas
Ervilha(s)
Hortaliças branqueadas, 155
Legumes salteados, 162
Refogado fácil de verduras com
alho, 165
Sopa de ervilha com cubos de
batata-doce assados, 128
Sopa estilo ramen com legumes
cozidos no vapor, 136-138
Espinafre
Bolinhos de quinoa com vegetais,
159-60
Minhas verduras favoritas
refogadas, 152
Salada de espinafre com queijo de
cabra em crosta de amêndoas,
106
Sopa de legumes com curry de
coco, 140
Estresse, lidando com, 32
Exercício, 30, 75, 90

F

Falafel de frigideira, 177
Feijões. Ver também Grão-de-Bico;
Vagem
Sopa de feijão com verduras, 135
Filhos, 30, 44
Frango
Almôndegas de, 194
assado, 198
Caldo de galinha da minha mãe,
124
Coxa, sobrecoxa ou peito assados,
198
Marinar o, 200
Paillards de frango ao alecrim e
limão, 197
Salada de rúcula com, 115
Salada do Benny, 102
Salada do Benny, 102
Salteado com frango ou carne, 162
Taco de frango com milho, 202
Wraps de alface com frango ao
pesto, 193
Fritada
Muffins de, 88
vegetariana, 87
Wrap de, 88
Frutas ácidas, 58
Frutas. Ver também frutas específicas.
e digestão, 58
"sólidas" e "líquidas" para
smoothies, 54
Frutos do mar. Ver Amêijoas; Peixe

G

Gengibre
Chá curativo de gengibre com
limão, 75
Molho de gengibre com castanha-
-de-caju, 223
Molho tamari com cenoura e, 228
Sopa espanta-gripe, 127
Gordura boa, 178
Gordura boa, 178
Gorduras boas, 178
Granola
de aveia com nozes, 79
sem grãos, 76
Grão-de-bico
crocante na air fryer, 213
crocante, 213
do zero, 179
e abóbora assados, 151
Faláfel de frigideira, 177
Homus, 180
Sopa de legumes com curry de
coco, 140
Gratidão, 20

H

Homus, 180
Horta, 138

I

Irmãos Valente, 58

J

Juicing e desintoxicação à base de
sucos, 22-23
Junk food, 26

L

Legume(s). Ver também legumes
específicos
Assados, 144
Bolinhos de quinoa com vegetais,
159-160
Caldo de, 122
Fritada vegetariana, 87-88
Hortaliças branqueadas, 155
Infância na horta, 138
Noite da pizza, 173
Quesadilla recheada, 84
Quesadillas de ovo e queijo, 84
Refogado fácil de verduras com
alho, 165
Salteados, 162
Sopa de legumes com curry de
coco, 140
Sopa estilo ramen com legumes
cozidos no vapor, 136-138
Leite
de amêndoas, 69
de aveia, 68
de castanha-de-caju, 71

Índice   253

de coco, 72
Leite de coco
    Chantilly de coco, 237
    com polpa congelada, 72
    Doce de leite de coco, 239
    Muffins de coco com, 239
    Pudim de chia com coco, 80
    seco, 72
    Sopa de legumes com curry de
        coco, 140
Leite vegetal. Ver Leite
Lentilha
    Ragu de lentilha francesa com
        cogumelos e batata-doce
        assada, 183
    Sopa de lentilha marrom, 139
    Limão
    Chá curativo de gengibre com, 75
    Paillards de frango ao alecrim e, 197
Lista da despensa, 47-49

M

Maçã(s)
    Rolinhos de verão crocantes, 156
    Tigela de açaí com, 59
Macarrão
    Amêijoas ao alho com macarrão de
        arroz, 187
    frito com legumes, 162
Mamão
    Smoothie de mamão, 57
    Tigelas de açaí, 59
Manjericão
    Molho pesto, 224
Manteiga de amêndoas
    Barrinhas de castanhas-de-baru, 233
    Molho de amêndoas com gergelim,
        223
Marinar, 200
Mariscos. Ver Amêijoas
Maternidade, 44
Meditação, 20, 31
Mildfulness, 90
Molho (de salada)
    de coentro com hortelã, 221
    de mel e mostarda do meu pai, 220
    de tahine, 220
    Ideias para servir, 227
    ranch de castanha-de-caju, 227
    tamari, 228
    tamari com gergelim e cebolinha, 228
    tamari cremoso para salada, 228
    tamari de cenoura e gengibre, 228
Molho de amêndoas com gergelim, 223
Molho de coentro com hortelã, 221
Molho de hortelã com coentro, 221
Molho de mel e mostarda do meu pai,
    220
Molho pesto, 224
    Espaguete de abobrinha com
        molho pesto cremoso, 166

Wraps de alface com frango ao
    pesto, 193
Molho tamari com gergelim e
    cebolinha, 228
Molho tamari, 228
    com cenoura e gengibre, 228
    com gergelim e cebolinha, 228
    cremoso para salada, 228
Molhos e caldas
Chimichurri, 224
    Creme de castanha-de-caju, 221
    Doce de leite de coco, 239
    Ideias para servir, 227
    Molho de amêndoas com gergelim,
        223
    Molho de Gengibre com castanha-
        -de-caju, 223
    Pesto, 224
Morango(s)
    Delícia de coco, 246
    Picolés de morango com chia e
        água de coco, 62
Mostarda
    Couve-flor assada com mostarda e
        missô, 220
    Molho de mostarda e mel do meu
        pai, 170
Mousse
    de abacate com chocolate, 242
    de abacate com limão, 242
Mousse de abacate com chocolate, 242
Mousse de abacate com limão, 242
Mousse de abacate com limão, 242
Mudança de mentalidade, 101
Muffins
    de cenoura, 236
    de coco com doce de leite de coco,
        239
    de fritada, 88

N

Noite da pizza, 173
Noz(es)-pecã
    Barrinhas de, 234
    Granola de aveia com nozes, 79
    Salada quente de arroz selvagem,
        116
    Torta de banana dos sonhos, 245
Nozes
    Pão de nozes e sementes, 92-93
    Torta de banana dos sonhos, 245
Nozes. Ver também nozes específicas
    Benefícios de deixar nozes de
        molho, 69
    Como utilizar as sobras das nozes,
        71
    Granola sem grãos, 76
    Pão de nozes e sementes, 92
    Torta de banana dos sonhos, 245

O

Organismo geneticamente modificado
    (GMO), 29
Ovo(s)
    Fritada vegetariana, 87
    Muffins de fritada, 88
    Quesadillas de queijo e, 84
    Wrap de fritada, 88

P

Pães
    de banana de liquidificador, 240
    de nozes e sementes, 92-93
    de queijo, 89-90
Panquecas de banana, 83
Pão de nozes e sementes, 92-93
Pão de queijo, 89-90
Pão de queijo, 89-90
Parentalidade, 44
Peixe
    assado em folhas de bananeira,189
    em papilote, 188
    Salada de atum com azeitonas, 112
    Salmão crocante, 184
Pepino(s)
    Rolinhos de pepino com abacate
        da Vivi, 156
    Rolinhos de verão crocantes, 156
    Salada de palmito, avocado e, 98
Pepitas. Ver sementes de abóbora
Picolés
    de abacaxi com espirulina, 62
    de morango com chia e água de
        coco, 62
Picolés de abacaxi com espirulina, 62
Picolés de abacaxi com espirulina, 62
Pipoca
    com manteiga e "queijo", 217
    com manteiga, 217
    doce, 217
Pipoca com manteiga e "queijo", 217
Planejamento e preparação de
    refeições, 38-44, 65
Produtores locais, 29
Propósito, comer com, 38, 132
Pudim de chia com coco, 80

Q

Queijo
    Noite da pizza, 173
    Pão de, 89-90
    Quesadilla recheada, 84
    Quesadillas de ovo e, 84
    Salada de beterraba e rúcula com
        queijo de cabra com ervas, 105
    Salada de espinafre com queijo de
        cabra em crosta de amêndoas, 106
Quesadilla recheada, 84
Quesadilla recheada, 84
Quesadillas de ovo e queijo, 84

254   Índice

R

Ragu de lentilha francesa com cogumelos e batata-doce assada, 183

Regular as emoções, 30

Repolho
    Rolinhos de verão crocantes, 156
    Salada do Benny, 102
    Salada simples de, 101
    Sopa estilo ramen com legumes cozidos no vapor, 136-138

Reset, 17

Risoto de forno com aspargos, 169

Rolinhos de pepino com abacate da Vivi, 156

Rolinhos de verão
    crocantes, 156
    Rolinhos de pepino com abacate da Vivi, 156

Rolinhos de verão crocantes, 156

Rúcula
    Salada de atum com azeitonas, 112
    Salada de beterraba e rúcula com queijo de cabra com ervas, 105
    Salada de rúcula com frango, 115

S

Salada
    com iscas de carne, 108-109
    de atum com azeitonas, 112
    de beterraba e rúcula com queijo de cabra com ervas, 105
    de espinafre com queijo de cabra em crosta de amêndoas, 106
    de palmito, avocado e pepino, 98
    de rúcula com frango, 115
    de vagem, 119
    do Benny, 102
    quente de arroz selvagem, 116
    simples de repolho, 101

Salada com iscas de carne, 108-109

Salada de atum com azeitonas, 112

Salada de beterraba e rúcula com queijo de cabra com ervas, 105

Salada de palmito, avocado e pepino, 98

Salada de palmito, avocado e pepino, 98

Salada do Benny, 102

Salada quente de arroz selvagem, 116

Salada simples de repolho, 101

Salmão crocante, 184

Salsinha
    Chimichurri, 224
    Faláfel de frigideira, 177-178
    Molho ranch de castanha-de-caju, 227

Saúde e cura
    Dando um reset, 16-18
    Em busca do meu caminho alimentar, 20-23

Romper um ciclo, 10-16
    Um estilo de vida equilibrado, 24-27
    Unindo mente e corpo, 18-20

Semente(s). Ver também Sementes específicas

Sementes de abóbora,
    Biscoito de sementes, 218
    Granola sem grãos, 76
    Pão de nozes e sementes, 92
    Sementes aromatizadas com alecrim, 211

Sementes de gergelim
    Biscoito de sementes, 218
    Granola sem grãos, 76
    Molho tamari com gergelim e cebolinha, 228
    Pão de nozes e sementes, 92-93

Sementes de girassol
    Biscoito de sementes, 218
    Granola sem grãos, 76
    Pão de nozes e sementes, 92-93

Smoothie de pera, 55

Smoothie(s)
    Benefícios à saúde, 32
    de banana, 55
    de mamão, 57
    de pera, 55
    Frutas "sólidas" e "líquidas" para, 54
    O mais veloz, 55

Sopa
    cremosa de couve-flor, 131
    de abóbora-manteiga com alecrim, 132
    de ervilha com cubos de batata--doce assados, 128
    de feijão com verduras, 135
    de legumes com curry de coco, 140
    de lentilha marrom, 139
    espanta-gripe, 127
    estilo ramen com legumes cozidos no vapor, 136-38

Sopa de legumes com curry e coco, 140

"Sorvete"
    de banana congelada, 65
    de manga, 65

"Sorvete" de manga, 65

Suplementos, 45

T

Tacos
    de fraldinha, 203
    de frango com milho, 202

Tacos de frango com milho, 202

Tahine
    Homus, 180
    Molho de, 220

Tamanhos das porções, 38, 189

Tâmaras, 109
    Barrinhas de castanhas-de-baru, 233

Barrinhas de noz-pecã, 234
Descascando, 57
Torta de banana dos sonhos, 245

Técnicas de respiração, 30, 32

Tigelas de açaí, 59

Torta de banana dos sonhos, 245

Tortilhas
    Quesadillas de ovo e queijo, 84
    Tacos de fraldinha, 203
    Tacos de frango com milho, 202
    Wrap de fritada, 88

U

Utensílios de cozinha, 50

Utensílios de cozinha, 50

V

Vagem,
    Espaguete de abobrinha com molho pesto cremoso, 166
    Hortaliças branqueadas, 155
    Legumes salteados, 162
    Refogado fácil de verduras com alho, 165
    Salada de atum com azeitonas, 112
    Salada de, 119
    Salada do Benny, 102
    Sopa estilo ramen com legumes cozidos no vapor, 136

Verduras. Ver também verduras específicas
    Fritada vegetariana, 87
    Minhas verduras favoritas refogadas, 152
    Salada com iscas de carne, 108
    Sopa de feijão com, 135

Visualização, 32

Vitaminas, 45

W

Waffles de banana, 83

Wrap de fritada, 88

Wraps de alface com frango ao pesto, 193

Y

Yoga, 20, 32

Z

Zero açúcar, 237

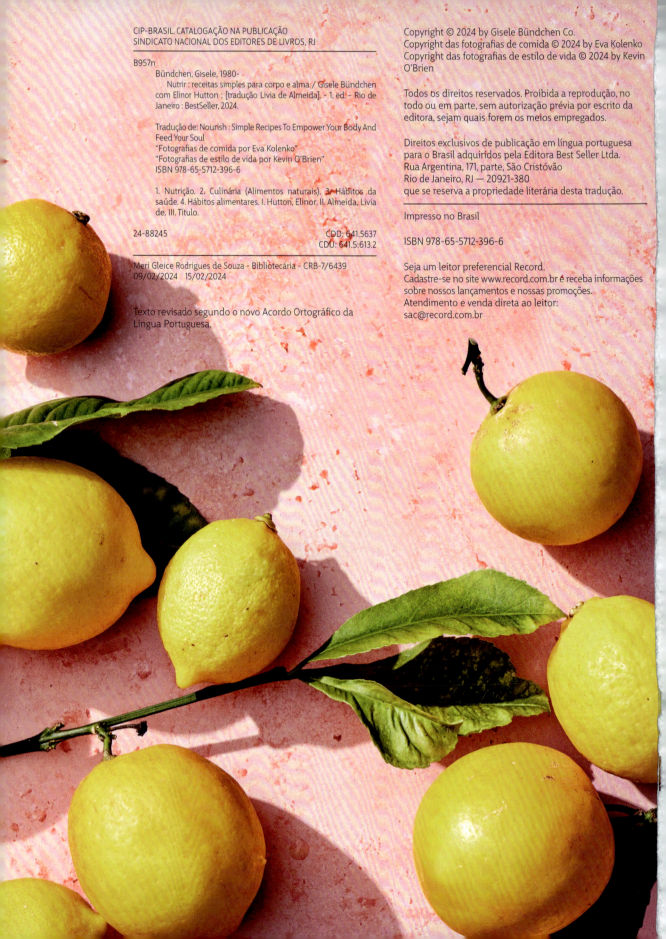

CIP-BRASIL. CATALOGAÇÃO NA PUBLICAÇÃO
SINDICATO NACIONAL DOS EDITORES DE LIVROS, RJ

B957n

Bündchen, Gisele, 1980-
    Nutrir : receitas simples para corpo e alma / Gisele Bündchen com Elinor Hutton ; [tradução Livia de Almeida]. - 1. ed. – Rio de Janeiro : BestSeller, 2024.

Tradução de: Nourish : Simple Recipes To Empower Your Body And Feed Your Soul
"Fotografias de comida por Eva Kolenko"
"Fotografias de estilo de vida por Kevin O'Brien"
ISBN 978-65-5712-396-6

1. Nutrição. 2. Culinária (Alimentos naturais). 3. Hábitos da saúde. 4. Hábitos alimentares. I. Hutton, Elinor. II. Almeida, Livia de. III. Título.

24-88245
    CDD: 641.5637
    CDU: 641.5:613.2

Meri Gleice Rodrigues de Souza – Bibliotecária – CRB-7/6439
09/02/2024 15/02/2024

Texto revisado segundo o novo Acordo Ortográfico da Língua Portuguesa.

Copyright © 2024 by Gisele Bündchen Co.
Copyright das fotografias de comida © 2024 by Eva Kolenko
Copyright das fotografias de estilo de vida © 2024 by Kevin O'Brien

Todos os direitos reservados. Proibida a reprodução, no todo ou em parte, sem autorização prévia por escrito da editora, sejam quais forem os meios empregados.

Direitos exclusivos de publicação em língua portuguesa para o Brasil adquiridos pela Editora Best Seller Ltda.
Rua Argentina, 171, parte, São Cristóvão
Rio de Janeiro, RJ — 20921-380
que se reserva a propriedade literária desta tradução.

Impresso no Brasil

ISBN 978-65-5712-396-6

Seja um leitor preferencial Record.
Cadastre-se no site www.record.com.br e receba informações sobre nossos lançamentos e nossas promoções.
Atendimento e venda direta ao leitor:
sac@record.com.br

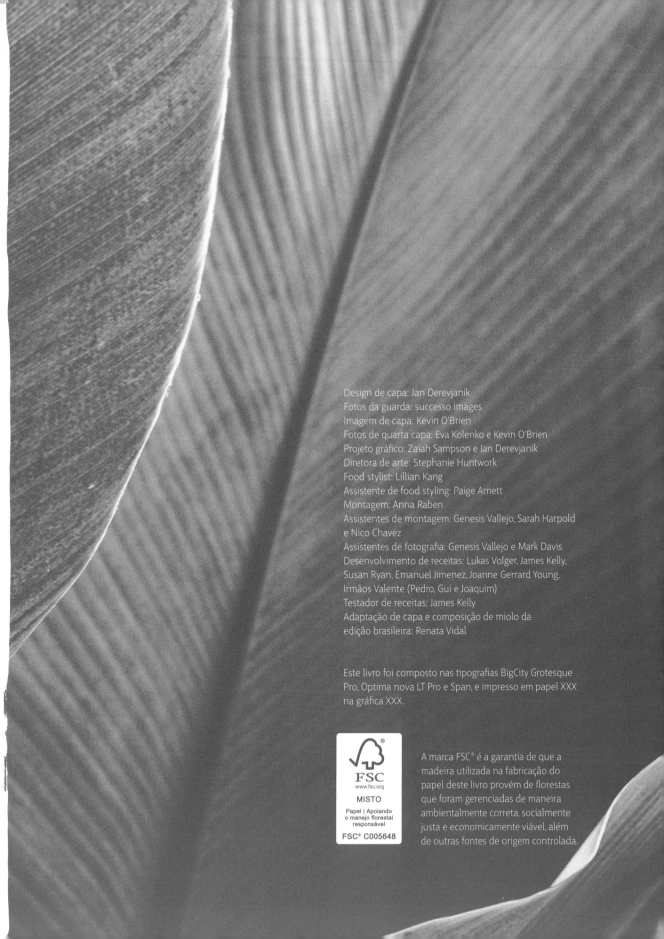

Design de capa: Jan Derevjanik
Fotos da guarda: successo images
Imagem de capa: Kevin O'Brien
Fotos de quarta capa: Eva Kolenko e Kevin O'Brien
Projeto gráfico: Zaiah Sampson e Jan Derevjanik
Diretora de arte: Stephanie Huntwork
Food stylist: Lillian Kang
Assistente de food styling: Paige Arnett
Montagem: Anna Raben
Assistentes de montagem: Genesis Vallejo, Sarah Harpold e Nico Chavez
Assistentes de fotografia: Genesis Vallejo e Mark Davis
Desenvolvimento de receitas: Lukas Volger, James Kelly, Susan Ryan, Emanuel Jimenez, Joanne Gerrard Young, Irmãos Valente (Pedro, Gui e Joaquim)
Testador de receitas: James Kelly
Adaptação de capa e composição de miolo da edição brasileira: Renata Vidal

Este livro foi composto nas tipografias BigCity Grotesque Pro, Optima nova LT Pro e Span, e impresso em papel XXX na gráfica XXX.

A marca FSC® é a garantia de que a madeira utilizada na fabricação do papel deste livro provém de florestas que foram gerenciadas de maneira ambientalmente correta, socialmente justa e economicamente viável, além de outras fontes de origem controlada.

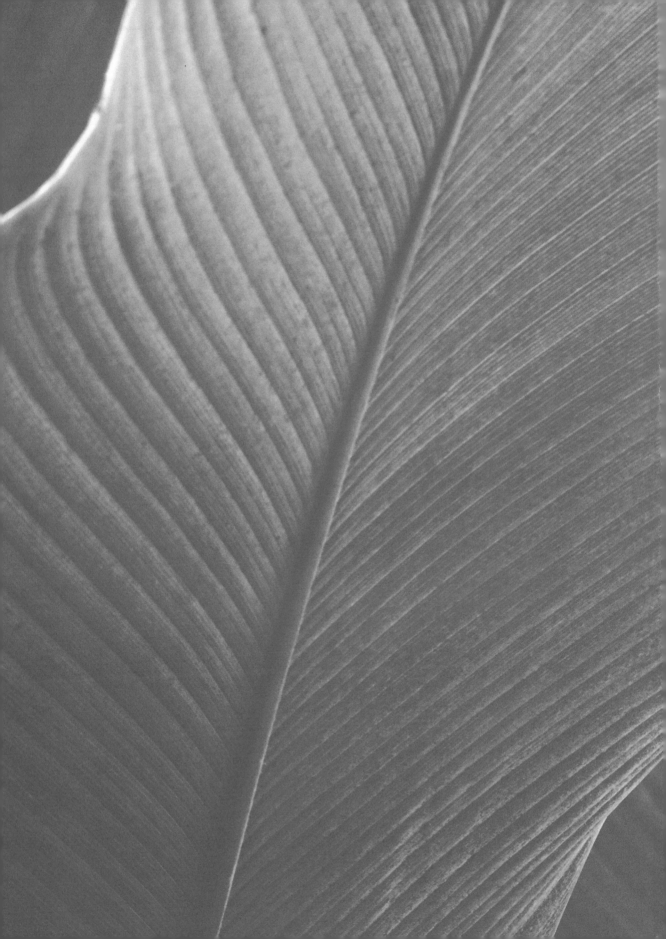